医学の勉強の入り口は，解剖生理です．

　解剖生理は，**人体の正常構造とその機能**について勉強する分野です．

　臓器や筋・骨格，血管や神経の名前を記憶して**人体の地図を頭の中に構成**していき，各臓器の細胞のはたらきや，蛋白質などのはたらきについて勉強していきます．

　ドクターにもナースにも，解剖生理を勉強しなかった人はいません．

　けれど，解剖生理に苦手意識を持っている先輩が少なくないのも事実です．

　解剖生理は医学の基礎事項とはいえ，人体に関する膨大な情報を，それぞれがきちんとリンクしあった状態で保持することはとても大変なのです．

　ではどのように勉強すれば，解剖生理の知識を正しく効率よく身につけることができるのでしょうか？

　私たちはその答えが，**「情報の整理整頓」**と**「イメージの活用」**の2点にあると考えます．

　本書はページをパラパラとめくればわかるように，どこを開けても「見開き完結」，つまり左右のページが文章とイラストで1つのセットになっていて，必要な情報はすべて見開きの中に整理整頓されています．

　そしてこの見開きの中で，**「かみくだいたレクチャーのような文章」**と**「正確で自由なイメージイラスト」**が，人体の正常構造と機能について，ストレスなく鮮明に理解・記憶させてくれるはずです．

　リラックスして，どこからでも自由に読み進めてください．

　『イメカラ』を読むことで，みなさんが，最初から解剖生理を好きになれること，国家試験を丸暗記ではなくきちんと理解して解けること，そして臨床の根拠を知ったうえで医療従事者として働くことができることを，切に願ってやみません．

2019年11月　制作者一同

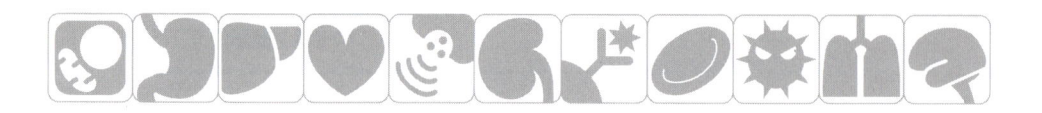

　『イメカラ血液』の目次を見てください．この本の全体像を把握しましょう．

　血液は，全身を休むことなくめぐりながら，生命の維持に欠かせない様々な機能を果たしています．

　「1．血液の全体像」にて，まずは血液の主なはたらきと，血液の中身をみてみましょう．血液ができるまでの流れも説明します．

　続く2章から4章では，血液の主な成分を順にクローズアップします．

　「2．赤血球」は，全身に酸素を運ぶ細胞です．赤血球の役割を理解するために，赤血球の中身であるヘモグロビンと，その材料である鉄に注目します．続いて，赤血球による酸素と二酸化炭素の運搬のしくみを解説します．役目を終えた赤血球のゆくえも追ってみましょう．章末では赤血球の特徴に基づく，血液型分類も解説します．

　「3．白血球」は，身体を守る細胞です．白血球とは，血中の免疫を担う細胞をまとめた呼び名であり，いくつかの種類があります．そこで，まずは白血球の分類から説明します．続いて，それぞれの細胞がどのような形で生体防御を担っているのかみていきましょう．後半では，白血球のうち，リンパ球という細胞の居場所であるリンパ組織も紹介します．

　「4．止血機構」では，血管が傷ついたときに血を止めるしくみを詳しく説明します．血液中の血小板および凝固因子という成分が主役となり，血栓を形成することで傷口を塞ぎます．傷がついても自然と血が止まるという，ごく身近な現象は，多くの物質が関与する複雑な反応なのです．役目を終えた血栓の分解や，必要以上の血栓ができないように制御するしくみも説明します．

　「5．血液の検査」では，血液の数や形態，分子レベルの特徴などを調べる方法を紹介します．主要な検査については，検査の原理や，実際の流れもあわせて説明しています．

　「6．理解を深める疾患編」では，血球の減少および増加の主な原因や，代表的な血液疾患について解説します．正常と異常を対比しながら読み進めることで，更に血液への理解が深まるはずです．

　これらの章によって，みなさんに，血液についての鮮やかなイメージをもっていただけることを願っています．

2019年11月　制作者一同

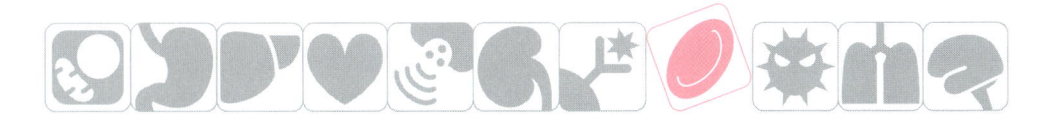

イメカラ血液

造血と骨髄
▶ 成長に伴い血球産生の部位が変わる

血液がめぐる心臓と血管のループ（心血管系）の外で，血球はつくられます．

造血が行われる器官
血球をつくることを
- 造血

といいます．

造血は，血球の源である造血幹細胞が存在するところで行われます．造血幹細胞は造血に適した器官に移り住む特性をもつため，造血器官は成長とともに変化します．

受精卵から発生8週までの時期は胎芽とよばれ，胎芽の腹側に突出した袋状の構造物である卵黄嚢で造血が行われます．

発生9週以降は，ヒトとしての形が整い，胎児とよばれます．この頃には主要な器官が完成して，
- 胎児期の造血は主に肝臓や脾臓

で行われます．

胎児期後半には，骨髄が完成して，造血幹細胞は徐々に骨髄へと移り住みます．そして
- 出生後の正常造血はすべて骨髄

で行われます．

骨髄の疾患などでは，造血幹細胞が肝臓や脾臓に戻って造血を行うことがあります（髄外造血：110）．

骨髄における造血
骨髄は骨の中にある組織です．胎児期までは全身の骨髄で造血が行われますが，次第に範囲が狭まり，成人では体幹とそれに近い部位の骨（胸骨，腸骨や上腕骨，大腿骨など）で造血が行われます．

骨の内部はスポンジ状で（海綿質），その隙間や中心部の空間（髄腔）を骨髄が占めています．詳しく見てみましょう．

骨髄の構造
①造血幹細胞や前駆細胞，芽球などの未分化な血液細胞は，骨髄の毛細血管の外側に存在します．

毛細血管の外側には，②細網細胞（線維芽細胞の一種）という細胞と細網線維がつくる網目状の構造があり，血液細胞はこの隙間を移動しています．細網細胞は網目の形を変えて血液細胞の移動や分布を調節したり，造血因子（後述）を放出して血液細胞の産生を調節したりしています．

③脂肪細胞は，血液細胞の隙間を埋めています．この脂肪細胞と血液細胞のバランスにより，骨髄の色調が変わり，造血が盛んな骨髄は赤色（ヘモグロビンのため）となります．造血が行われなくなった骨髄は（赤い細胞が減り）脂肪細胞が増加し
- 黄色骨髄（脂肪は黄色く見えるため）

となります．

④マクロファージは，造血で生じる不要な細胞や老廃物を処理します．

⑤血液細胞はこのような骨髄の環境で分化し，一人前に成熟すると毛細血管の中へ移動します．この骨髄の毛細血管（洞様毛細血管）の血管壁には大きさを調節できる孔があり，
- 成熟した血液細胞のみが血管壁を通過し，血流に乗ることができる

ように調節されています．

造血因子
血液細胞の分化を促す物質を造血因子といいます．例えば
- （　　）
  （赤血球の分化を促す 22）
- （　　）
  （白血球のうち顆粒球の分化を促す）
- （　　）
  （血小板の分化を促す 58）

などが挙げられます．

吹き出し注釈

このページと一緒にチェックしておきたいページを示しています．

各巻への参照ページは
循環器：♥♥ ▷ 呼吸器：🫁
腎臓：🫘 ▷ 消化管：🔲
肝・胆・膵：🔲 ▷ 内分泌・代謝：🔲
のアイコンで示します．

流れが変わる所には罫線が引いてあります．

暗記すべき内容は赤字になっていて，チェックシートをかぶせると消えます．

文中の番号と
イラスト内の番号は
対応しています．

※本書は，情報をコンパクトに見開き内に収め，見開きを整然と並べるために，ときにとてもシンプルな表現を採用しています．そのような箇所については，より正確で詳細な情報があとの見開きで扱われています．また，人体には様々な個人差や例外が存在することも忘れないようにしてください．

血液の全体像

05 造血と骨髄

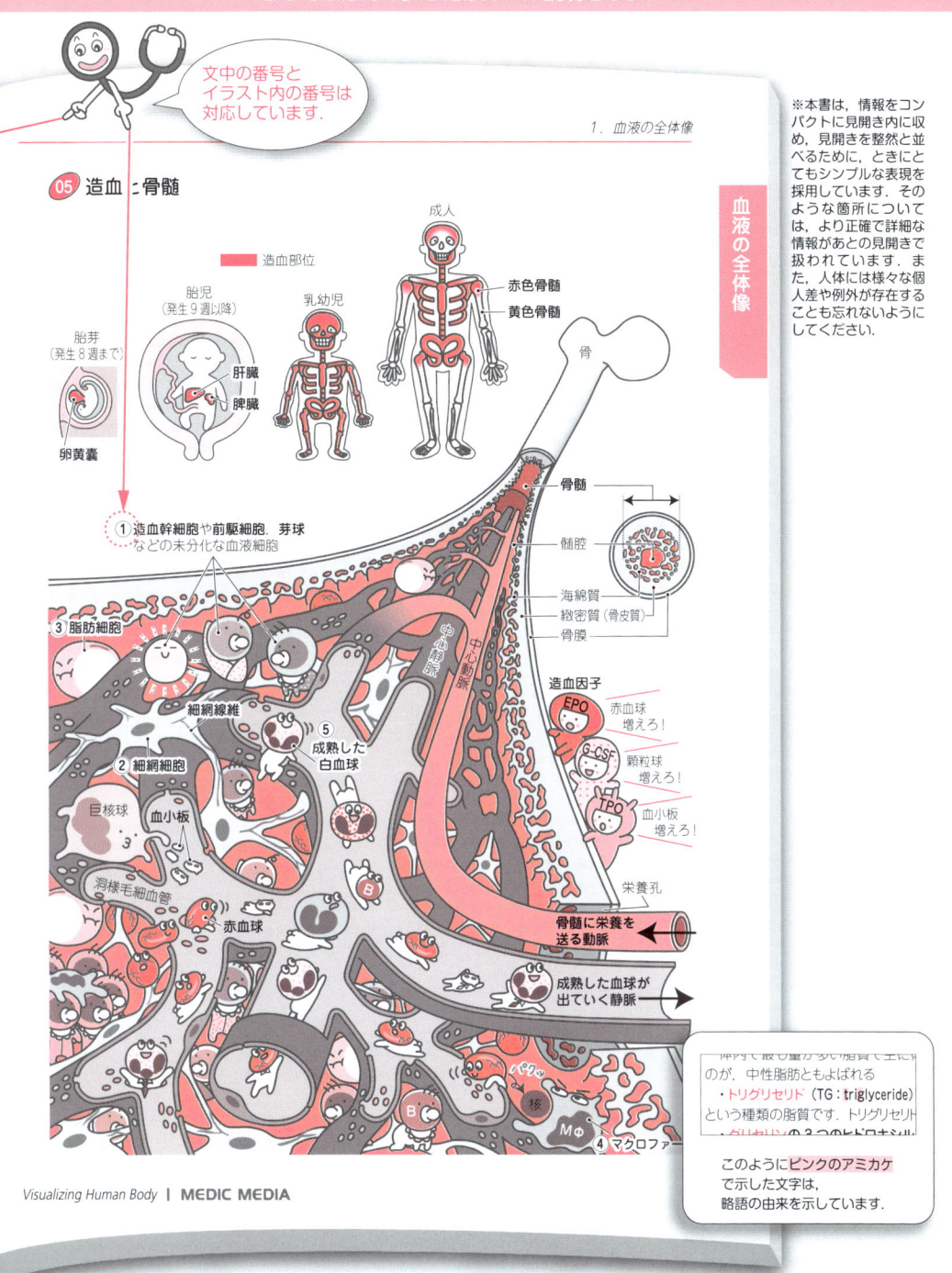

　　造血部位

胎児
（発生 9 週以降）
成人
乳幼児
胎芽
（発生 8 週まで）

肝臓
脾臓
卵黄嚢

赤色骨髄
黄色骨髄
骨

① 造血幹細胞や前駆細胞，芽球などの未分化な血液細胞

③ 脂肪細胞
細網線維
② 細網細胞
巨核球
血小板
洞様毛細血管
赤血球

⑤ 成熟した白血球

骨髄
髄腔
海綿質
緻密質（骨皮質）
骨膜

造血因子
EPO 赤血球増えろ！
G-CSF 顆粒球増えろ！
TPO 血小板増えろ！

栄養孔
骨髄に栄養を送る動脈

成熟した血球が出ていく静脈

パクッ
核
MΦ
④ マクロファージ

所々で最も量が多い脂質で主になるのが，中性脂肪ともよばれる
・**トリグリセリド**（TG：**tri**g**l**y**ce**ri**de**）
という種類の脂質です．トリグリセリ…
・グリセリンの 3 つのヒドロキシル…

このように**ピンクのアミカケ**
で示した文字は，
略語の由来を示しています．

イメカラ血液

各種国試(国家試験)名と問題番号です(CBTはガイドライン番号).

国試を読み解こう！
▶ 止血機構に関する問題

あん摩マッサージ指圧師国試 15回35

血小板について**誤っている**記述はどれか.
1. 直径は2～5μmである.
2. 寿命は約10日間である.
3. 核を持つ.
4. 血液凝固に関与する.

○ 1. 血小板の直径は2～5μmであり，ほかの血球と比べるととても小さいです.

○ 2. 血小板の寿命は約10日間です. 寿命を迎えると，赤血球と同様，脾臓で処理されます.

× 3. 血小板は核をもちません. ミトコンドリアなどの一部の細胞小器官はもちます.

○ 4. 血小板は，凝固因子が活性化する場所を提供して，凝固反応を助けます.

以上より正解は **3** です.

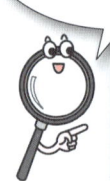

問題解説では，本文には書かれていないが，問題解答に必要な知識についても，きちんと補足説明しています.

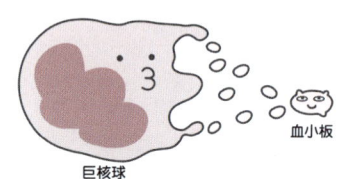

巨核球　　血小板

医学CBT (18)D-1-(1)-7

止血のうち，二次止血に関与するのはどれか.
a 血小板凝集
b 血圧維持
c 血液凝固
d 血管収縮
e 線維素溶解

血管が破れると，破れた部分の血管は収縮します (d). コラーゲン線維が露出した部位には血小板が粘着して，集まった血小板同士がフィブリノゲンを介して結合 (凝集) することで血小板血栓を形成します (a). ここまでが一次止血です.

二次止血は，一次止血に続いて起こる反応です. 複数の凝固因子が連鎖的に反応して (c)，一次血栓に含まれるフィブリノゲンをフィブリンに変換します.

不要になった血栓は，線維素溶解(線溶) (e) により除去されます.

以上より正解は **c** です.

イメージするカラダのしくみ

章の終わりの「国試を読み解こう！」は 問題を解くというよりどんどん読み進めよう！

歯科医師国試 103C25
血液凝固を起こす血液成分はどれか. 1つ選べ.
a. プラスミン
b. ビリルビン
c. アルブミン
d. フィブリノゲン
e. エリスロポエチン

× a. プラスミンは, 役目を終えた血栓 (フィブリン) を分解する線溶の中心となる酵素です.

× b. ビリルビンは, ヘモグロビンが代謝されてつくられる色素です. 凝固には関与しません.

× c. アルブミンは, 血漿中の主要な蛋白質です. 凝固には関与しません.

○ d. フィブリノゲンは, 血小板同士をつなぐ役割をもつ蛋白質です. 凝固の中心は, 血小板血栓を形成するフィブリノゲンがフィブリンに変換される反応です. これにより血栓が安定化します.

× e. エリスロポエチンは, 赤血球系の細胞の分化を促す造血因子です. 凝固には関与しません.

以上より正解は d です.

臨床検査技師国試 60午前60
止血機構について誤っているのはどれか.
1. 血小板に粘着能がある.
2. プロトロンビンは肝臓で産生される.
3. プラスミンはフィブリンを分解する.
4. 血管内〇〇〇を産生
5. トロン〇〇集能を

○ 1. 血管が〇〇ン線維〇を粘着

○ 2. プロト〇の多く〇の機能〇産生が〇じます〇

○ 3. プラス〇ンを分〇心です〇

○ 4. 血管内〇ンや〇ヒビタ〇性の物〇

以下の15種類の国試より掲載されています.
・医師
・看護師
・薬剤師
・歯科医師
・救急救命士
・臨床検査技師
・診療放射線技師
・臨床工学技士
・管理栄養士
・理学療法士 (PT)
・作業療法士 (OT)
・介護福祉士
・柔道整復師
・はり師きゅう師
・あん摩マッサージ指圧師
・医学CBT (臨床実習開始前全国共通試験)

× 5. トロンボモジュリンは, 2つの作用により抗血栓作用を発揮します. 1つは, トロンビンと結合して活性を失わせる作用です. つまり, トロン〇〇リノゲンをフィブリン〇〇阻害します. もう1〇〇子であるプロテイ〇〇g.

問題と解説の理解を助けるイラストです.

以上より〇〇解は 5 です.

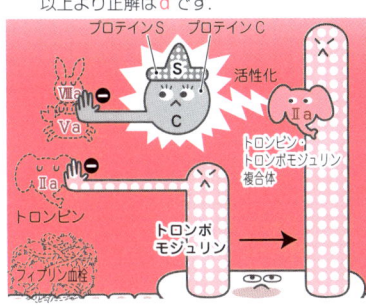

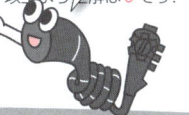

CONTENTS

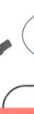
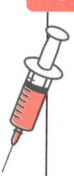

6. 理解を深める疾患編

検査値から
疾患をうたがう

疾患をうたがったら
検査して確定診断

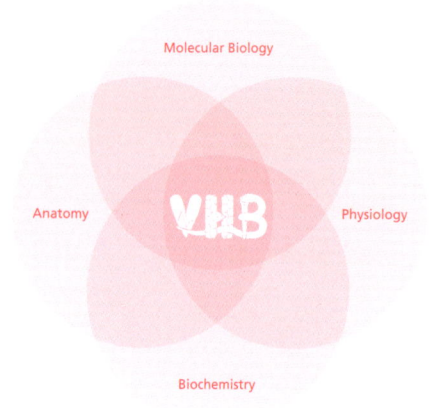

Molecular Biology

Anatomy

Physiology

Biochemistry

'Visualizing Human Body'

provides

basic anatomical & physiological knowledge

for

all the medical workers and students.

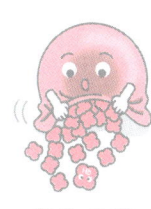
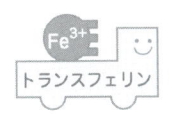
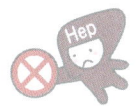
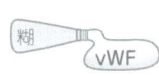
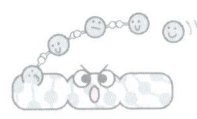
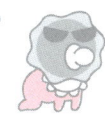
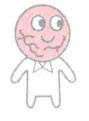
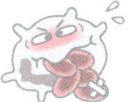

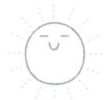
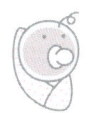
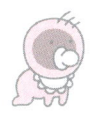

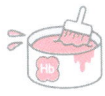
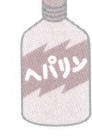
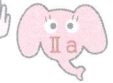
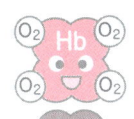

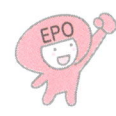
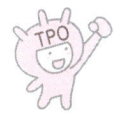
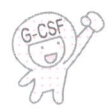
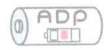
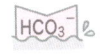

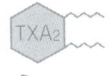
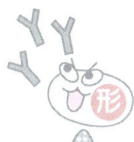
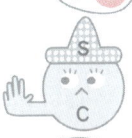
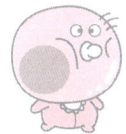
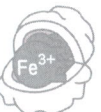
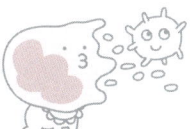
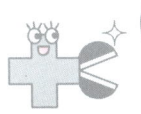

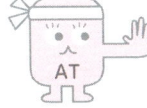
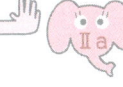

血液

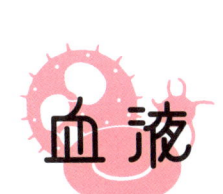

私達がご案内します！

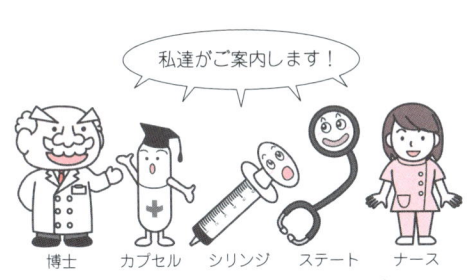

博士　カプセル　シリンジ　ステート　ナース

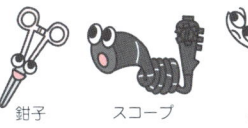

鉗子　スコープ　メス　ルーペ

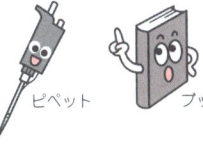

ピペット　ブックン

1. 血液の全体像

　血は身体の中を流れていて，赤く，血がたくさん出ると死ぬ，ということなどは誰もが知っていると思いますが，少し掘り下げて「血液は身体のどこでつくられて，どこを流れていて，全部でどれくらいの量があるのか，なぜ赤いのか，どんなはたらきをしているのか…」と考えていくと，どこかに疑問がわくのではないでしょうか．身近なイメージのある血液ですが，実は非常に奥が深いのです．

　この章では血液の全体像をつかんでもらうために，血液の役割や性質，血液に含まれるもの，血液のつくられ方など，血液をあらゆる方向から扱います．また，章末では細胞生物学について補足しています．一般的な細胞の性質を知ることで，血液への理解がより深まることでしょう．

　入口としては，やや詳しい内容も扱います．難しく感じる場合には，先に2〜6章を読んでから1章に戻ると「血液の全体像」が見渡せることでしょう．

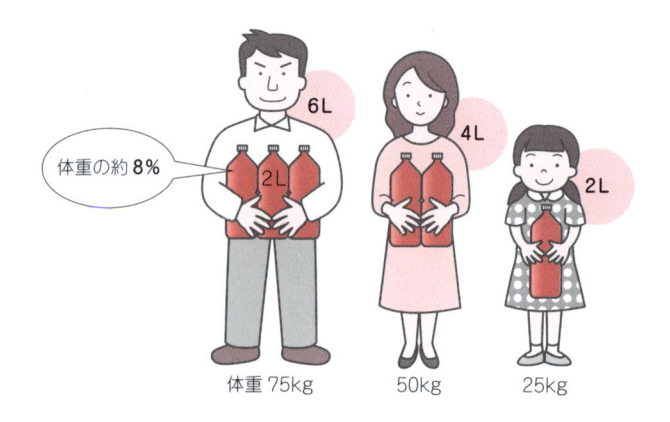

体重の約8%

6L

4L

2L

2L

体重 75kg　　　50kg　　　25kg

血液とは
▶ 全身をめぐる赤い液体

　全身の血液を集めると，全部でどのくらいの量になるのでしょう．

血液の量
　身体の中には
- **体重の約8%**（13分の1）

の血液がめぐっています．例えば，体重50kgのヒトでは50×0.08＝4Lくらいです．
　出血などにより血液の30%を急速に失うと，重要な臓器への血流が保てず（ショック状態），50%を失うと命を落とす（失血死）といわれています．

　血液は身体の中を，どのように流れているのでしょう．

血液の流れる場所
　血液は
- **心臓と全身の血管からなる**
- **出口のないループ**（心血管系）

の中をめぐっています．

　血液の流れ（血流）は，活動が盛んな部位に集中するよう調節されています．

血液の分布
　血液の流れる量には，臓器により大きな差があります．血液が，細胞の活動に必要な酸素などの物質を運んでいるからです．
　安静時の血流のおおまかな内訳は，肝臓と消化管で25%，腎臓20%，脳15%，筋肉（骨格筋）10%くらいです．
　運動時には，筋肉への血流が80%にまで増加します．
　循環する血液の量が減少した時には，生命維持に必要な臓器である脳や心臓に血流が集中します．

01 **血液とは**

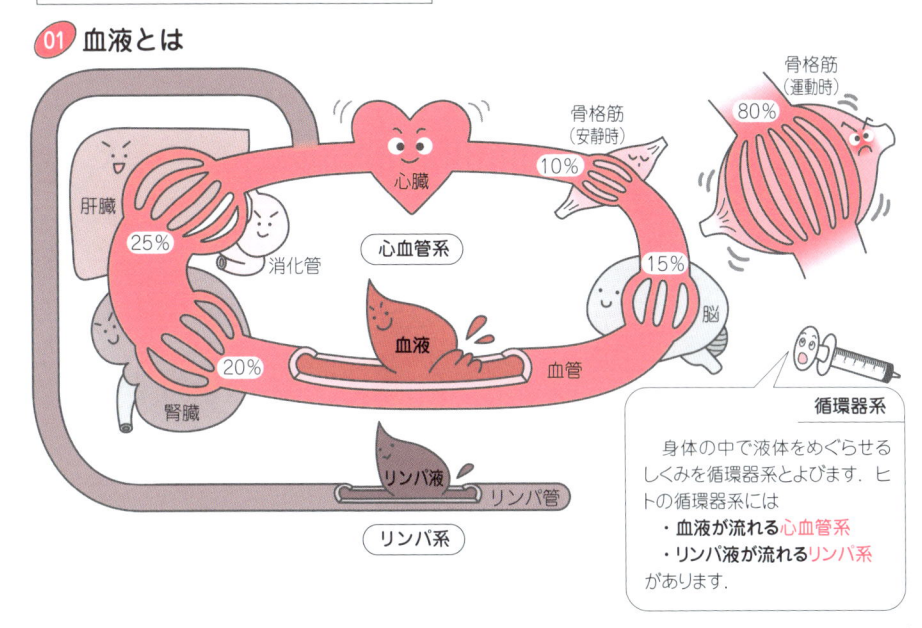

血液の中で液体をめぐらせるしくみを循環器系とよびます．ヒトの循環器系には
- **血液が流れる心血管系**
- **リンパ液が流れるリンパ系**

があります．

血液の役割
▶ 運搬，排除，止血，恒常性の維持

血液のはたらきをみてみましょう．まずは物質の運搬です．血液は全身に必要なものを届け，不要なものを回収します．

> **物質の運搬**
> 血液には，全身の細胞に
> • 栄養素や酸素を送り届ける
> 役割があります．これと同時に，全身の細胞から
> • 老廃物や二酸化炭素を回収する
> 役割もあります．
> また，あるところで産生されたホルモンや熱を，別のところに届けるときにも，多くの場合は血液を介して運ばれます．
>
> ---
>
> 栄養素や老廃物など，ほとんどの物質は血液に溶けこんで運ばれますが，酸素の運搬は血液中の赤血球という細胞の仕事です〈⦿28〉．

血液には外敵と戦ったり，異物や不要な組織を処理する役割もあります．

> **生体防御**
> 血液には
> • 体外から侵入した病原体や異物
> • 体内の壊れた組織や異常な細胞
> を排除する
> 役割もあります．
>
> ---
>
> これは，血液中の白血球という細胞の仕事です〈⦿42〉．

血液の通り道である血管が，全身に張りめぐらされているため，頭の先から足のつま先までくまなく栄養素や酸素を届けることができます．また外敵が侵入してきたきや，身体が傷ついたときにも，すぐに対処することができます．

⓪2 血液の役割

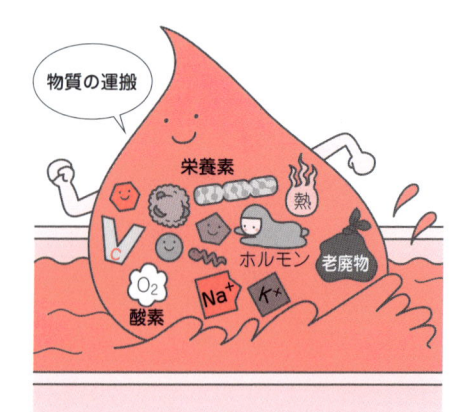

物質の運搬

栄養素　熱　ホルモン　老廃物　酸素　O₂　Na⁺　K⁺

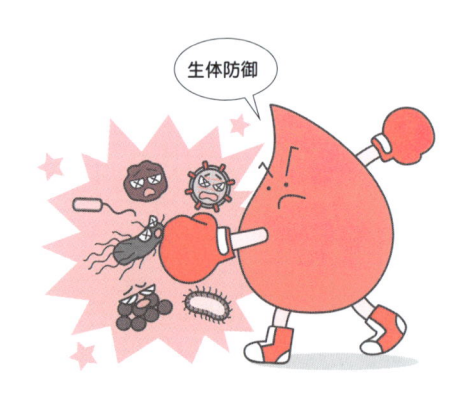

生体防御

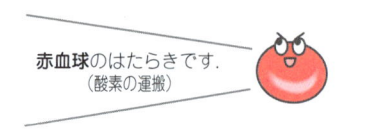

赤血球のはたらきです．
（酸素の運搬）

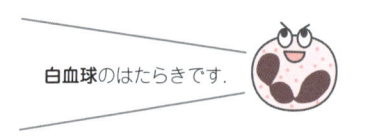

白血球のはたらきです．

血管が傷ついたとき，血液が血管外に漏れ出ないようにするのも血液の役目です．

このほか，血液には身体の中の状態を一定に保つはたらきもあります．

止血と線溶

血管に傷がつくと，血管壁と血液が協力して
- **止血**する

しくみがあります．絆創膏のような役割をする止血血栓をつくり，血液が血管から漏れ出るのを防ぎます．

血管が修復されると，余分な血栓は分解され除去されます（線溶 ◯65 ）．

血液中の血小板という細胞や，凝固因子という成分などが止血の主役です ◯60 ．

内部環境の調節

気温や湿度など，からだを取りまく条件をまとめて（外部）環境といいますが，これと対比して細胞を取りまく環境のことを
- **内部環境**

といいます．

外部環境がどんなに大きく変化しても，内部環境はその影響を受けず，ほぼ一定に保たれています（例えば外の気温が20℃でも40℃でも，体温は37℃くらいに保たれる）．これを
- **恒常性**の維持（ホメオスタシス）

といいます．

恒常性の維持には，神経系や内分泌系のはたらきが大きく関係しますが，血液もまた重要な役割を担っています．一例として，酸や塩基を中和して，血液のpHを一定に保つ緩衝系 ◯60 が挙げられます．

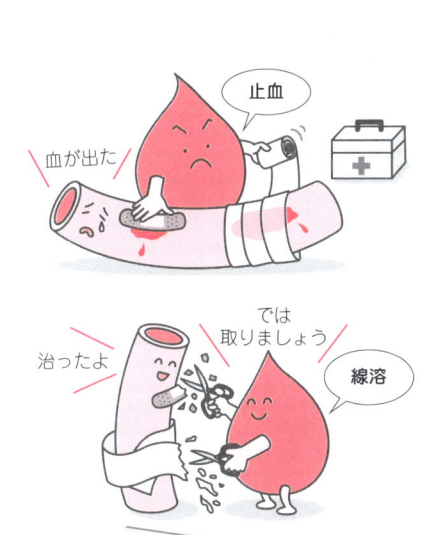

血小板や凝固因子のはたらきです．
（止血）

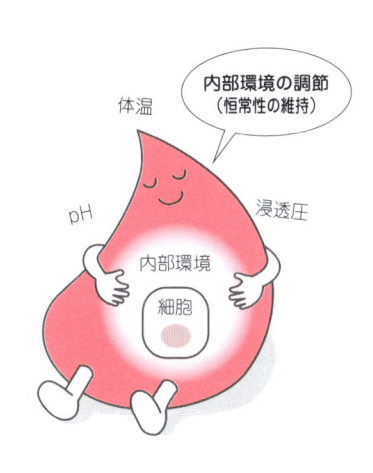

血液の成分
▶ 細胞成分と液体成分が半分ずつ

さらさら流れるイメージのある血液ですが，その中身の約半分は細胞です．

血液の成分
血液の成分は
- **血球**（細胞成分）と**血漿**（液体成分）

に分けることができます．

血液中の細胞をまとめて
- **血球**

といい，血液の約45%を占めます．

血液から血球を取り除いた残りを
- **血漿**

といいます．

血液を遠心分離（回転させ遠心力により成分を分離する方法）すると，下から順に赤，白，黄色の3つの層に分かれます．このうち赤，白の層は血球，黄色は血漿の層です．

まず血球の層をみてみましょう．

血球の種類
血球には
- **赤血球**，**白血球**，**血小板**

の3種類があります．

赤血球は，赤い色素であるヘモグロビン 📖20＞をもつ細胞です．この色素のために，ヒトの血液は赤く見えます．

イラストのように，血球の層のほとんどは赤い層で，3種類の血球の中で最も多いのが赤血球です．

白い層（バフィーコート）には，白血球と血小板が含まれます．

白血球には，顆粒球，単球，リンパ球があります．

血小板は，細胞のかけらであり，ほかの血球と比べるととても小さいです．

続いて，血漿の層をみてみましょう．

血漿の成分
血漿は，薄い黄色透明の液体で，その中身はおおよそ
- **91%が水分**
- **7%が蛋白質**（アルブミン，グロブリン，凝固因子など）
- **1%が電解質**（Na^+，K^+，Cl^-，HCO_3^-などのイオン）

です．残りの1%は，栄養素や老廃物，ホルモンなどです．

また，採取した血液をそのままにしておくと，上澄み液と沈殿物に分かれます．

血清
血液を採取したまま放置すると
- **血清**（黄色透明の上澄み液）と
- **血餅**（暗赤色でゼリー状の沈殿物，凝血塊）

に分かれます．

同じ血液から得られる液体成分である血漿と血清は，どこが違うのでしょうか．

血漿と血清の違い
体外に取り出した血液の中では，凝固 📖62＞という反応が進みます．この反応では血液中の凝固因子という物質が中心となり，血球を巻き込んで血餅を形成します．そして，
- **凝固のあとに残る液体が血清**

です．凝固因子は血餅をつくる過程で全て使われてしまうため
- **血清には凝固因子が含まれない**

点が，血漿と大きく異なります．

採取した血液に抗凝固剤を加えるか，そのまま放置するかで，遠心分離後の上澄み液が血漿になるか，血清になるか決まります．

> 血液の検査 📖76＞では，検査項目に応じて**血漿**と**血清**を使い分けています．

03 血液の成分

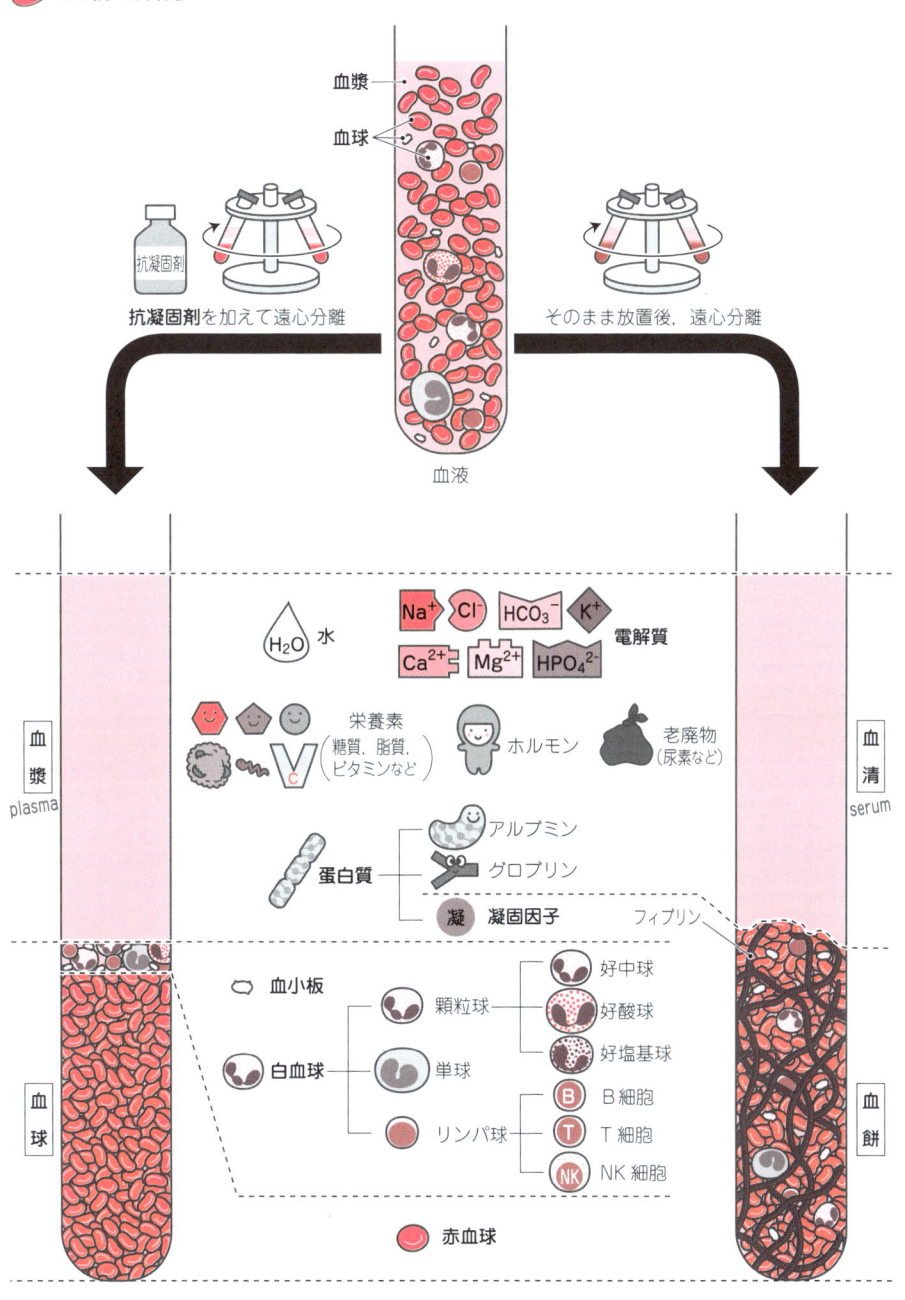

血球の分化

▶ 造血幹細胞を起点にそれぞれの道へ

細胞が特徴的な性質を表すことを分化といいます. 血球には, それぞれ特徴的な形や機能がありますが, これは最初から備わっているのではなく, 分化を重ねてようやく明らかになるものです.

まずは, 血球の分化のおおまかな流れをみてみましょう.

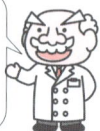

- 赤血球の分化 ●22
- 白血球の分化 ●40
- 血小板 ●58

では, 更に詳しい流れを掲載しています.

血球ができるまで

全ての血液細胞は, 最初は骨髄 ●10 の中に

- 造血幹細胞

という形で存在します. これが

- 前駆細胞
- 芽球

と分化を重ね, 最終的に成熟した血球である赤血球や白血球, 血小板となります. こうしてできた血球は骨髄から出て, 末梢血や組織中でそれぞれの機能を発揮します.

続いて, 分化の各段階についてみてみましょう.

造血幹細胞

造血幹細胞は, 2つの特徴的な能力をもちます. 1つは

- 自分と全く同じ細胞を生み出す能力

です. 自分のコピーをつくることで数を保ち, 一生にわたり血球を産生し続けます. もう1つは

- 複数の種類の細胞へ分化する能力

です. 造血幹細胞は, 全ての種類の血球に分化することができます.

造血幹細胞は, 骨髄系とリンパ系いずれかの前駆細胞へと分化します.

幹細胞の次の段階が前駆細胞です.

前駆細胞

この段階では将来どんな血球になるのか, という大まかな方向性が定まります.

しかし, 形の特徴はまだ乏しく, 顕微鏡による観察ではどの種類の前駆細胞かはわかりません.

前駆細胞の次の段階を芽球といいます.

芽球

この段階ではどのような血球になるかほぼ定まり, 外見にも特徴が現れてきます. このため

- 形態からおおまかな種類が識別できる

ようになります.

芽球までの, 分化の途中段階の (未分化な) 細胞は, 形だけでなく機能も未熟です. 成熟した血球となって初めて, 機能を発揮できるようになります.

分化に伴う形態の変化

一般に「成長＝大きくなる」というイメージがありますが, 1つの細胞の成長 (分化) については当てはまらないこともあります.

特に血液の細胞については

- 幼若なものほど大きく, 成熟した血球は小さい

のが特徴です. 細胞の中の構造も下のイラストのように変化します.

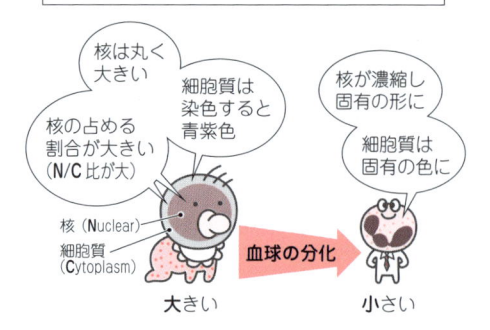

04 血球の分化

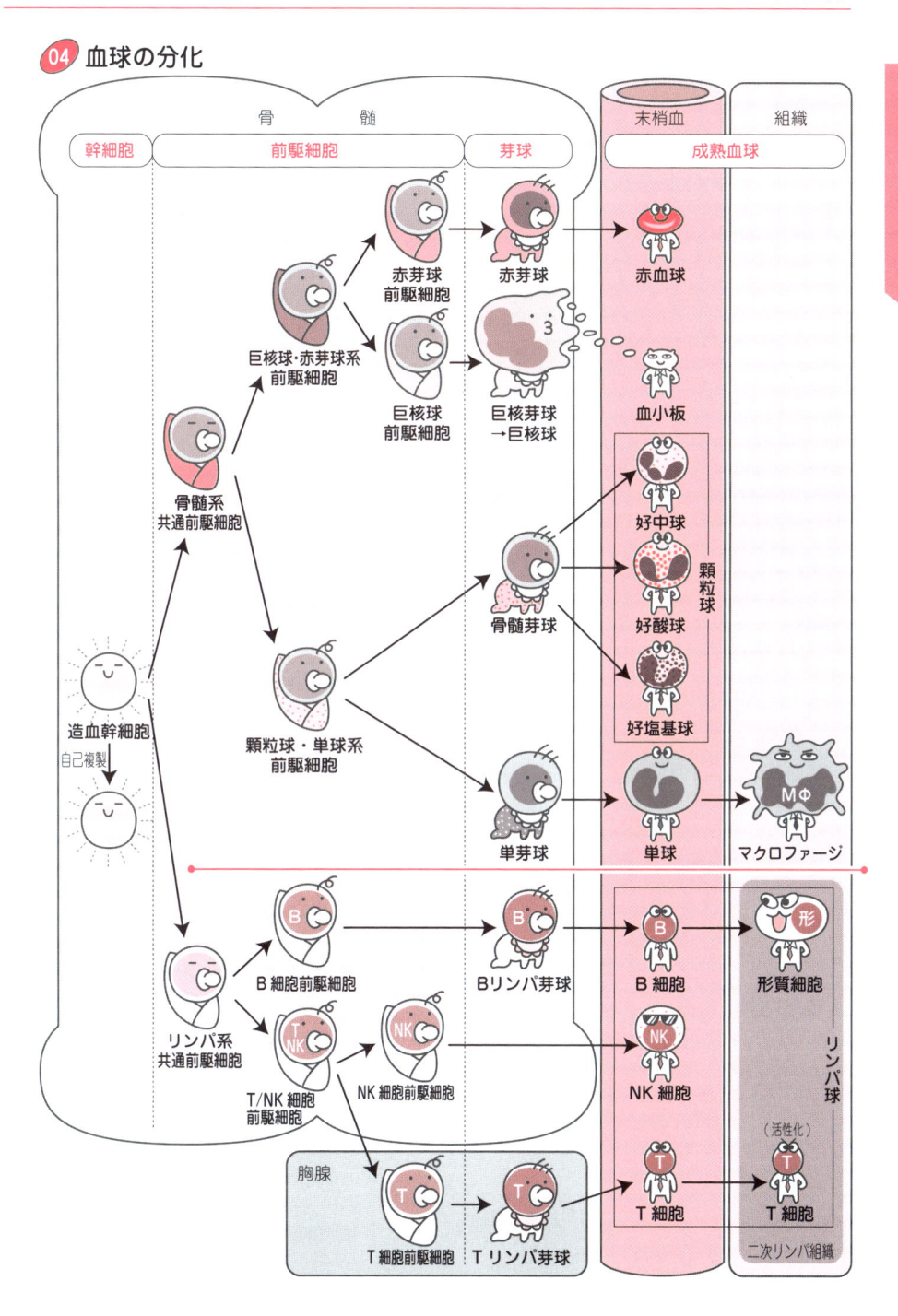

造血と骨髄
▶ 成長に伴い血球産生の部位が変わる

血液がめぐる心臓と血管のループ（心血管系）の外で，血球はつくられます．

造血が行われる器官
血球をつくることを
- 造血

といいます．

造血は，血球の源である造血幹細胞が存在するところで行われます．造血幹細胞は造血に適した器官に移り住む特性をもつため，造血器官は成長とともに変化します．

受精卵から発生8週までの時期は胎芽とよばれ，胎芽の腹側に突出した袋状の構造物である卵黄嚢で造血が行われます．

発生9週以降は，ヒトとしての形が整い，胎児とよばれます．この頃には主要な器官が完成して，
- **胎児期の造血は主に肝臓や脾臓**

で行われます．

胎児期後半には，骨髄が完成して，造血幹細胞は徐々に骨髄へと移り住みます．そして
- **出生後の正常造血はすべて骨髄**

で行われます．

骨髄の疾患などでは，造血幹細胞は肝臓や脾臓に戻って造血を行うことがあります（髄外造血 📖110 ）．

骨髄における造血
骨髄は骨の中にある組織です．

幼児期までは全身の骨髄で造血が行われますが，次第に範囲が狭まり，成人では体幹とそれに近い部位の骨（椎骨，胸骨，腸骨や上腕骨，大腿骨など）で造血が行われます．

骨の内部はスポンジ状で（海綿質），その隙間や中心部の空間（髄腔）を骨髄が満たしています．詳しく見てみましょう．

骨髄の構造
①造血幹細胞や前駆細胞，芽球などの未分化な血液細胞は，骨髄の毛細血管の外側に存在します．

毛細血管の外側には，②細網細胞（線維芽細胞の一種）という細胞と細網線維がつくる網目状の構造があり，血液細胞はこの隙間を移動しています．細網細胞は網目の形を変えて血液細胞の移動や分布を調節したり，造血因子（後述）を放出して血液細胞の産生を調節したりしています．

③脂肪細胞は，血液細胞の隙間を埋めています．この脂肪細胞と血液細胞のバランスにより，骨髄の色調は変化します．造血が盛んな骨髄は
- **赤色骨髄**（ヘモグロビンのため）

です．造血が行われなくなった骨髄では（血液細胞が減り）脂肪細胞が増加し
- **黄色骨髄**（脂肪は黄色く見えるため）

となります．

④マクロファージは，造血で生じる不要な細胞や老廃物を処理します．

⑤血液細胞はこのような骨髄の環境で分化し，一人前に成熟すると毛細血管の中へ移動します．この骨髄の毛細血管（洞様毛細血管）の血管壁には大きさを調節できる孔があり，
- **成熟した血液細胞のみが血管壁を通過し，血流に乗ることができる**

ように調節されています．

造血因子
血液細胞の分化を促す物質を造血因子といいます．例えば
- **エリスロポエチン**（EPO）
  （赤血球の分化を促す 📖22 ）
- **顆粒球コロニー刺激因子**（G-CSF）
  （白血球のうち顆粒球の分化を促す）
- **トロンボポエチン**（TPO）
  （血小板の分化を促す 📖58 ）

などが挙げられます．

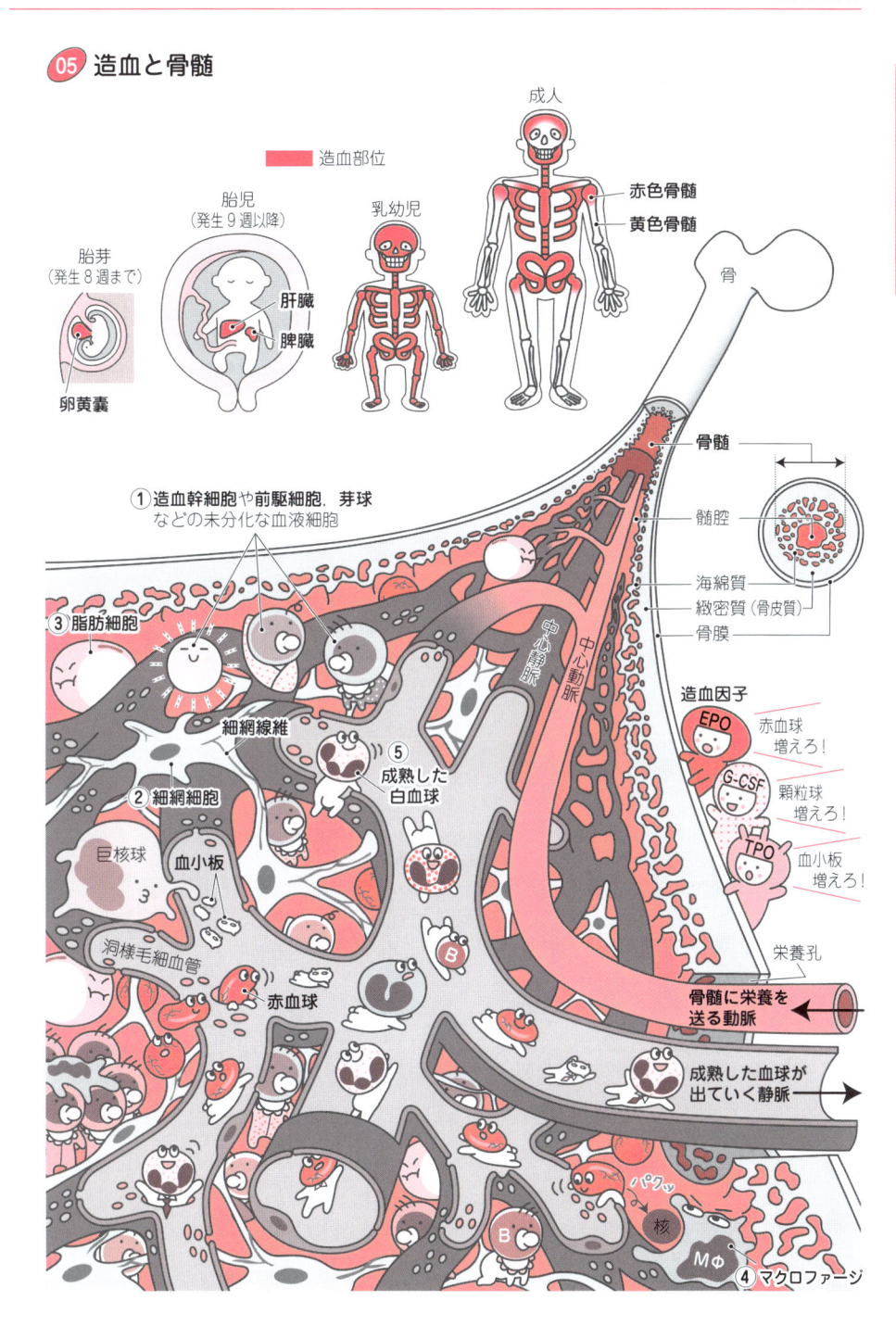

05 造血と骨髄

血液の全体像

成人

造血部位

胎児
（発生9週以降）

乳幼児

胎芽
（発生8週まで）

赤色骨髄
黄色骨髄

肝臓
脾臓

骨

卵黄嚢

骨髄

① 造血幹細胞や前駆細胞，芽球
などの未分化な血液細胞

髄腔

③ 脂肪細胞

海綿質
緻密質（骨皮質）
骨膜

細網線維

⑤ 成熟した白血球

造血因子

EPO 赤血球増えろ！

② 細網細胞

G-CSF 顆粒球増えろ！

巨核球 血小板

TPO 血小板増えろ！

洞様毛細血管

赤血球

栄養孔

骨髄に栄養を送る動脈

成熟した血球が出ていく静脈

パクッ

核

Mφ

④ マクロファージ

血液の理解を助ける細胞生物学
▶ 細胞の構造やはたらきをみてみよう

chat!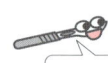

ここでは一般的な細胞の構造や性質を，少し詳しくみてみましょう．全身の細胞に共通する内容を軸に，血液の主成分である血球の性質と関連の深い事項も織り交ぜながら説明します．

細胞の構造

細胞を表す cell（セル）という語は小さな部屋を意味します．細胞は
・**細胞膜**
で囲われた部屋であり，内部には
・**細胞小器官と細胞質**
があります．

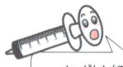

まずは細胞膜を見てみましょう．

細胞膜

細胞膜の至るところに蛋白質が埋め込まれており，これを
・**膜蛋白質**
といいます．

膜蛋白質には様々な種類があり，それぞれ
・**輸送体**（細胞内外へ物質を輸送する）
・**受容体**（細胞外の物質を受け取り，細胞内に情報を伝達する）
などとしてはたらいたり，
・**表面マーカー**（CD 抗原など）⊘82〉
のように細胞の分類の目印となるものもあります．

細胞膜の表面には，糖分子が連なってできた糖鎖が結合しています．この糖鎖の形状や性質も細胞の種類ごとに異なるため，糖鎖もまた細胞の分類の目印になります．
・**血液型分類** ⊘32〉
は，赤血球表面の糖鎖の形に基づく分類です．

一部の膜蛋白質は，細胞膜の直下にある
・**細胞骨格**
という網目状の蛋白質と結合しています．この細胞骨格が細胞膜を補強することによって，細胞の形態が保たれます．特に自らの形を自在に変えても元の形に戻ることができる
・**赤血球の変形能** ⊘19〉
は，この構造に支えられています．

細胞は，どのようにして必要な物質を細胞外から取り込むのでしょうか．

細胞膜による物質の取り込み

細胞は膜蛋白質を介するしくみ以外にも，次のような方法で物質を取り込みます．

脂質，ステロイドなどの脂溶性物質や酸素，二酸化炭素などの物質は，細胞膜を自由に通過できます．これを
・**単純拡散**
といい，細胞の表面積（細胞膜の面積）が広いほど効率的になります．赤血球は特徴的な形により表面積を大きくしているため
・**酸素や二酸化炭素の運搬** ⊘28〉
を効率よく行うことができます．

・**小胞輸送**
は，細胞膜を変形させて小さな囲い（小胞）を形成し，囲い込んだ物質を移動させるしくみです．小胞輸送により細胞外の物質を取り込むことを
・**飲食作用（エンドサイトーシス）**
といいます．特に大きな物質の取り込みを
・**食作用（貪食作用）** ⊘42〉
といい，これは好中球やマクロファージの特徴的な性質の１つです．

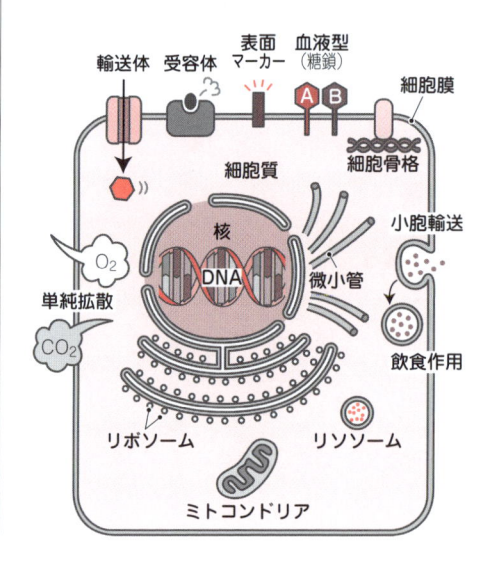

続いて，細胞の中を覗いてみましょう．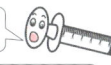

細胞小器官，細胞質

主な細胞小器官としては，
- **核**（遺伝情報が組み込まれている）
- **ミトコンドリア**（酸素と糖質からエネルギーを産生する）
- **リボソーム**（遺伝情報に基づき蛋白質を合成する）
- **リソソーム**（酵素により異物の分解，消化を行う）
- **微小管**（細胞分裂や細胞の運動，物質輸送を支える）

などがあります．その間を埋める細胞質には様々な物質が溶解しています．

これらの細胞小器官のうち，細胞の機能に重要なものは増加したり，逆に必要のないものは消滅していくこともあります．

例えば，白血球（好中球など）では異物の分解などを担うためリソソームが発達しています42 >．赤血球は酸素運搬を担うため，成熟の過程で不要な細胞小器官は全て失われます 22 >．

核の中には何が入っているのでしょうか．

DNA と遺伝子

核の中には
- **DNA**（デオキシリボ核酸）

という長い鎖状の物質があり，この中には4種類の塩基という物質が並んでいます［アデニン（A），グアニン（G），シトシン（C），チミン（T）］．この4種類の塩基の並び順（塩基配列）は暗号のようなもので，この暗号の中に
- **蛋白質**のつくり方

の情報が組み込まれています．蛋白質は身体の主成分であり，ひいては個体の形や性質を決める物質でもあるのです．

この暗号を遺伝情報といい，塩基配列のうち，遺伝情報が組み込まれている領域を
- **遺伝子**

といいます．DNA には遺伝情報が載っているところ（遺伝子）と，そうでないところがあります．遺伝子以外の領域がなぜ存在するのかはまだわかっていません．

DNA は，蛋白質の合成において，どのような役割を果たしているのでしょうか．

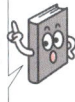

遺伝情報の発現 1 〜転写〜

核内では，遺伝子領域の DNA の塩基配列を元に，それをコピーした塩基配列をもつ
- **RNA**（リボ核酸）

という物質がつくられます．これを
- **転写**

といい，遺伝情報を DNA から RNA へと写し取るプロセスです．

DNA は核の中に収められたままですが，RNA は核から出てリボソームへ移動します．

図書館にある持ち出し禁止の分厚い書物から，必要なページだけコピーするようなものです．RNA から蛋白質はどのようにつくられるのでしょうか．

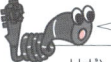

遺伝情報の発現 2 〜翻訳〜

リボソームでは
- **RNA のもつ塩基配列に基づいて**
- **アミノ酸を組み立て，蛋白質を合成**

します．これを
- **翻訳**

といいます．

このようにして DNA がもつ遺伝情報に基づき蛋白質がつくられ，その蛋白質が機能を発揮することを
- **遺伝子発現**

といいます．

何らかの原因で遺伝子に異常が生じると，写し取られた RNA も異常なものとなり，結果としてつくられる蛋白質にも異常が出る可能性があります．たとえば血友病 162 >では，遺伝子異常により止血に必要な蛋白質（凝固因子の一つ）がつくられず，止血ができなくなってしまいます．

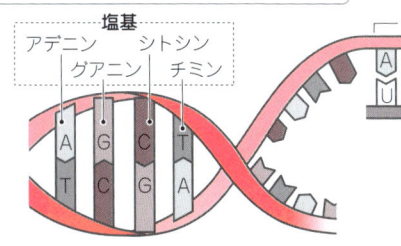

塩基
| アデニン | シトシン |
| グアニン | チミン |

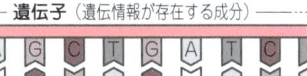
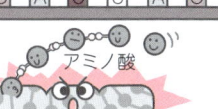

遺伝子（遺伝情報が存在する成分）

DNA
転写
RNA
翻訳
蛋白質

アミノ酸

遺伝子発現

細胞は分裂することで数を増やします.
骨髄から出たあとの血球の寿命は 4 日(白血球)～120 日(赤血球)です. 寿命を迎えて失われる血球を補うために, 造血器では盛んに細胞分裂が起こり, 血球が適切な数となるよう調節しています. この細胞分裂について詳しく見ていきましょう.

細胞分裂では, 新しく生まれる細胞にもとの細胞の遺伝情報を過不足なく引き継ぐ必要があります. そこで細胞分裂に先立って全ての DNA を複製し, 実際に細胞が分裂するときに, それぞれの細胞に正確に分配します.

細胞周期

細胞分裂を基準に, 細胞の状態を見てみましょう.
細胞分裂の準備をしている期間を間期といい, さらに
- **DNA 合成準備期**〔G$_1$ 期:Gap(間)1 回め〕
- **DNA 合成期**〔S 期:Synthesis(合成)〕
- **分裂準備期**〔G$_2$ 期:Gap 2 回め〕
に分けられます.

細胞分裂が実際に進行している期間を
- **分裂期**〔M 期:Mytosis(分裂)〕
といいます.

間期～分裂期の一連の流れをまとめて
- **細胞周期**
といいます.

ただし全ての細胞が分裂するわけではなく, この細胞周期の中にない細胞もあります. 分裂せず, 分裂の準備もしていない期間を
- **静止期(G$_0$ 期)**
といいます.

血球と同様, がん細胞も盛んに分裂します. 抗がん剤 152 の多くはこの特徴に注目したもので, 細胞分裂を阻害することでがん細胞の増殖を抑えます. これらの薬の多くは, 細胞周期の特定の時期を標的にしています.

ヒトの細胞 1 つに含まれる DNA は, 全部つなぎ合わせると 2m もの長さになります. 細胞分裂の際には, この巨大な DNA 分子がお互いに絡み合ったりせず, 正確に振り分けられるようなしくみがあります.

ヒトの染色体

分裂期には, DNA は最大限に凝縮し
- **染色体** 85
の形をとることで, それぞれの細胞に分配しやすくなります. 分裂期には染色体が糸状の構造物として観察できます.

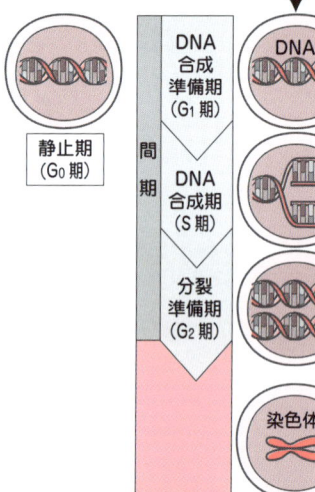

静止期(G$_0$ 期)

DNA 合成準備期(G$_1$ 期)

間期

DNA 合成期(S 期)

DNA を複製する

分裂準備期(G$_2$ 期)

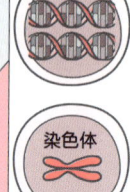

染色体

DNA が凝縮し, 染色体の形になる

分裂期(M 期)

それぞれの細胞に振り分けられる

繰り返す

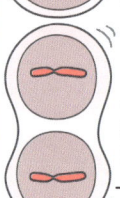

凝縮する
ほどける
絡まりそう…… DNA 染色体 分配しやすい!

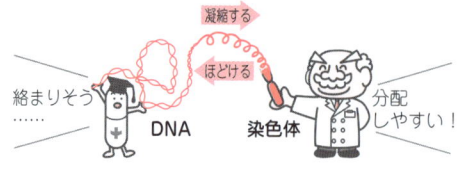

造血器における細胞分裂のスタート地点である細胞を，造血幹細胞といいます 8 ．幹細胞とはどのような細胞でしょうか．

幹細胞（stem cell）

幹細胞には2つの特徴があります．

1つは，細胞分裂の際に

・自分と全く同じ細胞を生み出す能力

です．細胞分裂によって自分と同じ幹細胞が2つできることで数を増やすことができます．もう1つの特徴は

・分化できる能力

です．

幹細胞には細胞分裂により自分と同じ幹細胞を1つ，より分化した細胞を1つ，というように質の異なる2つの細胞を生み出す能力があります．これは幹細胞だけがもつ特徴で，幹細胞の数を維持しながら，分化した細胞も生み出すことができます．

こうした細胞分裂のしくみによって，造血幹細胞は一生の間，枯渇することなく血球を産生し続けることができます

幹細胞にも種類がある

幹細胞はあらゆる組織中に存在しており，造血幹細胞のほかに，皮膚，粘膜，肝臓などでも発見されています．しかし，造血幹細胞は血液細胞以外のものに分化することはできず，ほかの組織中にある幹細胞も同様です．

これに対して，身体を構成する全ての細胞に分化できる幹細胞があり，こちらは多能性幹細胞とよばれます．例えば，発生初期の胚から人工的に取り出された胚性幹細胞（ES細胞）や，体の細胞をもとにつくられた人工多能性幹細胞（iPS細胞）などが挙げられます．これらの幹細胞は細胞周囲の環境に応じて，あらゆる細胞に分化できるのが特徴で，研究と臨床への応用が進められています．

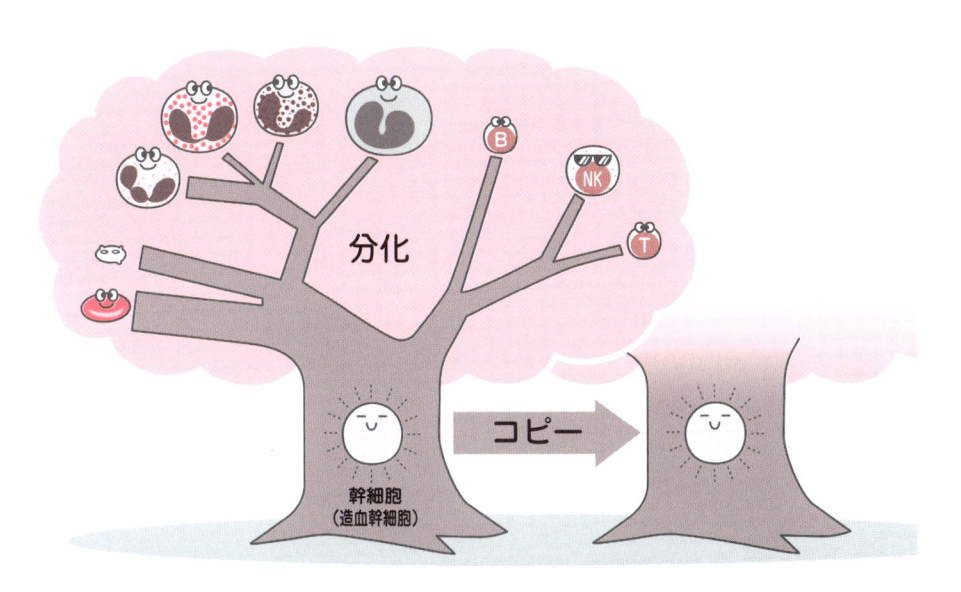

国試を読み解こう！
▶ 血液の全体像に関する問題

介護福祉士国試 24回99

　血液中において酸素の運搬を行っている成分として，正しいものを一つ選びなさい．
1．血しょう
2．血小板
3．赤血球
4．白血球
5．リンパ球

　血液中の酸素は，ほぼ全て赤血球の中にあるヘモグロビンという物質に結合して，全身に運ばれます．多くの物質は，血液の液体成分である血漿に溶け込んで全身に運ばれますが，酸素は水に溶けにくい気体であるため，血漿にはほとんど溶けません．

　血小板は止血，リンパ球を含む白血球は生体防御の中心です．

　以上より正解は 3 です．

あん摩マッサージ指圧師国試 20回36

　血液の細胞成分とその機能との組合せで正しいのはどれか．
1．赤血球──抗体産生
2．リンパ球──血液凝固
3．好中球──酸素運搬
4．血小板──止血

× 1．赤血球は，主に酸素の運搬を担います．

× 2．リンパ球は白血球の一種で，生体防御を担います．特に，Bリンパ球は抗体を産生することで，免疫の中心的な役割を担います．

× 3．好中球は白血球の一種で，生体防御を担います．異物や微生物を貪食して，分解する能力があります．

○ 4．止血の主役は血小板と，凝固因子という蛋白質です．

　以上より正解は 4 です．

柔道整復師国試 10回午前2

血液成分で容積比率が最も大きいのはどれか.
1. 赤血球
2. 白血球
3. 血小板
4. 血漿

× 1. 赤血球は細胞成分の大半を占めますが, 血液全体からみた容積比率は, およそ40〜50%くらいです. なお, 血液中の赤血球の容積比率をヘマトクリットといい, これは血液検査の項目の1つです 🍃72.

× 2. 白血球が血液全体に占める容積比率はごくわずかです.

× 3. 血小板は, 1個あたりの大きさが非常に小さく, 血液全体に占める容積比率はごくわずかです.

○ 4. 血液の半分以上は, 液体成分である血漿が占めます.

以上より正解は4です.

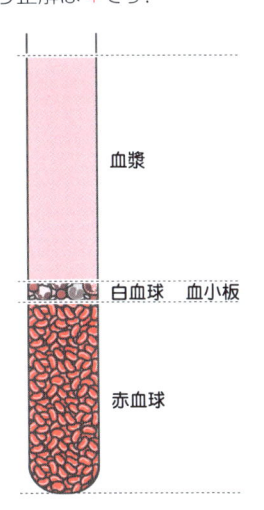

血漿

白血球　血小板

赤血球

医師国試 109B33

造血部位の組合せで正しいのはどれか. 2つ選べ.
a. 胎芽——卵黄嚢
b. 乳児——肝臓
c. 小児——骨髄
d. 成人——脾臓
e. 高齢者——胸腺

発生のごく初期の, 胎芽の時期の造血は, 卵黄嚢で行われます. 胎児期前半には, 肝臓や脾臓で造血が行われるようになります. 胎児期後半には, 造血の中心が骨髄へ移行します. そして, 出生後の造血は全て骨髄で行われます.

骨髄に異常が生じ, 骨髄で造血ができなくなった場合には脾臓で造血が行われることがありますが, 例外的です.

胸腺はTリンパ球の発育の場です. 造血幹細胞は存在しないため, ほかの血球はつくられません. このため, 胸腺を造血器官とはよびません. なお, 胸腺は乳幼児〜思春期頃までは発達していますが, その後は加齢とともに萎縮し, 高齢者では瘢痕化していることがほとんどです.

以上より正解はaとcです.

2. 赤血球

I N T R O

この章では血液中の細胞成分として最も多い赤血球に注目します.

まずは赤血球の形態と機能です. 特徴的な真ん中がへこんだ円盤型は, 赤血球の主要な役割である酸素や二酸化炭素の運搬に非常に有利な形です.

次に赤血球の中身を見てみましょう. ほとんどが赤い色素であるヘモグロビンで, これに酸素を結合させて運搬します.

赤血球の概観をつかんだら, 赤血球がどのようにしてつくられるのか, 造血幹細胞から成熟赤血球までの道のりを追ってみましょう.

続いてヘモグロビンの合成に欠かせない鉄の代謝に注目します. 鉄の取り込みから利用, 体内での動向や調節のしくみを解説します.

章の後半では赤血球の酸素や二酸化炭素の運搬について, さらに詳しく説明します.

寿命を迎えた赤血球の破壊と, ヘモグロビンを構成する成分の代謝や再利用の流れもみてみましょう.

章末では赤血球の分類である血液型についても取り扱います.

7〜8 μm

2 μm

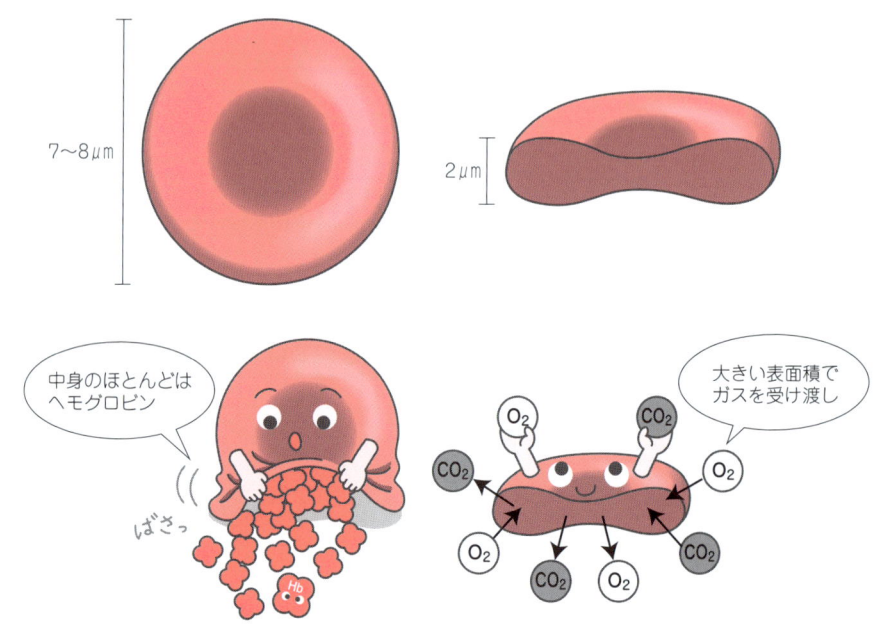

中身のほとんどはヘモグロビン

ばさっ

Hb

大きい表面積でガスを受け渡し

O_2 CO_2 CO_2 O_2 O_2 CO_2 CO_2 O_2

赤血球とは
▶ 酸素の運送屋さん

血液のうち，血漿を除いた約45%が細胞成分ですが，そのほとんどが赤血球です．主な役割は酸素および二酸化炭素の運搬です．

形と中身

赤血球は，直径7〜8μm，厚さ2μmの扁平な円盤型をしており，両面がややへこんでいます．この形は，同じ大きさの球体と比べて
- **表面積**が**大きい**

ため，気体（ガス）の出入りする面積が広く，酸素や二酸化炭素の受け渡しに有利な構造です．

赤血球は1つの血液細胞ですが，他の細胞にあるような核やミトコンドリアなどの細胞小器官は成熟する過程で失われ，中身のほとんどが
- **ヘモグロビン**

です．

細胞膜とその特徴

赤血球には
- **形状**を**自由**に**変えられる**
- **変形**しても**元の円盤型に戻れる**

という特徴があります．例えば赤血球より細く狭い毛細血管（径3〜6μm）の中も，自らの形を変えることで通り抜けることができます．赤血球には通常の細胞膜だけではなく，変形しても壊れないように
- **細胞膜を裏打ちする蛋白質**

があるためです．

赤血球の膜にはこの補強構造だけでなく，通常の細胞膜としての
- **グルコースや電解質などの物質を**
- **細胞内外に輸送する**

役割や，
- **酸素**や**二酸化炭素の受け渡し**

を行う役割があります．

また，赤血球の膜には糖鎖のついた蛋白質があり，この形状によって血液型が決まります **◯32**．

遺伝性球状赤血球症のような赤血球の細胞膜の蛋白質をうまく造ることができない疾患では，赤血球は球状となり，変形できず壊れやすくなります（溶血 **◯118**）．

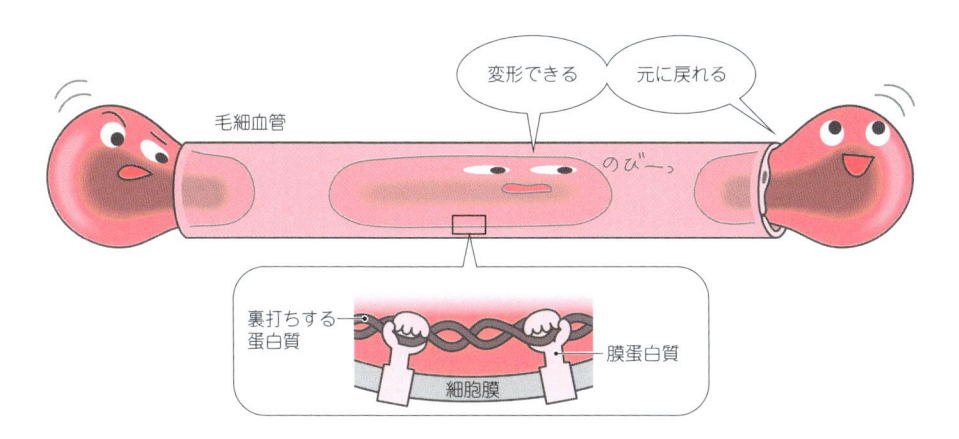

変形できる　　元に戻れる

毛細血管

のびーっ

裏打ちする蛋白質

膜蛋白質

細胞膜

ヘモグロビンの構造
▶ 赤血球の中心となるもの

赤血球の特徴的な円盤型は、酸素のやりとりに特化した形です．この中にはヘモグロビン (Hb) という，酸素と結合できる物質が多く含まれています．

ヘモグロビンの構造
ヘモグロビンは4つの
- **サブユニット**

から成ります．
1つのサブユニットは
- **1つのヘム** (酸素が結合する部分) と
- **1つのグロビン** (酸素の結合を調節する部分)

から成り，図のようにグロビンの内側のくぼみ（ヘムポケット）にヘムが配置された複雑な構造をしています．

ヘモグロビンを構成する物質を，それぞれ詳しく見てみましょう．まずはヘムです．

ヘム
ヘムは，ポルフィリンという環状の物質の中央に
- **鉄**

が結合したものです．ヘムの中の鉄に1つの酸素分子 (O_2) が結合します．1つのヘモグロビンにはヘムが4つ含まれるため，
- **1つのヘモグロビンに**
- **4つの酸素分子が結合**

します．

このしくみによって，肺で取り込まれた酸素分子は赤血球の中に取り込まれ，全身の組織へ運ばれます．

続いて，ヘムを囲い込むグロビンです．

グロビン
グロビンは周囲の酸素の量に応じて形態を変化させることで，ヘムと酸素の結合の強さを調節しています．

主なグロビンには
- **α型**
- **β型**
- **γ型**

があります．これらの組み合わせによって
- **ヘモグロビンA** (HbA)
- **ヘモグロビンA₂** (HbA$_2$)
- **ヘモグロビンF** (HbF)

の3種類に分類されます．

成長するにしたがい組成が変化し，胎児ではHbFが主につくられますが，出生後はHbAやHbA$_2$が主体となります（成人ではHbAが97%，HbA$_2$が2%，HbFは1%未満）．

酸素飽和度
血液中のヘモグロビンのうち，酸素と結合しているものの割合を
- **酸素飽和度**

といい
- **パルスオキシメーター**
- **血液ガス分析装置**

などで計測することができます．

血液はなぜ赤いのか？

赤血球の「赤」とは，**ヘモグロビン**の中の鉄イオン（とポルフィリンが結合したヘム）の色のことです．このために血液も赤く見えます．脊椎動物は概ねヘモグロビンで酸素を運搬しますが，軟体動物（タコやイカ）などではヘモグロビンの代わりに**ヘモシアニン**という物質で運搬しています．シアニンには銅が含まれているので，この銅のためにタコやイカなどの血は青く見えます．

06 ヘモグロビンの構造

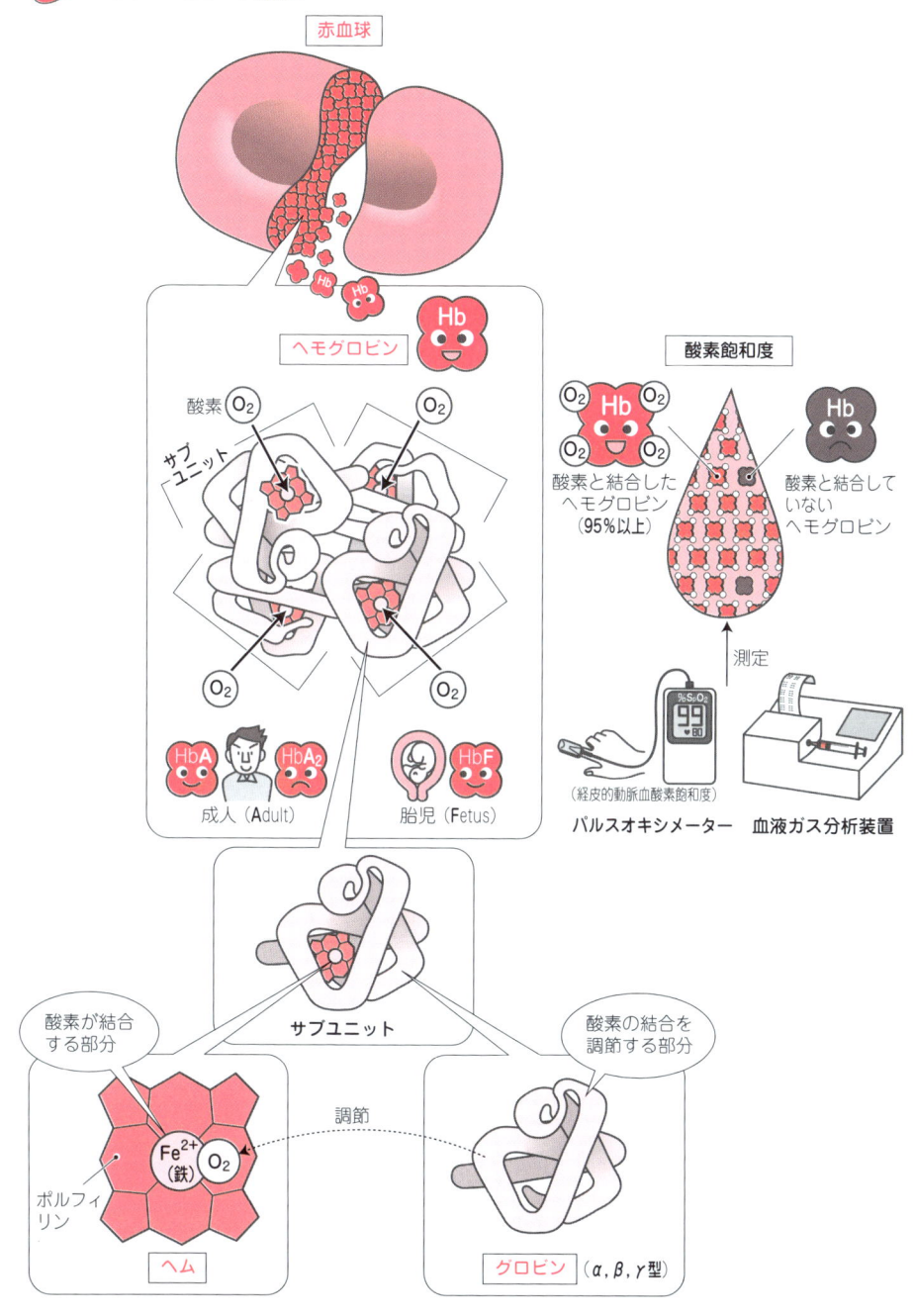

赤血球

ヘモグロビン

Hb

酸素飽和度

酸素 O_2

サブユニット

O_2

O_2

O_2

HbA 成人（Adult） HbA$_2$

胎児（Fetus） HbF

O_2 Hb O_2

O_2 O_2

酸素と結合した
ヘモグロビン
（95％以上）

Hb

酸素と結合して
いない
ヘモグロビン

測定

（経皮的動脈血酸素飽和度）

パルスオキシメーター　血液ガス分析装置

サブユニット

酸素が結合
する部分

酸素の結合を
調節する部分

調節

Fe^{2+}
（鉄） O_2

ポルフィ
リン

ヘム

グロビン （α, β, γ 型）

赤血球の分化
▶ 赤血球はどうやって造られるのか

ここでは，造血幹細胞から赤血球ができるまでの変化を見ていきます．

赤血球ができるまで

骨髄にある造血幹細胞は，細胞分裂を繰り返しながら，徐々に血液細胞へと変化します．これを分化と言います．

まず骨髄系共通前駆細胞とリンパ系共通前駆細胞に分かれます．骨髄系共通前駆細胞は，さらに好中球などのもとになる顆粒球・単球系前駆細胞，赤血球と血小板のもとになる

• 巨核球・赤芽球系前駆細胞

に分化します．これが分化すると

• 前赤芽球

となり，これが成熟して

• 赤芽球

となります．赤芽球が成熟する過程で，ヘモグロビン合成ができるようになり，核が細胞から押し出されて（脱核）

• 網赤血球

という状態になります．この状態で骨髄を出たあと，末梢血を流れつつ

• 赤血球

へと成熟します．

前赤芽球から赤血球に成熟するまで，4～7日かかると考えられています．この間，成熟するにしたがって大きさは小さくなります（前赤芽球20μm→赤血球8μm）．

赤血球の大事な材料

またこの赤芽球の核が成熟する過程で核酸（DNA）を合成しますが，その際に

• ビタミンB$_{12}$（コバラミン）
• 葉酸

を利用します．体内でこれらが不足すると核酸の合成ができず，細胞分裂もうまくできない細胞となり，赤血球まで成熟できないので最終的には貧血となってしまいます（巨赤芽球性貧血 ⊙124 ）．

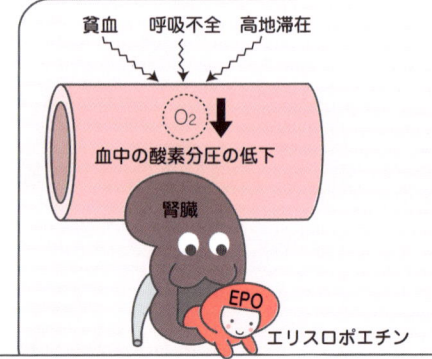

07 赤血球の分化

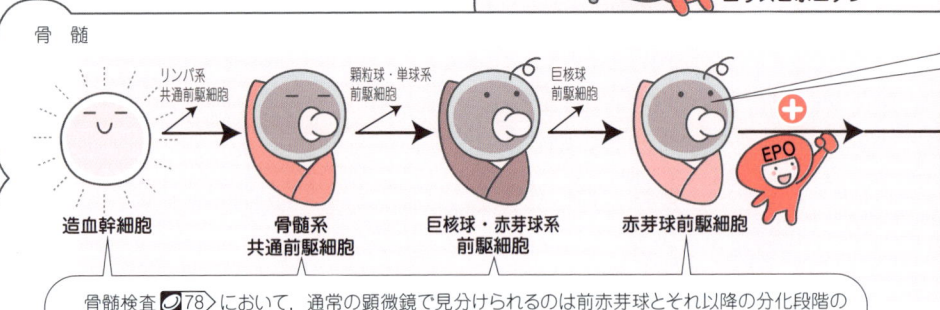

骨髄検査 ⊙78 において，通常の顕微鏡で見分けられるのは前赤芽球とそれ以降の分化段階のものです．それより若いこれらの細胞は，数が少ない上，形も似ているため見分けるのは困難です．

赤血球はただむやみに造られるのではなく，適切な数となるように調節するしくみがあります．

赤血球数の調節

腎臓から分泌される

- **エリスロポエチン** 🔴76〉

というホルモンには，赤芽球前駆細胞から赤芽球への分化を促進するはたらきがあります．この分泌を調節することで，体内の赤血球の数が調節されています．

エリスロポエチンの分泌調節

エリスロポエチンは

- **貧血**（酸素を運ぶ赤血球が足りない）
- **呼吸不全**（酸素がうまく取り込めない）
- **高地滞在**（酸素の分圧が低い環境）

などによって

- **血液中の酸素分圧が低下**
  （血液が酸素不足の状態）

すると分泌が増えます．これにより赤芽球前駆細胞から赤芽球への分化が促進され，結果として赤血球がより多く造られるようになります．

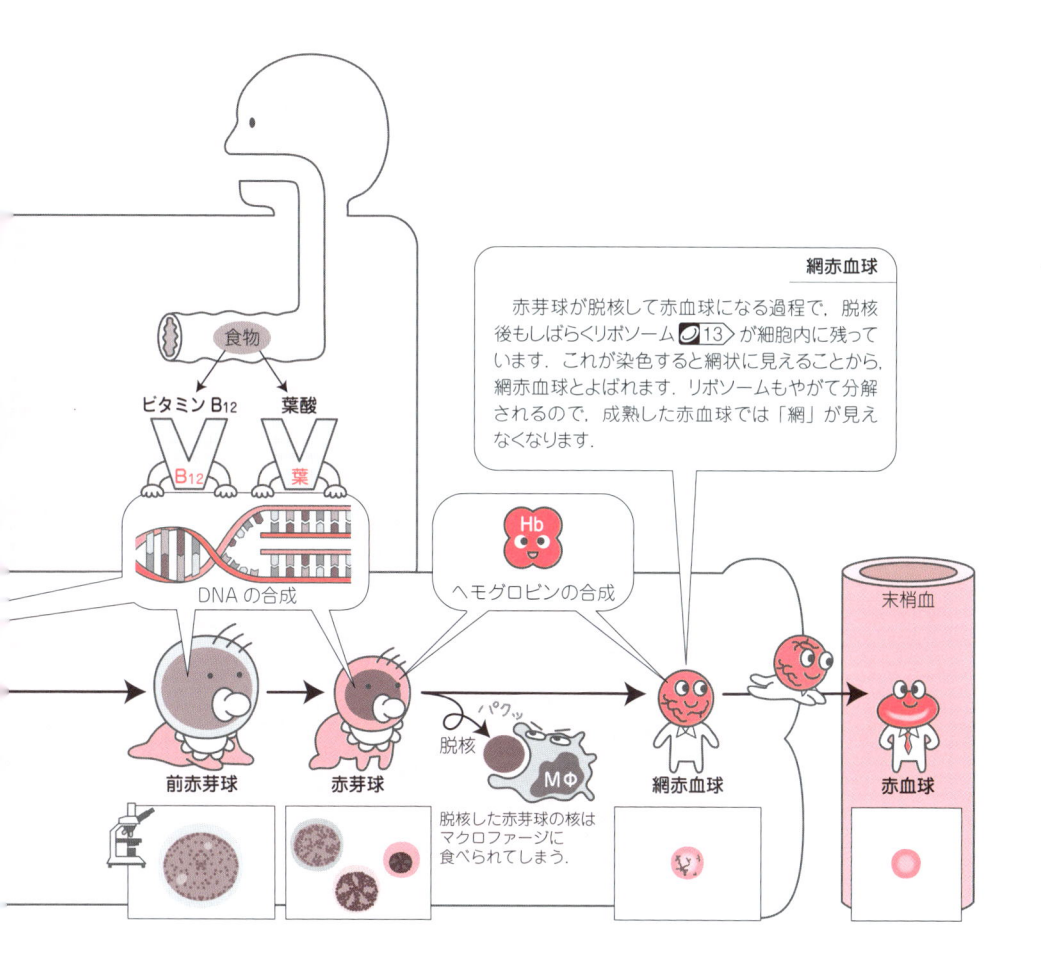

網赤血球

赤芽球が脱核して赤血球になる過程で，脱核後もしばらくリボソーム 🔵13〉が細胞内に残っています．これが染色すると網状に見えることから，網赤血球とよばれます．リボソームもやがて分解されるので，成熟した赤血球では「網」が見えなくなります．

食物

ビタミン B₁₂　葉酸

DNA の合成

ヘモグロビンの合成

脱核　パクッ

脱核した赤芽球の核はマクロファージに食べられてしまう．

末梢血

前赤芽球　赤芽球　MΦ　網赤血球　赤血球

鉄代謝 1
▶ 大事な赤血球のもと

　鉄は，ヘモグロビンの材料として欠かせないものです．ここでは，鉄の吸収から排出までの流れを説明します．

鉄の吸収
　ヒトは，食事から1日あたり1〜2mgの鉄を吸収しています．食物中の鉄が吸収されるのは，主に
①十二指腸から空腸の上部
です．また，食物中の鉄の多くはFe^{3+}ですが，吸収されるときには
・Fe^{2+}に還元
されます（肉類に含まれる鉄はFe^{2+}なのでこのまま）．吸収された鉄は血管内へ移り
・再度Fe^{3+}に酸化され
②トランスフェリン
という運搬用の蛋白質と結合します．これを
・血清鉄
とよびます．

　血管内を血流にのって骨髄に移動した血清鉄は，ヘモグロビンに合成され，赤血球の成分として全身をめぐります．これを
③ヘモグロビン鉄（ヘム鉄）
とよびます．

　こうして赤血球として利用された鉄は，その後どうなるのでしょうか．

鉄の再利用
　赤血球の寿命は約120日で，老化して寿命がつきた赤血球は，主に
④脾臓
でマクロファージによって破壊されます 🔖30〉．マクロファージは赤血球の破壊により得られた鉄を細胞内に貯蔵して，必要に応じて血中に供給します．こうして，赤血球中の鉄は体内で再利用されます．

　赤血球は，老化して破壊されるものと新しく生まれるものとで常に入れ替わっています．新しく赤血球を造り続けるためには，1日約20mgの鉄が必要と考えられています．これは吸収量に比べてかなり多く，ほとんどが再利用される鉄なのです．

鉄の排出と貯蔵
　鉄はごくわずかながら，酵素として全身の細胞に含まれています．このため体表の細胞（消化管粘膜や皮膚，毛髪）が死んで，糞便や垢，抜け毛として脱落することで，体外へ排出されます（排出量は1日1mg程度）．こうして排出されるものと，月経で排出される経血以外に，人体に鉄を排出するしくみはありません．

　余分となった鉄は，主に肝細胞や骨髄，脾臓のマクロファージの中に蓄えられます．鉄はこれらの細胞内にある
⑤フェリチン
という保存容器のような蛋白質の中に貯蔵されます．これらの体内に保存された鉄をまとめて
・貯蔵鉄
とよびます．

鉄の体内分布
　成人の体内には3〜5gの鉄があり
・大半（60〜70%）は赤血球の
・ヘモグロビン鉄（ヘム鉄）として
全身を巡っています．約30％は貯蔵鉄です．
　これ以外は，筋肉などで利用されたり，ごくわずかな量が全身の細胞の中でDNA合成に関わる酵素などとしてはたらいています．

赤血球

08 鉄代謝

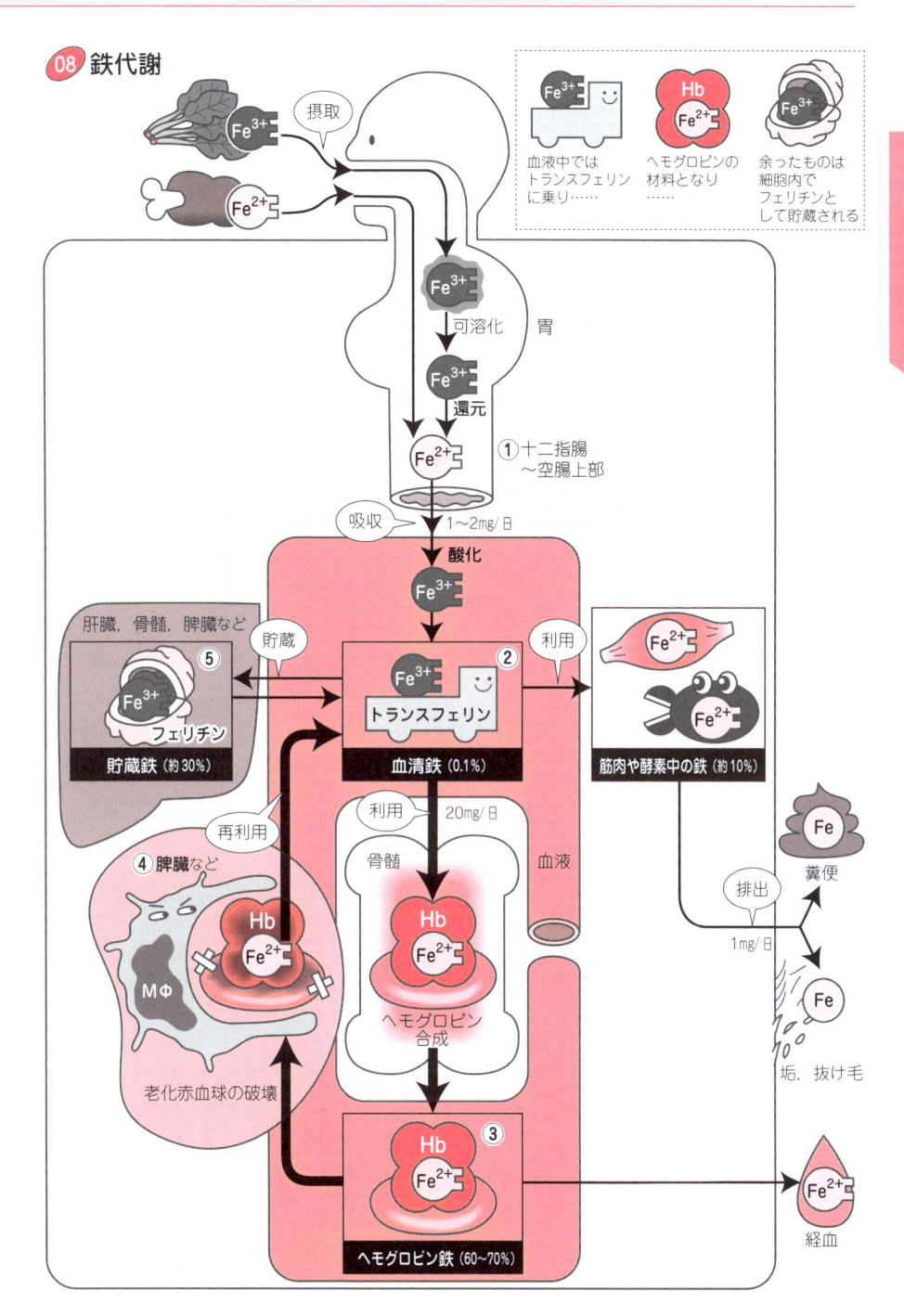

血液中では
トランスフェリン
に乗り……

ヘモグロビンの
材料となり
……

余ったものは
細胞内で
フェリチンと
して貯蔵される

摂取

Fe^{3+}

Fe^{2+}

Fe^{3+}

可溶化　胃

Fe^{3+}

還元

Fe^{2+}　①十二指腸
　　　　〜空腸上部

吸収　　1〜2mg/日

酸化

Fe^{3+}

肝臓，骨髄，脾臓など

貯蔵　⑤

Fe^{3+}

フェリチン

貯蔵鉄（約30%）

利用

Fe^{3+}　②

トランスフェリン

血清鉄（0.1%）

Fe^{2+}

Fe^{2+}

筋肉や酵素中の鉄（約10%）

利用　20mg/日

骨髄　　　　血液

再利用

④脾臓など

Hb
Fe^{2+}

MΦ

Hb
Fe^{2+}

ヘモグロビン
合成

老化赤血球の破壊

Hb
Fe^{2+}　③

ヘモグロビン鉄（60〜70%）

排出

Fe　糞便

1mg/日

Fe

垢，抜け毛

Fe^{2+}

経血

鉄代謝 2
▶ 体内での量と調節

ここでは体内の鉄の量の指標と，鉄代謝の調節のしくみをみていきましょう．

鉄の量の指標

血液中では，鉄はトランスフェリンと結合しており，血液検査をすると，その量は
- **血清鉄**

という項目で表されます．

一方，鉄が結合していないトランスフェリンの量，つまり鉄がさらに結合できる量は
- **不飽和鉄結合能**
  (UIBC：unsaturated iron binding capacity)

で表されます．またトランスフェリンに結合できる鉄の総量は
- **総鉄結合能**
  (TIBC：total iron binding capacity)

で表されます．

これらから
- **総鉄結合能**
  ＝血清鉄＋不飽和鉄結合能

という式が成り立ちます．

鉄の貯蔵とフェリチン

前述の通り，体内で余分な鉄は細胞内のフェリチンの中に貯蔵されています．これを反映する
- **血清フェリチン**

を測定することで
- **体内の鉄の貯蔵量**（貯蔵鉄）

を推測することができます．

体内の鉄はどのように適切な量に調節されているのでしょうか．

ヘプシジン

体内の鉄代謝を調節するホルモンで，肝臓から分泌されます．
主な役割は
- **血中の鉄**（血清鉄）**を増やさない**

ことです．血清鉄は主に脾臓のマクロファージや肝細胞，小腸から供給されます．ヘプシジンは
- **鉄をマクロファージや肝細胞の中にとどめる**

と同時に，
- **小腸からの鉄の吸収を抑制**

します．鉄の排出量は少なく，また余分な鉄は身体に有害なためです．

総鉄結合能や血清フェリチン，ヘプシジンの分泌量は，鉄の貯蔵量や身体の状態を反映して変化します（鉄欠乏性貧血 ⟨112⟩，慢性疾患に伴う貧血 ⟨114⟩ など）．

血清フェリチンと貯蔵鉄の関係

鉄の貯蔵容器である細胞内のフェリチンは，体内の鉄の貯蔵量に応じて合成する量が調節されています．体内の鉄が多くなるとフェリチンもそれに応じて多く造られ，逆に鉄不足になると，フェリチンも減ります．細胞内で合成されたフェリチンのうち，一部は細胞外，つまり血液中に漏れ出てきます．

細胞内のフェリチンを直接測定することは難しいのですが，この漏れたものは血清フェリチンとして測定することができます．

この漏れた血清フェリチンの量から体内でのフェリチン合成量が多いか少ないかがわかるので，体内の鉄の貯蔵量も推測することができます．

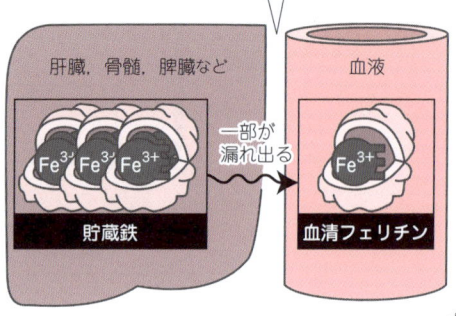

09 鉄の量の指標

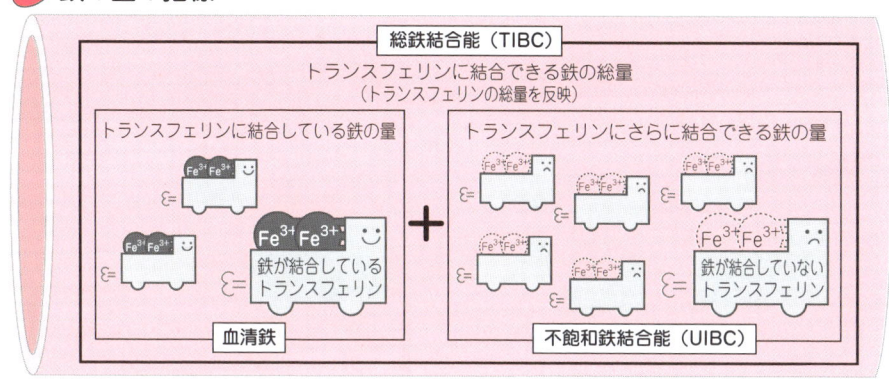

10 ヘプシジン

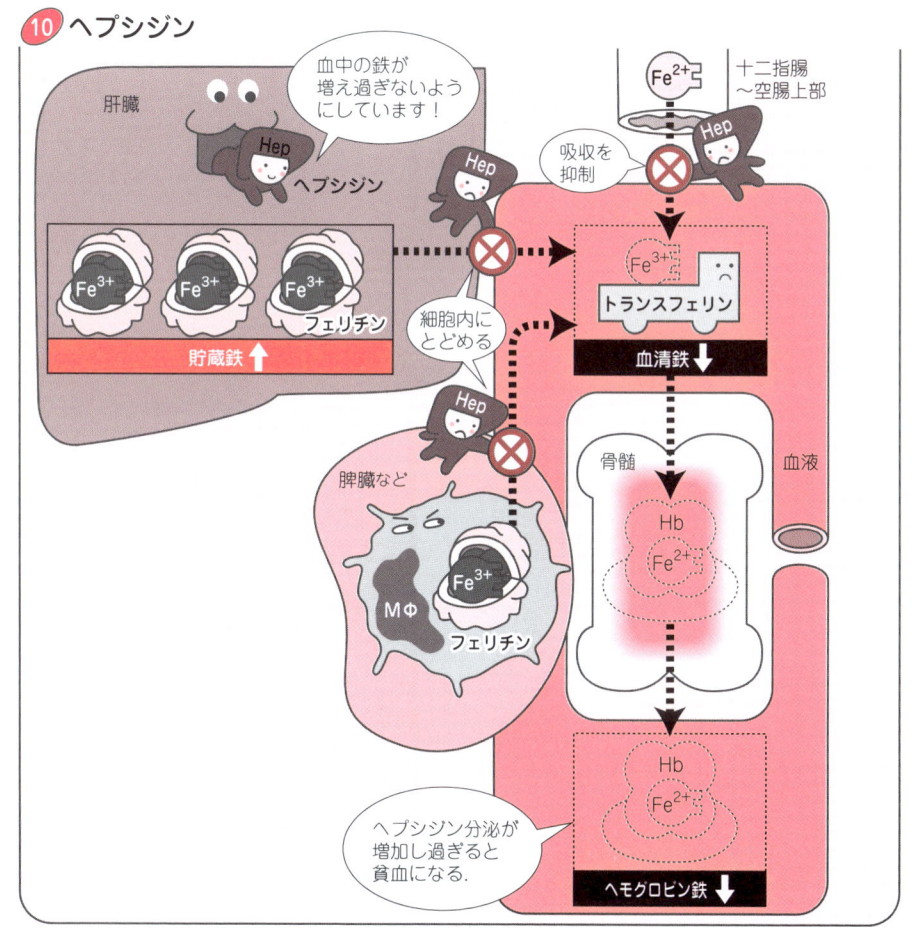

赤血球のはたらき
▶ 酸素と二酸化炭素の運搬のしくみ

ここでは，赤血球の役割と特徴的な構造について見ていきます．

酸素の運搬

赤血球の一番の役割は酸素の運搬です．赤血球の中身の大部分を占めるヘモグロビンは，血液中の

- **酸素分圧**（周囲の酸素の量）📖90〉

に応じて酸素を結合したり放出したりします．これを表したものが，

- **酸素解離曲線**

です．ヘモグロビンは酸素分圧が高ければ酸素と結合しやすく，低ければ酸素を放出しやすいという特徴があります．つまり，

- **肺**（酸素分圧が高い）**で酸素と結合し**
- **全身の組織**（酸素分圧が肺よりも相対的に低い，酸素が必要な場所）**で酸素を放出**

することで酸素を全身に行き渡らせます．

また，赤血球は中央がへこんだ円盤型の形をしています．これは同じ体積の球体と比べて表面積が大きいという特徴があります．表面積が大きい方が物質の出入りする面積が広くなり，ガス交換がしやすくなります．結果として，酸素の取り込みや放出がしやすくなるのです．

11 酸素の運搬

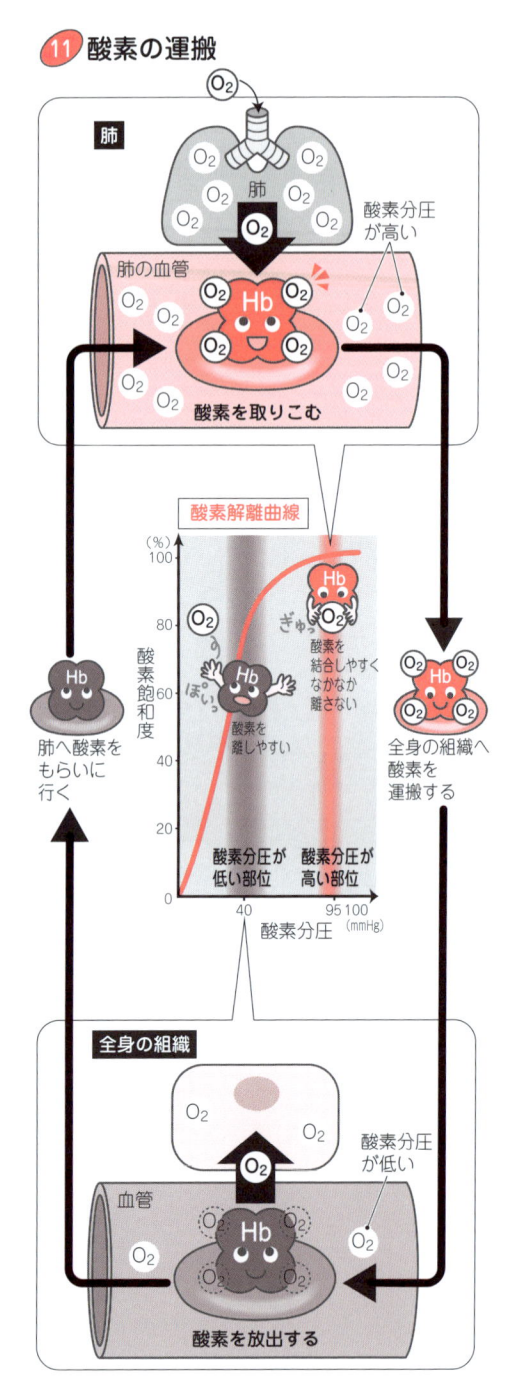

二酸化炭素の運搬

体内で発生した二酸化炭素は，大半が赤血球の中まで浸透（拡散）して，赤血球および血漿中の

- **炭酸脱水酵素**

のはたらきによって

- **重炭酸イオン**（HCO_3^-）

に代謝されて運ばれます．

また，一部はヘモグロビンと二酸化炭素が結合した

- **カルバミノヘモグロビン**

という物質となったり，残りは直接

- **血漿に二酸化炭素が溶解**

したりすることで血液中を運ばれます．

これらの形で血流に乗った二酸化炭素は最終的に肺胞へ到達し，体外へと排出されます．

炭酸脱水酵素

炭酸脱水酵素は
- **二酸化炭素と水** から
- **水素イオンと重炭酸イオン**

を生成する反応を，そしてその逆の
- **水素イオンと重炭酸イオン** から
- **二酸化炭素と水**

を生成する反応を触媒します．

どちらの反応も，間に炭酸（H_2CO_3）という状態を経ています．

反応がどちらに進むかは状況によって決まります．

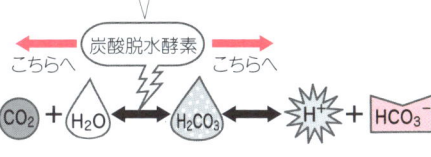

12 二酸化炭素の運搬

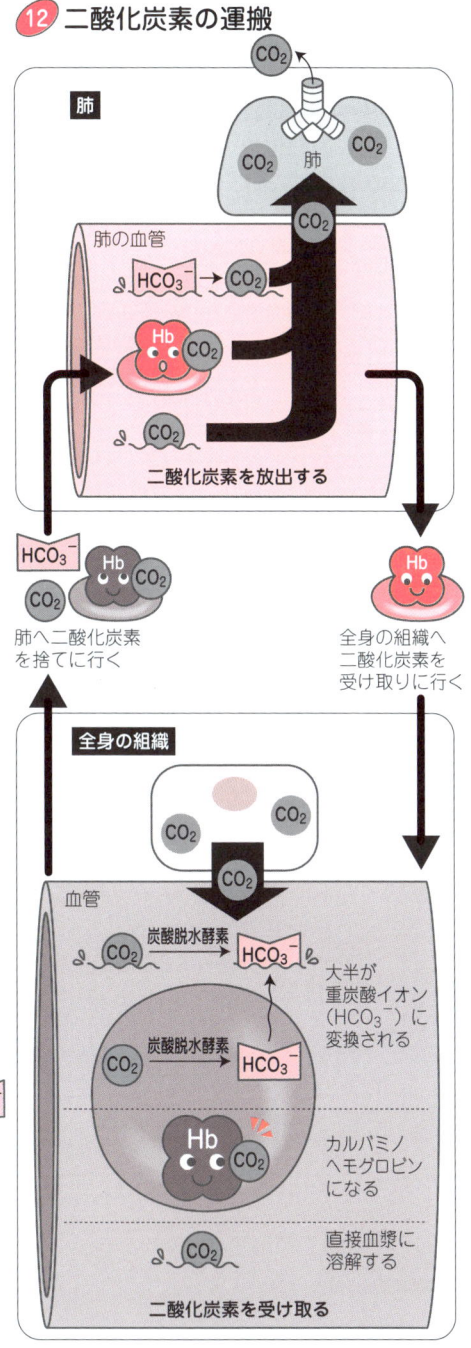

赤血球の破壊
▶ 老化した赤血球はどうなるの？

赤血球の寿命は約120日です．ここでは，老化した赤血球がどのような変化をたどって寿命を迎えるかみてみましょう．

老化した赤血球の特徴

赤血球は寿命が近くなると，
- **細胞構造の柔軟性がなくなる**

ことや（円盤状でなく球状になるものもある），代謝も悪くなるため
- **エネルギー産生が低下し**
- **細胞膜が変化してマクロファージに捕えられやすくなる**

ことが特徴です．マクロファージには不要となった細胞や老廃物を検知して除去（貪食）する役割があります．

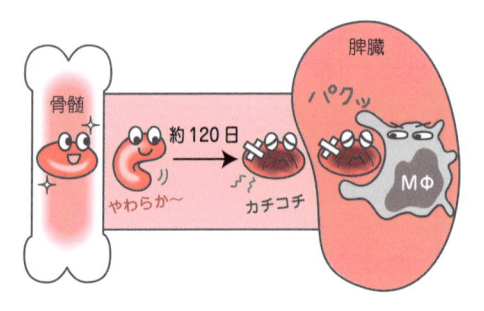

骨髄　約120日　やわらか〜　カチコチ　脾臓　パクッ　Mφ

では，寿命がきた赤血球はどうなるのでしょうか．

脾臓での赤血球の破壊

老化した赤血球の大半は
- **脾臓**

で破壊されます．
脾臓の血管のうち，
- **赤脾髄**

とよばれる場所に，古い赤血球を濾過するフィルターのような役割の構造があり，これは
- **脾洞**

とよばれます．若くて柔軟性がある赤血球はこのフィルターをすり抜けることができますが，寿命を迎えた赤血球は柔軟性を失っており，フィルターにひっかかります．そしてマクロファージに貪食されるのです．

貪食された赤血球は分解され，中身のヘモグロビンは
- **ヘムとグロビン**

に分解されます．さらにヘムからは鉄が取り出され，再利用されます．残りのポルフィリンはビリルビンへと変化し，胆汁から腸を経て便として体外へ排泄されます ▶80．
一方，グロビンはアミノ酸に代謝され，再利用されます．

脾臓以外の場所でも，老化した赤血球を処理するしくみがあります．

脾臓以外での赤血球の破壊

老化した赤血球は，
- **肝臓や骨髄**

でも処理されます．これらには脾臓のようなフィルター構造はありませんが，例えば肝臓ではマクロファージの仲間の
- **クッパー細胞** ▶28

が老化赤血球を検知し貪食します．
また，血管内でも赤血球の破壊が起こっているといわれています．

---

⑬ 赤血球の破壊

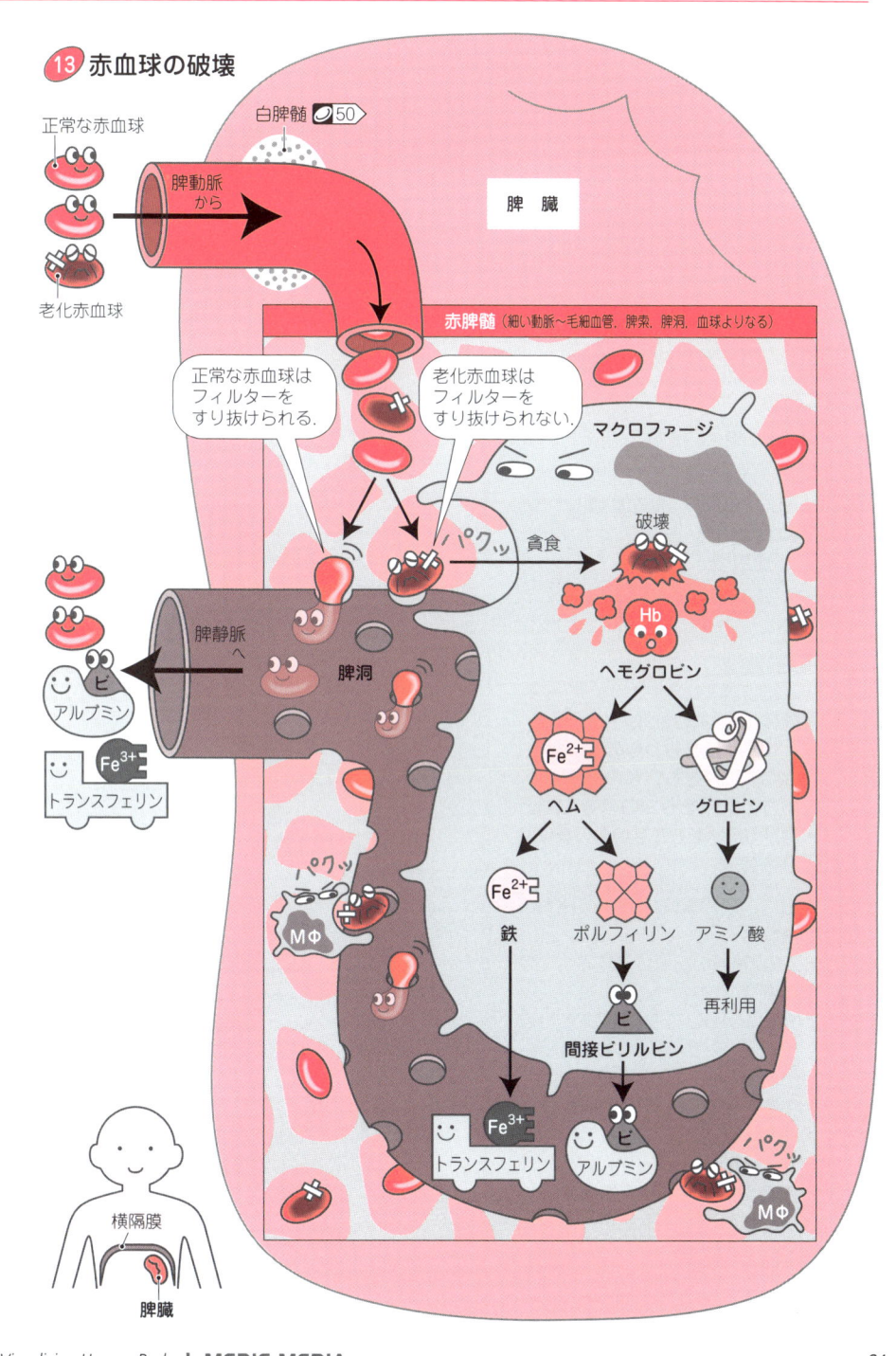

正常な赤血球

老化赤血球

白脾髄 ⚪50

脾臓

脾動脈から

赤脾髄（細い動脈〜毛細血管，脾索，脾洞，血球よりなる）

正常な赤血球はフィルターをすり抜けられる．

老化赤血球はフィルターをすり抜けられない．

マクロファージ

パクッ　貪食　破壊

脾静脈へ

脾洞

Hb

ヘモグロビン

アルブミン　ビ

Fe^{3+}　トランスフェリン

Fe^{2+}　ヘム

グロビン

Fe^{2+}　鉄

ポルフィリン

アミノ酸

再利用

MΦ　パクッ

ビ

間接ビリルビン

Fe^{3+}　トランスフェリン

ビ　アルブミン

パクッ　MΦ

横隔膜

脾臓

血液型
▶ 細胞膜にあるサイン

赤血球の細胞膜には，血液型を決定するサインの役割があります．

血液型
血液型は，赤血球の細胞膜の表面にある，糖鎖が結合した蛋白質 (糖蛋白質) によって決まります．この糖蛋白質は免疫反応を引き起こし得るものであるため，
- **抗原**

とよばれます．

血液型分類の中で特に重要なのは
- **ABO血液型** (いわゆる「血液型」というと，主にこれを指す)
- **Rh血液型**

です．

ABO血液型
ABO血液型は，2種類の抗原 (A抗原, B抗原) の有無による分類です．
- **A抗原のみをもつものをA型**
- **B抗原のみをもつものをB型**
- **両方の抗原をもつものをAB型**
- **両方の抗原をもたないものをO型**

とよびます．

さらに，この表面の抗原の種類だけではなく
- **この2種類の抗原に対する抗体の有無**

から正確なABO血液型が決まります．A抗原に対する抗体は抗A抗体，B抗原に対する抗体は抗B抗体です．
- **A抗原をもつ人は抗B抗体**
- **B抗原をもつ人は抗A抗体**

を必ずもちます (ラントシュタイナーの法則)．血液型検査 📄86〉では必ず抗原と抗体の両方を調べます．

Rh血液型
Rh血液型は，赤血球膜上の
- **D抗原の有無**

により決まります．
- **D抗原をもつものをRh (＋)**
- **D抗原をもたないものをRh (−)**

とよびます．ABO血液型と異なり，D抗原のない人が抗D抗体を必ずもつわけではありません．

いろいろな血液型

実は，血液型を決める抗原蛋白質はたくさんの種類があり，ルイス (Lewis) 型などがあります．また Rh 型にも D 抗原だけでなく C や E 抗原もあります．

ただし，輸血の時に全ての血液型を調べているわけではなく，主に ABO 型と D 抗原の有無だけであることがほとんどです．型が合っていないことで起こる抗原抗体反応 📄178〉は，重症なものから人体に影響がほぼないものまで様々あるからです．その中で，強い溶血を起こしやすくて特に注意が必要なものが ABO と D 抗原というわけです．

また，輸血では赤血球の細胞膜の抗原 (血液型) が合ったものを使いますが，造血幹細胞移植では白血球の細胞膜の抗原 (HLA) をあわせます．

ラントシュタイナーの法則

ABO 血液型では「血清中には，自己の赤血球の保有している抗原に反応しない抗体を持つ」という法則が見出されています．例えば A 型の人なら血清中には (A 抗原に反応しない) 抗 B 抗体を持っている，ということです．

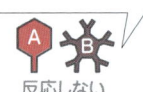

反応しない

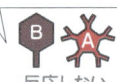

反応しない

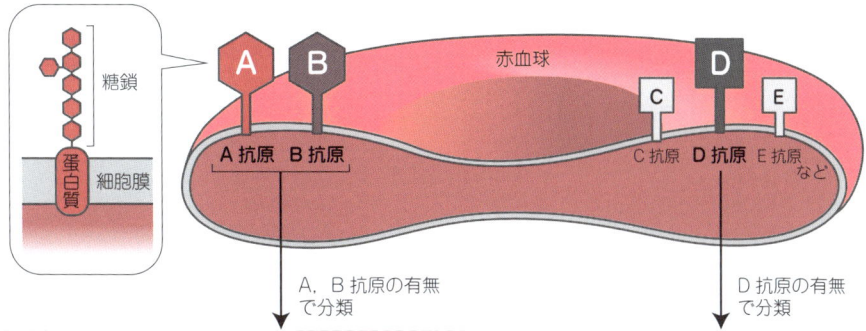

⑭ 血液型

糖鎖
蛋白質
細胞膜

A抗原　B抗原
赤血球
C抗原　D抗原　E抗原 など

A, B抗原の有無
で分類

D抗原の有無
で分類

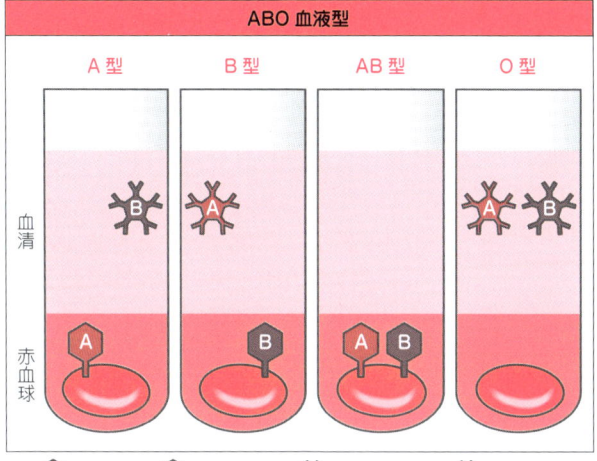

ABO血液型

A型	B型	AB型	O型

血清
赤血球

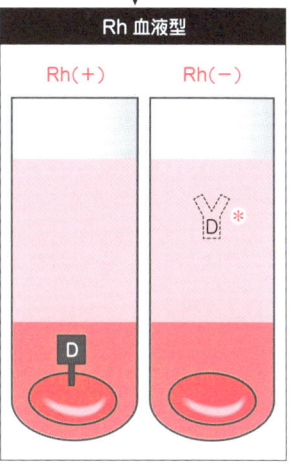

Rh血液型

Rh (＋)	Rh (−)

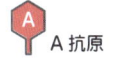 A抗原　 B抗原　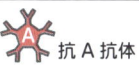 抗A抗体　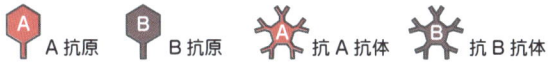 抗B抗体

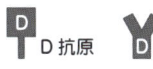 D抗原　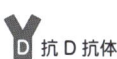 抗D抗体

＊抗D抗体は不規則抗体 ○176＞
に分類されていて，輸血を受けたり，
Rh（＋）の子どもを妊娠した患者
さんはもっていることがある.

Rh血液型の「Rh」は，1940年にアカゲザル
(Rhesus)の血液から発見されたことに由来しています.

日本ではほとんど(99.5%)がRh(＋)ですが，
欧米ではRh(−)が15%であるなど，差が
大きいです.

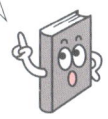

国試を読み解こう！
▶ 赤血球に関する問題

管理栄養士国試 29回46

　赤血球に関する記述である．正しいのはどれか．1つ選べ．
(1) 赤血球中のヘモグロビンは，銅を含む．
(2) 末梢血中の赤血球には，1個の核がある．
(3) 老朽化した赤血球は，脾臓で破壊される．
(4) 赤血球の寿命は，末梢血中で約30日である．
(5) 赤血球の産生は，トロンボポエチンによって刺激される．

× (1) ヘモグロビンは鉄を含みます．

× (2) 分化の途中段階である赤芽球の時点で，核を細胞外に放出します(脱核)．このため，末梢血を流れる成熟赤血球には核がありません．

○ (3) 寿命を迎えた赤血球は，主に脾臓の赤脾髄という場所で，マクロファージにより処理されます．

× (4) 赤血球の寿命は，末梢血に出てから約120日です．

× (5) 赤血球の産生は，造血因子であるエリスロポエチンにより促進されます．トロンボポエチンは血小板産生を促す造血因子です．

以上より正解は 3 です．

看護師国試 97P1

　エリスロポエチンの産生が高まるのはどれか．
1．血圧の低下
2．血糖値の低下
3．腎機能の低下
4．動脈血酸素分圧の低下

　エリスロポエチンとは，赤血球の産生を促進する造血因子です．

× 1．血圧は，エリスロポエチンの産生に影響しません．

× 2．血糖値は，エリスロポエチンの産生に影響しません．

× 3．腎機能が低下すると，エリスロポエチンの産生は低下します．

○ 4．エリスロポエチンを産生するのは，腎臓の細胞です．動脈血酸素分圧(血液中の酸素の量を表す)の低下により，エリスロポエチンの産生が高まります．

以上より正解は 4 です．

赤血球

貯蔵鉄とは，体内で利用されずにしまわれている鉄を指します．何らかの形で利用されている鉄は，貯蔵鉄ではありません.

× 1. トランスフェリンは，循環血中で鉄を運ぶ役割を担います.

× 2. ハプトグロビンは，血中で遊離ヘモグロビンと結合します.

○ 3. フェリチンは，鉄を貯蔵する容器のような役割を担う蛋白質です．フェリチンの量は，貯蔵鉄の量を反映します.

× 4. ヘモグロビンは全身に酸素を運搬する役割を担っています．体内の鉄のうち，約2/3がヘモグロビンの中に存在しています．これは利用されている鉄であり，貯蔵鉄ではありません.

× 5. ミオグロビンは筋肉の成分で，鉄を含みます．ミオグロビンの中の鉄は，筋肉の活動に利用されているので，貯蔵鉄ではありません.

以上より正解は 3 です.

血液中の二酸化炭素の大半は，赤血球や血漿の中にある炭酸脱水素酵素のはたらきで，重炭酸イオンに代謝されます．重炭酸イオンは水に溶けやすいため，血漿に溶解して肺まで運ばれます．肺に到達した重炭酸イオンは，二酸化炭素の形に戻されて，呼気中に排出されます.

二酸化炭素の一部は，そのまま血漿に溶解したり，あるいはヘモグロビンと結合して（カルバミノヘモグロビンの形で）運ばれたりします．これらの形で運搬される二酸化炭素は，割合として多くはありません.

以上より正解は 3 です.

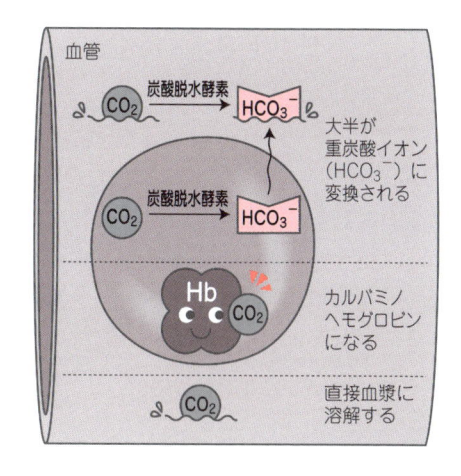

3．白血球

白血球はからだを守るしくみである免疫の中心的な役割を果たします．さまざまな外敵に立ち向かうべく，白血球にはいくつもの種類があります．大きくは細胞内に顆粒をもつ顆粒球と，ほかの白血球よりひと回り大きい単球，丸い核をもつリンパ球に分けられます．まずはそれぞれの白血球の特徴をみてみましょう．

造血幹細胞から白血球ができるまでの道のりは，ごく初期に顆粒球系とリンパ球系の2つに分かれます．

顆粒球や単球は，外観だけでなく機能の面でも個性的です．リンパ球も数種類に分かれますが，顆粒球と比べると形の特徴は乏しいため，リンパ球同士を見分けるのは難しいです．しかしながらリンパ球も明確に役割分担をしています．そして白血球たちは相互に協力しながら免疫反応を進めます．

リンパ球はほかの血球とは居場所が異なります．章の後半ではリンパ球の主な居場所であるリンパ組織に注目します．一部のリンパ球は未熟な段階で骨髄から出て，一次リンパ組織である胸腺で成熟します．また，成熟後も末梢血中に流出せずに全身の二次リンパ組織で待機するリンパ球も多いです．章末では，全身のリンパ組織をつなぐリンパ系も俯瞰してみましょう．

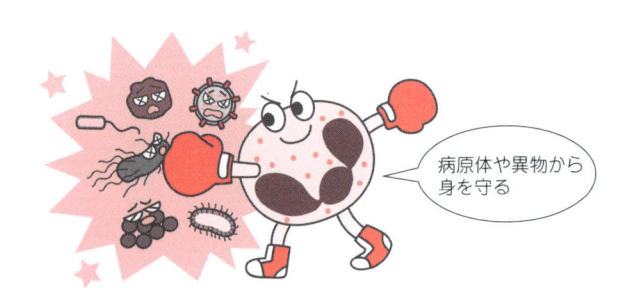

病原体や異物から
身を守る

白血球とは
▶ 異物から身体を守る

体内に侵入してきた病原体や異物を排除しようとするはたらきを免疫といい，この中心的役割を担うのが白血球です．

赤血球は血管内でのガス交換が主な役割でしたが，白血球は異物が侵入してくると血管の外に出て，全身の組織でその役割を発揮します．

ここでは，主な白血球の種類をみてみましょう．

白血球の種類
主な白血球の種類としては
- 好中球
- 好酸球
- 好塩基球
- 単球
- リンパ球

が挙げられます．

このうち好中球，好酸球，好塩基球は顕微鏡で観察すると，どれも顆粒が目立ちます（顆粒の中には殺菌作用のある蛋白質や酵素などが含まれる）．そのため，これらをまとめて

- 顆粒球

ともよびます．

白血球

15 白血球とは

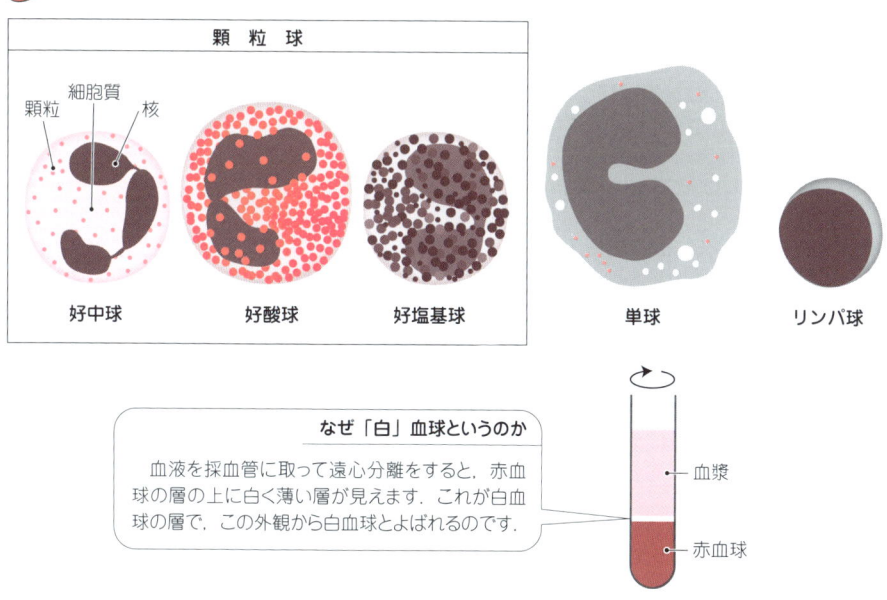

顆　粒　球

顆粒　細胞質　核

好中球　　好酸球　　好塩基球　　　単球　　　リンパ球

なぜ「白」血球というのか

血液を採血管に取って遠心分離をすると，赤血球の層の上に白く薄い層が見えます．これが白血球の層で，この外観から白血球とよばれるのです．

血漿

赤血球

白血球の種類と外観
▶ 似ているようで結構違う白血球たち

白血球は，外観の特徴から大きく次の5種類に分けられます．まずは顆粒球である好中球,好酸球,好塩基球から見てみましょう．これらの名称は，染色したときの顆粒の色調からつけられました．

好中球

白血球の半数以上がこの好中球です．赤血球よりやや大きい(12〜15μm)細胞です．名称は，染色すると
- **ピンク色に染まる小型の顆粒**(好中性顆粒)

が細胞質にあることに由来します．

好中球は棒状の曲がった核をもつ
- **桿状核好中球**

と，いくつかの葉のような形に分節した形の核をもつ
- **分葉核好中球**

の2種類に分けられます．末梢血中の好中球の多くは分葉核好中球です．但し，これらを区別せず好中球分葉核球と総称することもあります．

好酸球

白血球の2%程度を占めます．好中球より少し大きい(13〜18μm)細胞です．2つに分葉した核があります．名称は，染色すると
- **赤く染まる大型の顆粒**(好酸性顆粒)

が細胞質に数多く見られることに由来します．

好塩基球

白血球の中では最も少なく(2%未満)，好中球と同じくらいの大きさ(12〜16μm)の細胞です．名称は，染色すると
- **暗紫色に染まる大型の顆粒**(好塩基性顆粒)

が細胞質にあることに由来します．

続いてリンパ球です．リンパ球は，他の白血球と比べるとやや小さいです．

リンパ球

白血球の30%程度を占め，ほとんどは赤血球と同じか若干大きい(7〜16μm)細胞です．
核は類円形で，細胞質に対して大きめなのが特徴です．顆粒はほとんどありません．

リンパ球はさらに，役割から
- **B細胞，T細胞，NK細胞**

に分けられますが，外観からこれらを見分けることは難しいです．

最後は単球です．他の白血球よりも一回り大きいものが多いです．

単球

白血球の10%前後を占め，好中球より大きい細胞(13〜21μm)です．
- **核の形は不規則**

で，切れ込みがあるものや，馬蹄形や腎臓形のものもあります．細胞質に微細な顆粒や空胞が認められるものもあります．

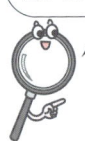

末梢血の血液細胞の観察には，主に**メイ・ギムザ染色** 77 とよばれる方法が用いられています．

⑯ 白血球の種類と外観

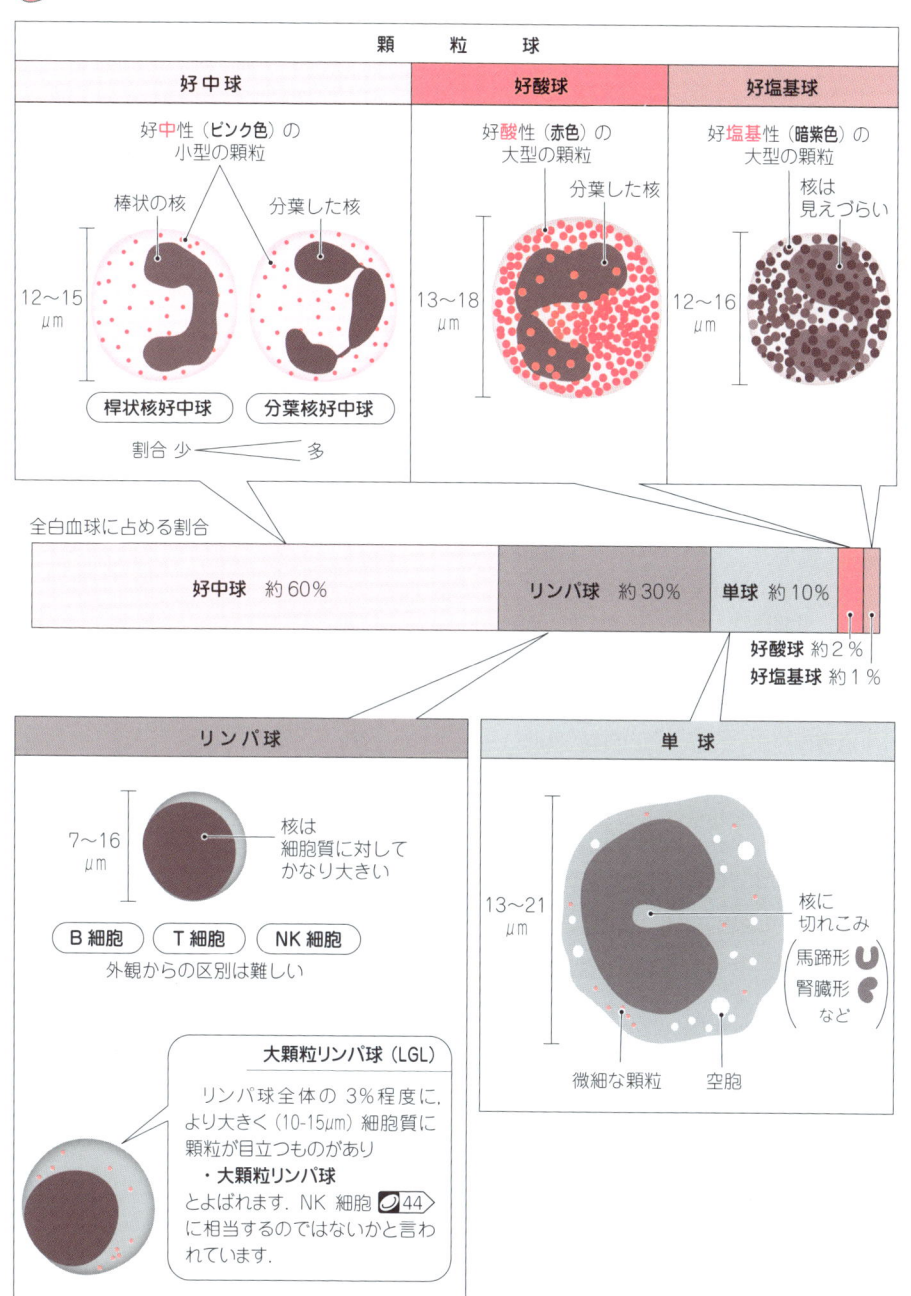

白血球

顆　粒　球

好中球	好酸球	好塩基球

好中性（ピンク色）の小型の顆粒

棒状の核　　分葉した核

12〜15μm

桿状核好中球　分葉核好中球

割合　少　　　　多

好酸性（赤色）の大型の顆粒

分葉した核

13〜18μm

好塩基性（暗紫色）の大型の顆粒

核は見えづらい

12〜16μm

全白血球に占める割合

| 好中球　約60% | リンパ球　約30% | 単球　約10% | | |

好酸球 約2%
好塩基球 約1%

リンパ球

7〜16μm

核は細胞質に対してかなり大きい

B細胞　T細胞　NK細胞

外観からの区別は難しい

大顆粒リンパ球（LGL）

リンパ球全体の3%程度に，より大きく（10-15μm）細胞質に顆粒が目立つものがあり

・**大顆粒リンパ球**

とよばれます．NK細胞 44 に相当するのではないかと言われています．

単球

13〜21μm

核に切れこみ

馬蹄形
腎臓形
など

微細な顆粒　　空胞

白血球の分化
▶ 大きく分けると2系統

ここでは，白血球がどのようにつくられるかを見ていきましょう．顆粒球や単球とリンパ球とは，前駆細胞の段階で別の系統に分かれます．

骨髄系とリンパ系
まず骨髄で，造血幹細胞は
- **骨髄**系共通前駆細胞
- **リンパ**系共通前駆細胞

のいずれかに分化します．

顆粒球系・単球系の分化
骨髄系共通前駆細胞は，
- **顆粒球・単球系前駆細胞**

と，巨核球・赤芽球系前駆細胞に分化します．
顆粒球・単球系前駆細胞は
- **骨髄芽球**
- **単芽球**

のいずれかに分化します．造血幹細胞は数が少なく，骨髄検査 ⊘78〉ではわかりませんが，この段階になると検出できるようになります．

代表的な顆粒球である好中球の分化を詳しく見てみると，骨髄芽球は，細胞分裂を繰り返しながらさらに分化して前骨髄球，骨髄球，後骨髄球へと形態が変わっていきます．
そして，骨髄を出て末梢血中を流れるようになり，
- **桿状核好中球**
- **分葉核好中球**

へと成熟します．

単芽球は，前単球という段階を経て
- **単球**

へと分化し，末梢血中へ出ます．
さらに組織へ移行して
- **マクロファージ**

へと成熟します．

リンパ球はリンパ系共通前駆細胞から造られます．骨髄で生まれますが，骨髄以外の場所でも成熟するのが特徴です．

リンパ球系の分化
リンパ系共通前駆細胞から，分化成熟していく場所によって2系統に分かれます．骨髄で生まれたあと，そのまま骨髄 (Bone marrow) で成熟するものを
- **B細胞**

といい，胸腺 (Thymus) で成熟するものを
- **T細胞**

といいます．

B細胞は骨髄で成熟したあと，末梢血を経てリンパ節などの二次リンパ組織 ⊘49〉へ移り，さらに成熟します．その後，T細胞からの刺激を受けたB細胞は，抗体産生細胞である
- **形質細胞**

となります．

T細胞は胸腺での選択 ⊘48〉を受け，ヘルパーT細胞や細胞傷害性T細胞などに分化します．
その後，血流に乗ってリンパ節などの二次リンパ組織に移動します．一部は皮膚や腸管に分布します．

NK細胞 (ナチュラルキラー細胞) は，T細胞と共通の前駆細胞から分化します．不明点が多いですが，主に骨髄で分化すると考えられています．成熟後は骨髄にとどまったり，一部は肝臓や脾臓へ移ったりします．

17 白血球の分化

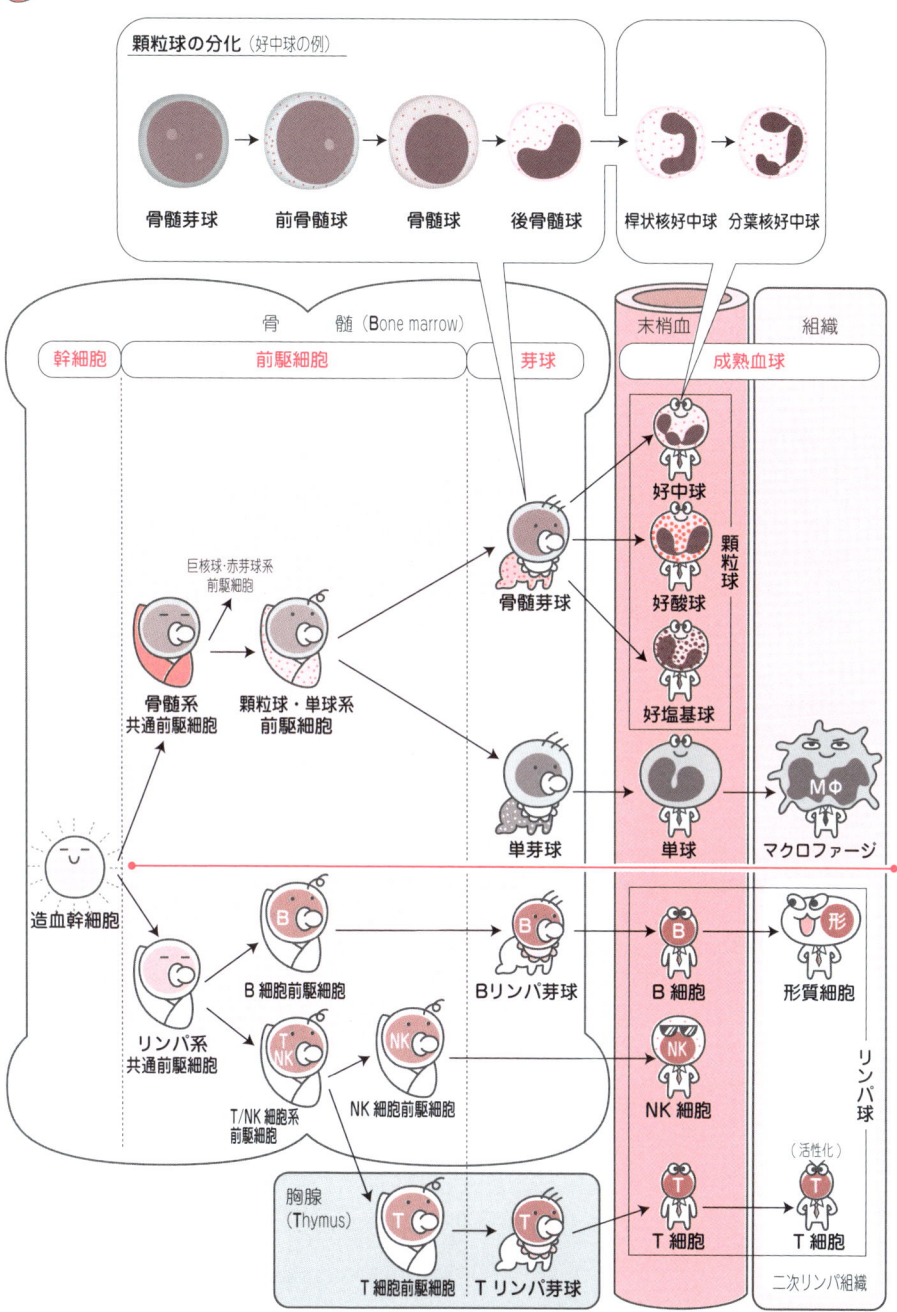

顆粒球の分化（好中球の例）

骨髄芽球 → 前骨髄球 → 骨髄球 → 後骨髄球 → 桿状核好中球 分葉核好中球

白血球

骨　　髄（Bone marrow）　　末梢血　　組織

幹細胞　　前駆細胞　　芽球　　成熟血球

巨核球·赤芽球系
前駆細胞

骨髄系
共通前駆細胞

顆粒球·単球系
前駆細胞

骨髄芽球

好中球

好酸球

顆粒球

好塩基球

単芽球　　単球　　マクロファージ

MΦ

造血幹細胞

リンパ系
共通前駆細胞

B 細胞前駆細胞

Bリンパ芽球

B 細胞

形質細胞

形

T/NK 細胞系
前駆細胞

NK 細胞前駆細胞

NK 細胞

リンパ球

胸腺
(Thymus)

T 細胞前駆細胞　　T リンパ芽球

T 細胞　　T 細胞

（活性化）

二次リンパ組織

白血球のはたらき～顆粒球・単球～
▶ 身体を守る重要メンバー

ここでは，それぞれの白血球のはたらき方の違いを見ていきましょう．

好中球
細菌などの異物が体内に侵入すると，好中球はそれを感知して血流に乗って，侵入場所の付近まで移動し，血管壁をすり抜けて組織の中へ移動します．このはたらきを

- **遊走**

といいます．そして，異物を細胞内に取り込みます．これを

- **貪食**

といい，細胞が細胞外の物質を取り込む飲食作用 ◯12〉の一種です．
好中球の顆粒は，消化作用を担う細胞小器官であるリソソームの一種です．顆粒の中には殺菌作用をもつ物質があり，取り込んだ異物を分解します．

好酸球
好中球と同様に，遊走して体内を自由に動くことができます．主に

- **アレルギー反応**

に関わっており，気管支喘息 ◯166〉などの病気において重要です．ほかに，

- **寄生虫感染の防御**

にも関わっています．

好塩基球
好酸球と同じく，好塩基球も

- **アレルギー反応**

に深く関わっています．ただし好酸球とはしくみが異なります．

単球/マクロファージ
好中球と同様，遊走して

- **貪食・殺菌**

しますが，好中球よりも強い作用をもちます．血液中では単球ですが，遊走して組織の中へ移動すると，単球よりも数倍大きな細胞である

- **マクロファージ（大食細胞）**

へと分化します．その名の通り，細菌をはじめとする異物を何でも貪食します．また貪食した異物の情報をリンパ球に教える

- **抗原提示**

の役割もあります．ほかに，炎症反応においてサイトカイン ◯114〉を分泌するなど，重要な役割を担っています．

顆粒球はどこにいる？

実は，顆粒球のほとんどは（成熟したものでも）大半が骨髄にいます．残りのうちの半分は，血管壁や脾臓・肝臓などの組織にいて，その残りが血流に乗って全身を回っています．
骨髄にいるのが警察署にいる刑事や機動隊員，血管壁や組織にいるのが交番にいる警官，血流に乗って全身を回っているのが街中をパトロール中の警官，のようなものでしょうか．
顆粒球は血流に乗って全身の組織へと移動し，異物の侵入に備えて待機しています．寿命は短く4日ほどで死滅してしまいます．

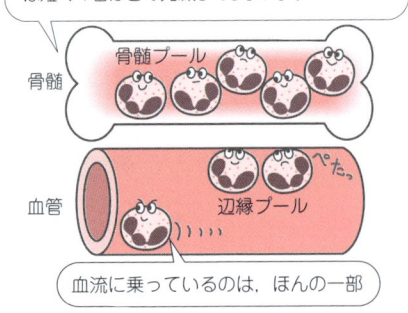

骨髄　骨髄プール

血管　辺縁プール　ぺたっ

血流に乗っているのは，ほんの一部

18 白血球のはたらき～顆粒球・単球～

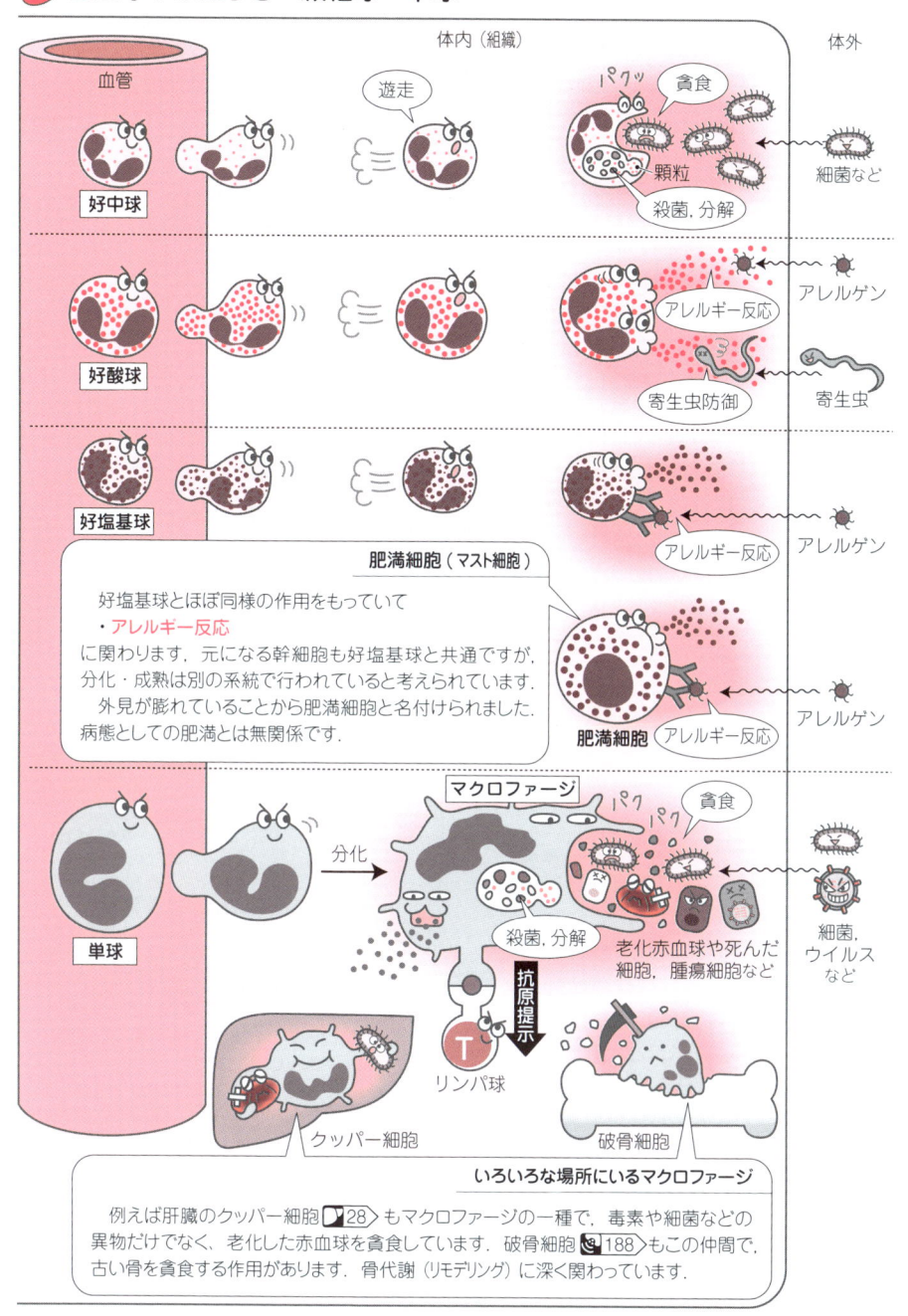

肥満細胞（マスト細胞）

好塩基球とほぼ同様の作用をもっていて
・**アレルギー反応**
に関わります．元になる幹細胞も好塩基球と共通ですが，分化・成熟は別の系統で行われていると考えられています．
外見が膨れていることから肥満細胞と名付けられました．病態としての肥満とは無関係です．

いろいろな場所にいるマクロファージ

例えば肝臓のクッパー細胞 28 もマクロファージの一種で，毒素や細菌などの異物だけでなく、老化した赤血球を貪食しています．破骨細胞 188 もこの仲間で，古い骨を貪食する作用があります．骨代謝（リモデリング）に深く関わっています．

白血球のはたらき〜リンパ球〜
▶ 役割分担して免疫系を担う

ここでは，リンパ球のはたらきについてみていきましょう．

リンパ球の種類
リンパ球には
- B細胞
- T細胞
- NK細胞

の3種類があり，それぞれ異なる役割を担っています．

B細胞
主な役割は抗体の産生ですが，抗原の取り込みや抗原提示なども行います．

脾臓やリンパ節などの二次リンパ組織 49 に主に存在します．

T細胞
T細胞は，役割の違いからさらに分類されます．それぞれの主な役割を説明します．

- **ヘルパーT細胞**

は，二次リンパ組織で抗原提示細胞から情報を受け取り，B細胞に抗体産生の刺激を与えます．

- **細胞傷害性T細胞**（キラーT細胞）

には，がん細胞やウイルス感染細胞を直接殺す役割があります．

- **制御性T細胞**（レギュラトリーT細胞）

は，免疫全体が過剰にはたらかないよう調節しています．

NK細胞
NK細胞は，がん細胞やウイルス感染細胞などストレスを受けた細胞がいると活性化され，B細胞やT細胞とは違ったしくみで，これらを素早く排除します．

相手によらず生じる初期の免疫反応（自然免疫）を担うことからナチュラルキラー（natural killer:NK）とよばれますが，その詳しいしくみはまだわかっていません．

脾臓や骨髄，肝臓などに主に存在します．

形質細胞
ヘルパーT細胞からの刺激を受けたB細胞が，活性化してできた細胞です．これは
- **抗体を産生**

することに特化しています．

リンパ球から形態も変化し，核が一方に片寄ったいびつな卵型で，細胞質はリンパ球より大きくなります．リンパ組織の中にいるので，正常では末梢血検査で検出されることはありません．

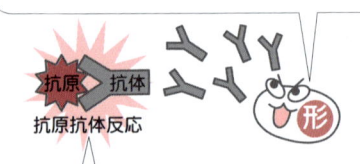

抗原 抗体
抗原抗体反応

抗原と抗体
抗原とは
- **生体に免疫反応を起こさせる物質**

を指します．病原微生物の成分のほか人体に無害な物質（花粉の成分など）や自己の成分も，免疫反応の対象となる場合は抗原といえます．

抗体とは
- **抗原の排除や無毒化を目的に造られる物質**

です．抗体はグロブリンという蛋白質であるため免疫グロブリン（Ig：immunoglobulin）と呼ぶこともあり，大きく IgA，IgD，IgE，IgG，IgM の5種類に分けられます．

抗体が標的とする抗原に結合することを
- **抗原抗体反応**

といいます．これにより抗原が無毒化されたり，白血球や補体 123 のはたらきにより排除されやすくなったりします．

⑲ 白血球のはたらき〜リンパ球〜

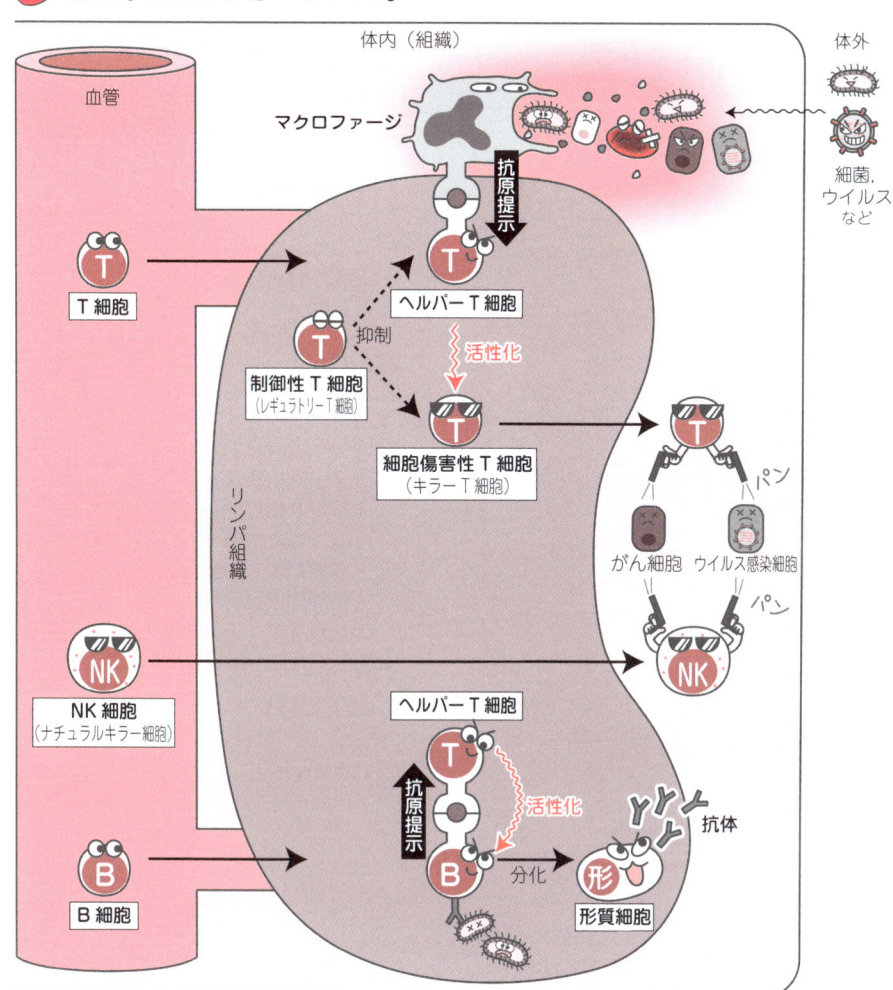

さまよえるリンパ球

　分化して成熟したリンパ球は，リンパ節などで異物の侵入（つまり抗原との接触）を待っています．

　抗原と接触すれば免疫反応が起こりますが，接触がなければリンパ球はリンパ管を通して全身の血液循環へと戻り，抗原を探しながら血液循環とリンパ組織の間をめぐり続けていて，これを
・**リンパ球の再循環**
とよびます．

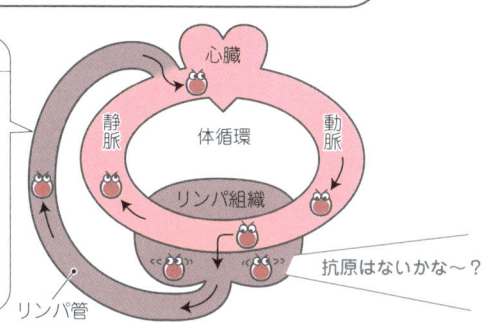

リンパ組織
▶ 生まれる場所とはたらく場所

体内には約一兆個のリンパ球があるとされています．顆粒球と同様，血管の中を流れるものは少なく（1%程度），大半はリンパ組織に存在します．

ここでは，このリンパ組織について説明します．存在するリンパ球の状態によって大きく2つに分けられます．

一次リンパ組織
リンパ球が分化し成熟するまでの組織を
- 一次リンパ組織

といいます．具体的には
- 骨髄 🔵10〉
- 胸腺 🔵48〉

などです．

骨髄で生まれたリンパ球は，骨髄である程度成熟したあと，
- **そのまま骨髄で成熟するもの**
  （B細胞，NK細胞）
- **胸腺で成熟するもの**（T細胞）

に分かれます．

こうして一次リンパ組織で成熟したリンパ球は，血管を通って二次リンパ組織へと移動します．

二次リンパ組織
成熟したリンパ球が，実際に免疫細胞としてはたらいている組織のことを
- 二次リンパ組織

といいます．主なものとしては
- リンパ節 🔵49〉
- 脾臓 🔵50〉
- 粘膜関連リンパ組織 🔵51〉

などがあります．

これらの組織の中で，リンパ球は体外から侵入してきた異物，つまり抗原と接触し，排除しようと反応します．

リンパ組織のある場所によって反応する主な抗原が異なり，
- **リンパ節では**リンパ管**を経て侵入した抗原**
- **脾臓では**血管**を経て侵入した抗原**
- **粘膜関連リンパ組織では**
  粘膜などから直接侵入**した抗原**

に対して反応します．

抗原と接触しないリンパ球は血液中とリンパ組織との間を循環します．

⑳ リンパ組織

一次リンパ組織	二次リンパ組織

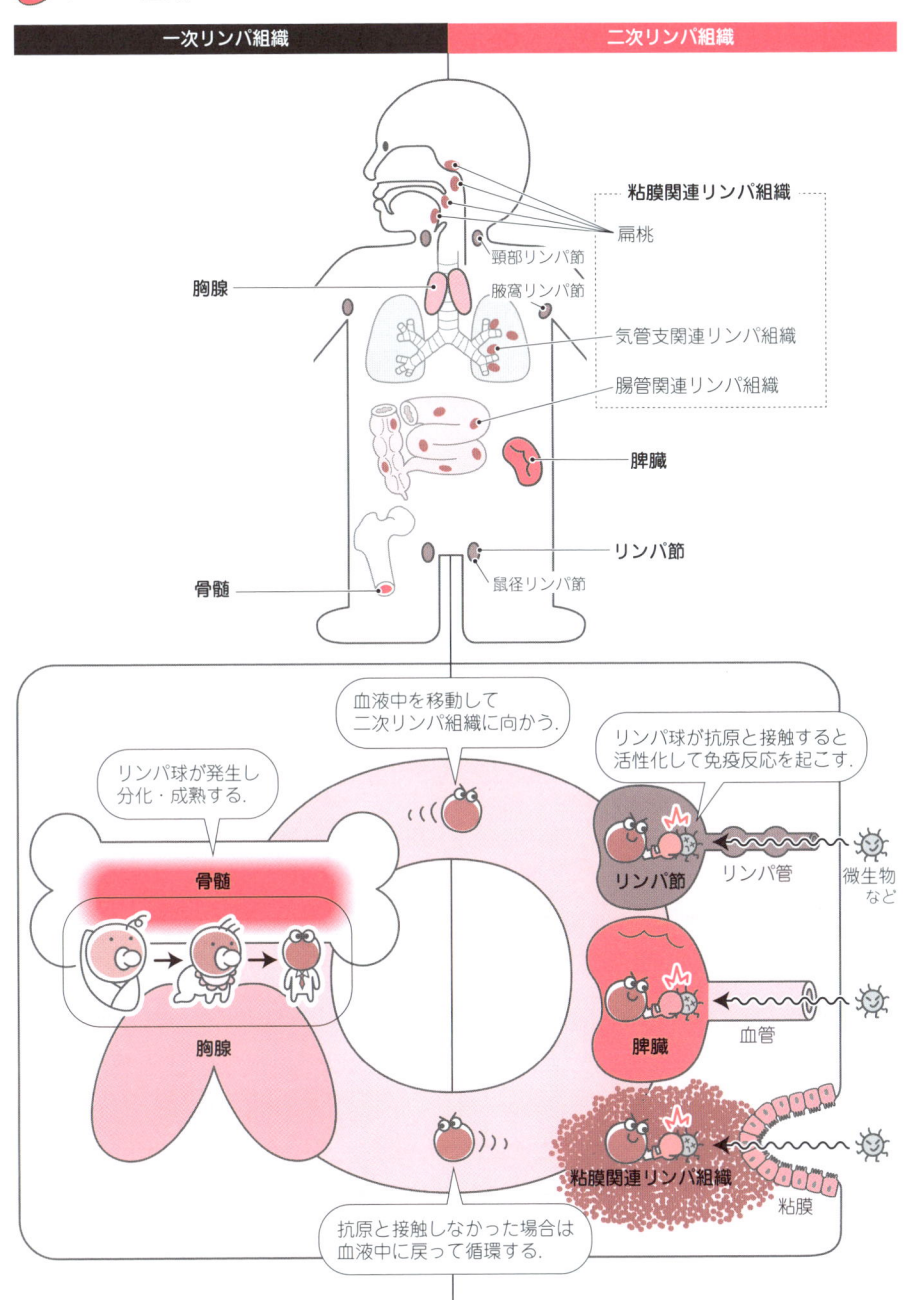

粘膜関連リンパ組織

扁桃

頸部リンパ節

胸腺

腋窩リンパ節

気管支関連リンパ組織

腸管関連リンパ組織

脾臓

リンパ節

骨髄

鼠径リンパ節

血液中を移動して
二次リンパ組織に向かう.

リンパ球が抗原と接触すると
活性化して免疫反応を起こす.

リンパ球が発生し
分化・成熟する.

骨髄

リンパ節

リンパ管

微生物
など

脾臓

血管

胸腺

粘膜関連リンパ組織

粘膜

抗原と接触しなかった場合は
血液中に戻って循環する.

白血球

一次リンパ組織〜胸腺〜
▶ T細胞の分化・成熟の場

一次リンパ組織である胸腺について詳しく見てみましょう.

胸腺

胸骨の裏側にあるリンパ組織です.造血幹細胞から分化したばかりの未熟なT細胞は胎生期に胸腺へ移動し,分化・成熟することで,免疫細胞としてはたらけるようになります.

免疫細胞としては,まだはたらくことができない未熟なT細胞は,主に皮質の外側に近い場所（被膜下領域）で増殖します.増殖したT細胞は皮質の深部へ移動して

• 選択

を受けます.さらに髄質とその周辺に移動しながら分化し,成熟したT細胞となります.

胸腺は出生後から思春期までは増大し,この期間に成熟T細胞が十分につくられます.その後,加齢とともに徐々に退縮します.

未熟なT細胞はどのようにして成熟していくのでしょうか.

T細胞の選択と成熟

まず選択されるのは

• 自己を認識できるT細胞

です.これによって自己（自分の身体）と非自己（例えば微生物などの外敵）を識別できる細胞だけが残ります.

続いて選択されるのは

• 自己をあまり強く認識しないT細胞

です.自己に対して強く反応してしまうT細胞は,自己の組織を攻撃してしまう可能性があるためです.

選択されなかったT細胞は

• アポトーシス（プログラムされた細胞死）

によって除去されます.

このようにして残ったT細胞は,全体の2〜3%程度です.これらはさらに分化,成熟して全身をめぐります.

21　一次リンパ組織〜胸腺〜

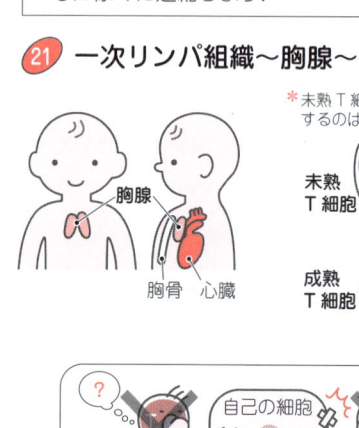

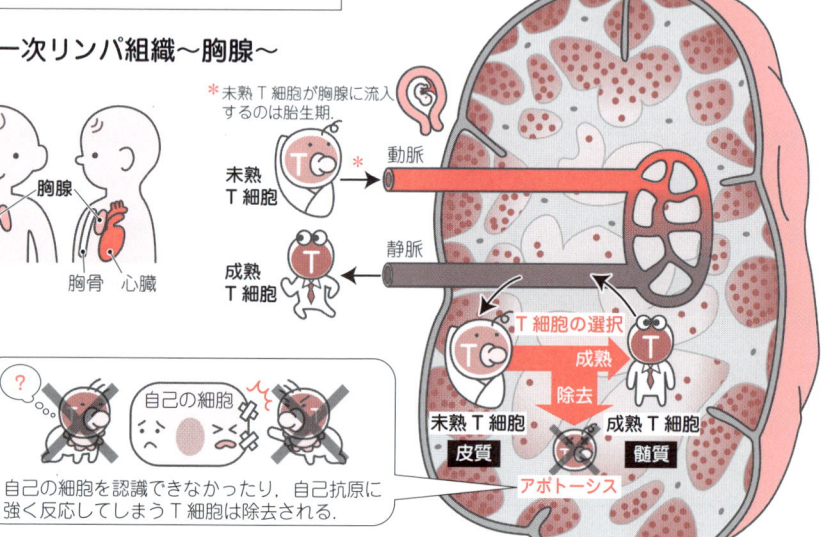

＊未熟T細胞が胸腺に流入するのは胎生期.

未熟T細胞　動脈

成熟T細胞　静脈

T細胞の選択
成熟
除去

未熟T細胞　成熟T細胞

皮質　髄質

アポトーシス

自己の細胞

自己の細胞を認識できなかったり,自己抗原に強く反応してしまうT細胞は除去される.

胸腺

胸骨　心臓

※T細胞と同様,実はB細胞も骨髄で選択が起こり,自己に強く反応しないものが生き残る.

二次リンパ組織～リンパ節～
▶ 全身にあるリンパ組織

　リンパ球が実際にはたらく場所である二次リンパ組織について，詳しく見ていきましょう．まずはリンパ節からです．

リンパ節
　リンパ節は三層構造になっていて，外側から順に
- **皮質**
- **傍皮質**
- **髄質**

に分かれます.

　周囲の組織とリンパ節は
- **輸入リンパ管**（リンパ液が流入）
- **輸出リンパ管**（リンパ液が流出）
- **血管**（動脈および静脈）

でつながっています.
　リンパ球はこれらの脈管を通って全身をめぐります.

　リンパ節の詳しい構造はどのようになっているのでしょうか.

皮質
　リンパ節で待機しているリンパ球が抗原と接触すると，免疫反応が起こります．
　皮質の内部には
- **リンパ濾胞**

があり，免疫反応が起こるとこの内部で
- **胚中心**

が形成され，この中でB細胞が盛んに増殖します.

傍皮質
　T細胞が多く，B細胞を活性化させ，皮質での胚中心の形成を促す役割があります.

髄質
　マクロファージやB細胞，形質細胞がいます．免疫反応が起こると，活性化したB細胞は
- **形質細胞**

へと成熟して髄質へ移動し，
- **抗体**

を産生します.

白血球

㉒ 二次リンパ組織～リンパ節～

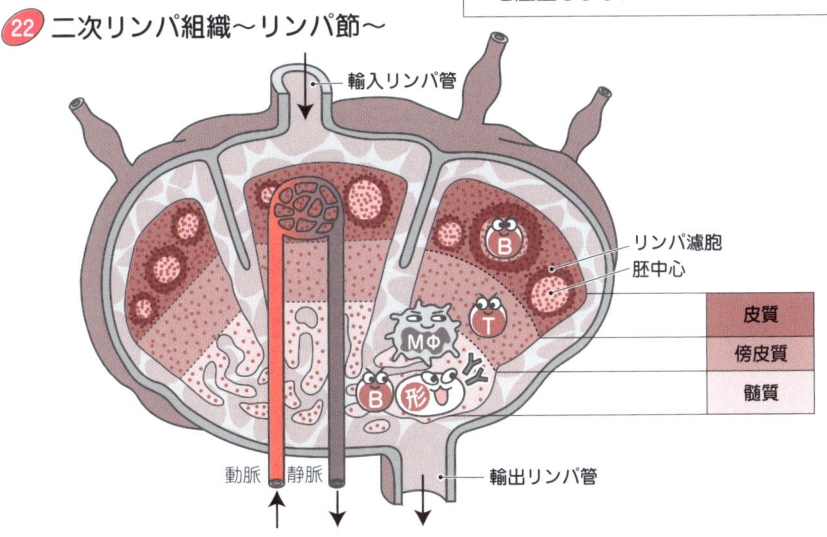

二次リンパ組織〜脾臓〜
▶ 赤血球の処理だけじゃない

脾臓には，老化した赤血球を破壊する役割 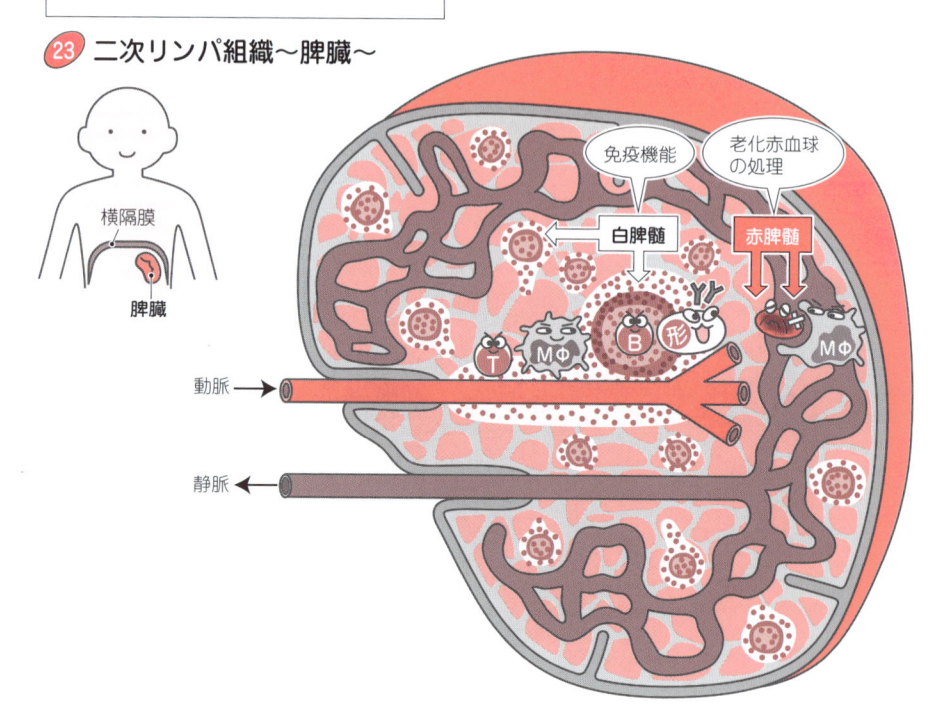30〉だけでなく，二次リンパ組織としての役割もあります．

脾臓

脾臓は腹部の左上側で，横隔膜と肋骨に覆われるような場所にあります．内部の構造は，

- 白脾髄（はくひずい）
- 赤脾髄（せきひずい）

に分けられます．脾臓の断面で，白く斑状に見える部分が白脾髄，周囲の赤色の部分が赤脾髄です．

脾動脈から続く血管は，まず白脾髄に入り，さらに中で枝分かれしながら赤脾髄に入っていきます．

輸出リンパ管はありますが，輸入リンパ管はありません．

白脾髄

白脾髄にはリンパ節におけるリンパ濾胞 ⑩49〉のような役割があります．ここにはB細胞やT細胞，マクロファージが存在し，体内に侵入し血液循環に乗ってやってきた抗原に対して，貪食や抗体産生などの免疫反応を起こします．

リンパ節と異なり，皮質と髄質のような区別はありません．また，リンパ節が局所の免疫を担うのに対し，脾臓は全身の免疫を担います．

赤脾髄

赤脾髄は，主に寿命を迎えた赤血球などの処理を行います．

このほか，血小板や鉄の貯蔵 ⑩24〉も脾臓の役割です．

23 二次リンパ組織〜脾臓〜

横隔膜

脾臓

免疫機能

老化赤血球の処理

白脾髄

赤脾髄

動脈 →

静脈 ←

二次リンパ組織〜粘膜関連リンパ組織〜
▶ 粘膜の防波堤

さらに，身体のごく浅い部位に存在する二次リンパ組織を見てみましょう．

粘膜関連リンパ組織（MALT）とは
外界と接する扁桃 ▶42 〉，腸の粘膜 ▶79 〉や気管支粘膜などにある二次リンパ組織で，これらをまとめて
• 粘膜関連リンパ組織
（MALT：mucosa-associated lymphoid tissue）
とよびます．

粘膜関連リンパ組織の構造
基本的な構造はリンパ節と似ていますが，抗原が粘膜から直接侵入してくる点がリンパ節と異なります．

粘膜上皮のすぐ下に，マクロファージなどの抗原提示細胞が待機しています．深部には，リンパ濾胞 ◎49 〉のようにB細胞を豊富に含む
• リンパ小節
があり，この周囲にT細胞が分布しています．

抗原が侵入し免疫反応が起こると，リンパ小節のB細胞は形質細胞となり，抗体を産生します．

白血球

㉔ 二次リンパ組織〜粘膜関連リンパ組織〜

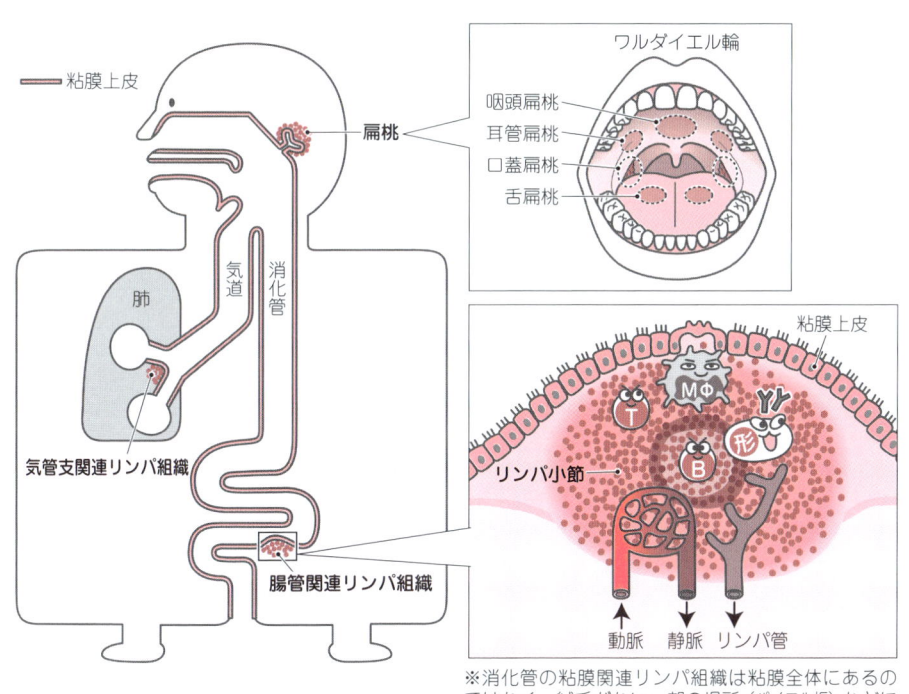

粘膜上皮

扁桃

肺　気道　消化管

気管支関連リンパ組織

腸管関連リンパ組織

ワルダイエル輪

咽頭扁桃
耳管扁桃
口蓋扁桃
舌扁桃

粘膜上皮

リンパ小節

動脈　静脈　リンパ管

※消化管の粘膜関連リンパ組織は粘膜全体にあるのではなく，絨毛がない一部の場所（パイエル板）などにある．

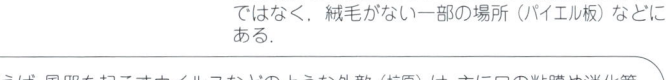

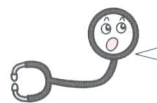

例えば，風邪を起こすウイルスなどのような外敵（抗原）は，主に口の粘膜や消化管，喉の粘膜などを通して体内に侵入します．これを排除しようとして起こる免疫反応は，感染症に対する抵抗力となり，粘膜はバリアーとしてとても重要です．

リンパ系
▶ リンパ組織のつながり

リンパ球は免疫において重要な役割を担っていますが，このはたらきを支えるリンパ組織のネットワークをリンパ系とよびます．

> ### リンパ系
> リンパ系は
> - **リンパ節などのリンパ組織**
> と，リンパ組織をつないでいる
> - **リンパ管**
> からなります．

まず，リンパ節同士がどのようにつながっているのか見てみましょう．

> ### リンパ管とリンパ節
> リンパ節は，血管のほかにリンパ管とつながっています．リンパ管は主に静脈に沿って全身に張りめぐらされていて，リンパ節同士をつないでいます．
>
> リンパ管には
> - 周囲の毛細血管から滲み出た水分（組織液）**を回収**
> して，リンパ節を経由し，最終的に
> - 静脈還流**へと運ぶ**
> 役割があります．
>
> リンパ管の中に入った細菌やがん細胞などは，リンパ節でせき止められ，免疫細胞により除去されます．

リンパ節は，全身の様々な部位にあります．まず体表に近いものから見ていきましょう．

> ### 体表から触れられるリンパ節
> ①頸部リンパ節には，頭部および頸部からのリンパ管が流入します．
>
> ②腋窩リンパ節には，上肢や乳房，胸壁からのリンパ管が流入します．
>
> ③鼠径リンパ節には，主に下肢からのリンパ管が流入します．
>
> リンパ節腫脹 📖108 の有無を診察する際には，これらのリンパ節を触診します．

続いて，身体の深部にある主要なリンパ節を見てみましょう．

> ### 胸腔・腹腔・骨盤内のリンパ節
> ④胸腔内のリンパ節は，肺や気管支に接した場所にあります．リンパ管はこれらのリンパ節を介して肺から気管支に沿って流れています．
>
> ⑤腹腔リンパ節には，腹腔内の胃や十二指腸，肝臓，膵臓などの臓器からのリンパ管が流入します．
>
> ⑥骨盤内の腰リンパ節や腸骨リンパ節には，腎臓や尿管からのリンパ管が流入します．

> ### リンパ系の概略
> 上半身（横隔膜から上）の頸部リンパ節，腋窩リンパ節や胸腔内のリンパ節からのリンパ管は，合流して静脈に注ぎます．上半身のリンパ管は，イラストのように
> - ⑦**左右に分かれたまま**
> 静脈へ流入するのが特徴です．
>
> 一方，下半身の鼠径リンパ節や腹腔・骨盤内などからのリンパ管は
> - ⑧**乳糜槽**
> で1つの太い管となり，
> - ⑨**胸管**
> を通って静脈へと流入します．

㉕ リンパ系

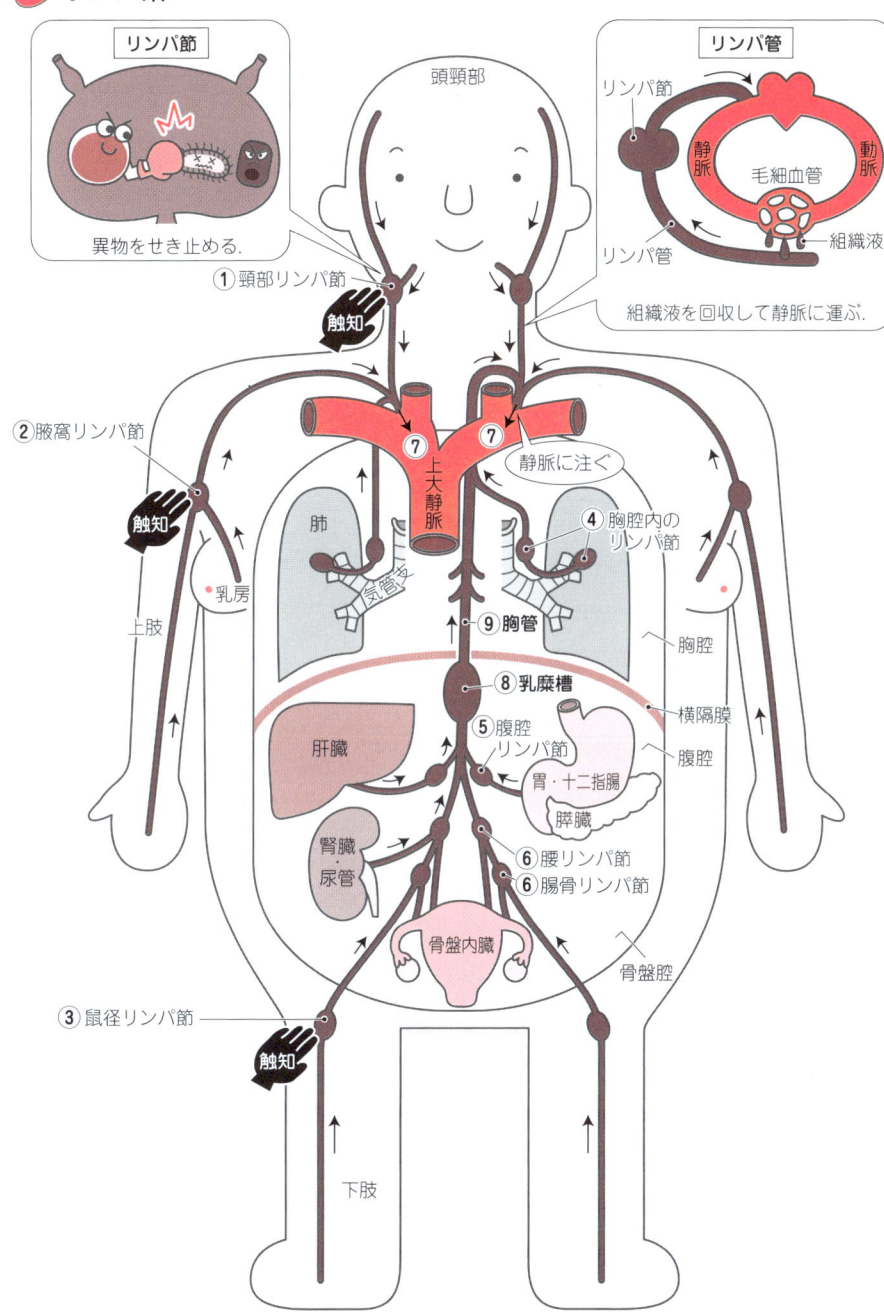

国試を読み解こう！

▶ 白血球に関する問題

柔道整復師国試 14午前31

血液中の白血球で最も数が多いのはどれか.
1. 好酸球
2. 好中球
3. リンパ球
4. 単球

白血球は，細かく分けられます．末梢血中での内訳は，桿状核好中球2〜15％，分葉核好中球40〜60％，リンパ球20〜50％，単球2〜10％，好酸球1〜5％，好塩基球0〜2％です．この割合には幅があり，身体の状態や疾患などにより変動しますが，基本的には好中球が白血球全体の半分以上を占めます．

以上より正解は 2 です.

診療放射線技師国試 64-4

抗体を産生する形質細胞に分化するのはどれか.
1. 好酸球
2. 好中球
3. B細胞
4. T細胞
5. マクロファージ

× 1. 好酸球は，主にアレルギー反応や寄生虫感染の防御に関わっています.

× 2. 好中球は，異物を貪食して分解することで，生体防御に関わっています.

○ 3. B細胞は，刺激を受けて活性化すると形質細胞に分化して，抗体を産生します.

× 4. T細胞には，いくつかの種類があります．ヘルパーT細胞には，B細胞を刺激して抗体を産生させる役割がありますが，抗体産生は行いません．細胞傷害性T細胞 (キラーT細胞) は，がん細胞やウイルス感染細胞などを殺す役割をもちます.

× 5. マクロファージは，異物を貪食して分解します．好中球よりも強い食作用をもちます.

以上より正解は 3 です.

全白血球に占める割合

好中球 約60%	リンパ球 約30%	単球 約10%	

好酸球 約2%
好塩基球 約1%

白血球

医学CBT (153)D-1-(1)-2)
　健常者の末梢血で**みられない**のはどれか.
a. 好中球
b. 好酸球
c. リンパ球
d. 形質細胞
e. 網赤血球

○ a. 好中球は，健常者の末梢血中で最も多い白血球です.
○ b. 好酸球は，末梢血白血球の1～5%を占めます.
○ c. リンパ球は，健常者の末梢血中で好中球に次いで多い白血球です.
× d. 形質細胞は，リンパ組織中で抗体を産生します. 健常者の末梢血中には出現しません.
○ e. 網赤血球は，骨髄から出たばかりの赤血球です. 細胞内の網目状の構造物は，分解されずに残っているリボソームです. 網赤血球は，赤血球産生の亢進により増加します. 健常者の末梢血でもみられます.

以上より正解は d です.

理学療法士国試 42-36
　免疫系に**関与しない**のはどれか.
1. 骨髄
2. 扁桃
3. 胸腺
4. 脾臓
5. 膵臓

○ 1. 骨髄は，全ての血球がつくられる場所です. 免疫を担う白血球は，骨髄で産生されます.
○ 2. 扁桃は二次リンパ組織であり，成熟リンパ球がはたらく場所です.
○ 3. 胸腺は一次リンパ組織であり，T細胞が分化・成熟する場所です.
○ 4. 脾臓は二次リンパ組織であり，成熟リンパ球がはたらく場所です.
× 5. 膵臓の主な役割は，消化酵素やホルモンの分泌です. 免疫系の機能には直接関与しません.

以上より正解は 5 です.

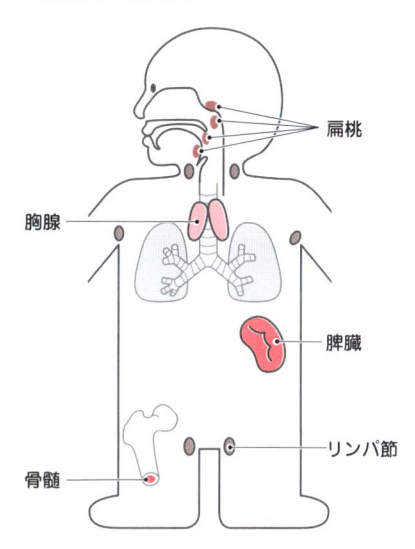

扁桃
胸腺
脾臓
リンパ節
骨髄

4．止血機構

　例えば，転んで膝を擦りむいてしまったとき，その直後は血が出ていますが，しばらくすると血が止まります．このように血管の壁が傷つき，血液が血管外へ出てしまうことを出血といい，これを止めようとする身体のはたらきを止血とよびます．

　血液の流れを川の流れに例えてみると，出血とは血管壁が壊れること，つまり堤防が決壊して洪水になったような状態です．川の堤防が壊れたら，まず①土嚢を積んで水の勢いを止め，②土などで補強します．応急措置が済んだら周囲の堤防を元通りに直し，③土嚢と土は除去されます．

　これを人体にあてはめてみると，①の土嚢にあたるものが血小板で，これによる止血のしくみを一次止血とよびます．ただ，土嚢が応急的なものであるように，血小板だけの止血でははがれて再出血しやすいです．続いて，②土嚢を補強する土にあたるものが凝固因子という蛋白質で，これによる止血のしくみを二次止血とよびます．こうしてつくられた，傷口を塞ぐもの全体を止血血栓とよびます．

　本物の川との違いは，土嚢や補強剤にあたるものは川の外ではなく川の中，つまり血液中を流れているということです．

　やがて，堤防つまり血管壁が修復されると，③土嚢と土が除去される作用にあたる線溶（線維素溶解）が生じ，余分な止血血栓は分解され除去されます．

止血の全体像
▶ 出血から止血，線溶までの流れ

26 止血の全体像

止血機構

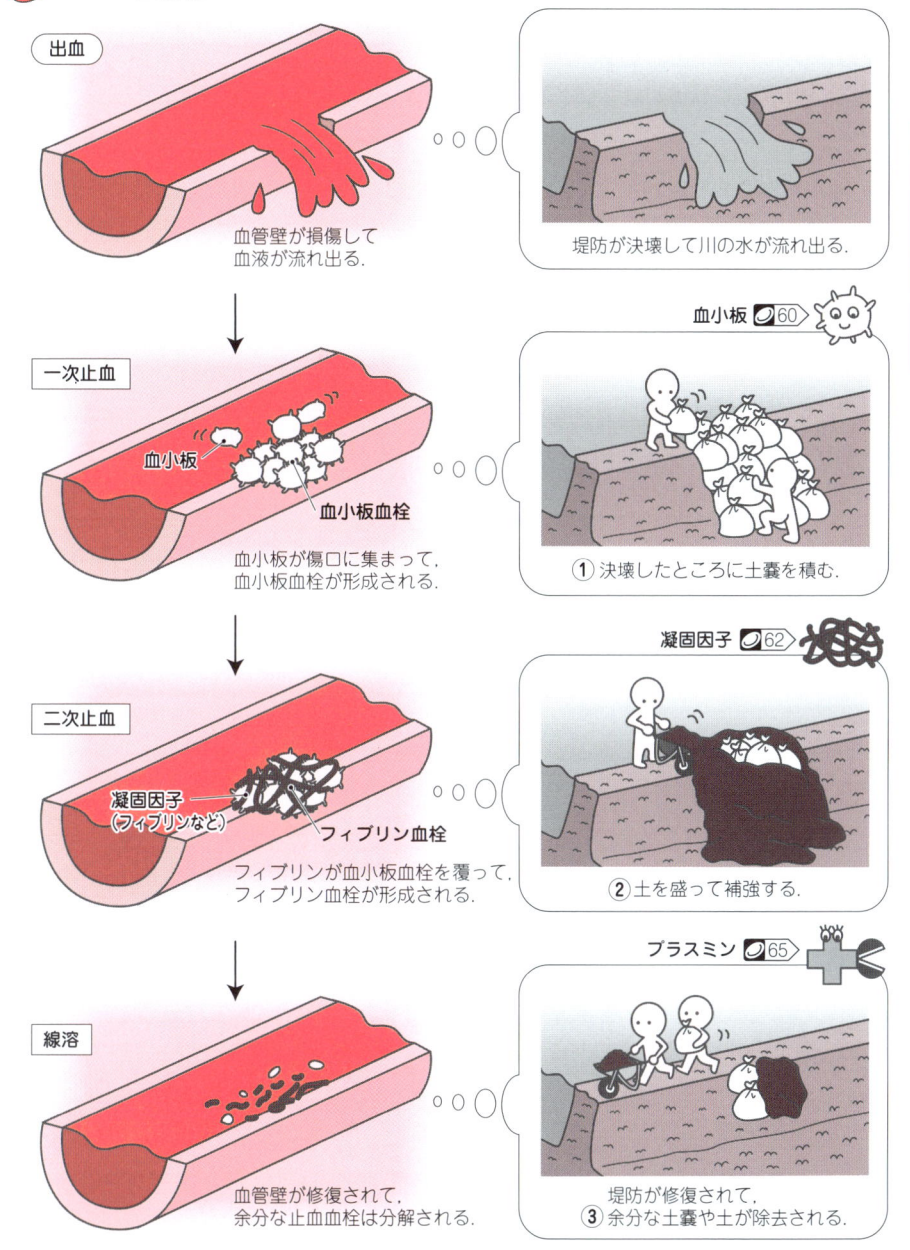

出血

血管壁が損傷して
血液が流れ出る．

堤防が決壊して川の水が流れ出る．

一次止血

血小板

血小板血栓

血小板が傷口に集まって，
血小板血栓が形成される．

血小板 🔘60

① 決壊したところに土嚢を積む．

二次止血

凝固因子
（フィブリンなど）

フィブリン血栓

フィブリンが血小板血栓を覆って，
フィブリン血栓が形成される．

凝固因子 🔘62

② 土を盛って補強する．

線溶

血管壁が修復されて，
余分な止血血栓は分解される．

プラスミン 🔘65

③ 堤防が修復されて，
余分な土嚢や土が除去される．

血小板
▶ 止血の一番乗り

　まず，出血したときに最初にはたらく血小板がどのようにしてできるのか見ていきましょう．ほかの血球との違いは，1つの細胞ではなく，巨核球という細胞の一部であることです．

血小板ができるまで

　骨髄の造血幹細胞は，骨髄系共通前駆細胞とリンパ系共通前駆細胞に分化したあと，骨髄系共通前駆細胞は顆粒球・単球系前駆細胞もしくは

- **巨核球・赤芽球系前駆細胞**

へと分化します．これが巨核球前駆細胞，巨核芽球という段階を経て

- **巨核球**

へと分化します．巨核球の細胞質はちぎれて末梢血中へ移動し，

- **血小板**

となります．

　1つの巨核球から数千個の血小板ができるといわれています．

血小板数の調節

　肝臓から分泌される

- **トロンボポエチン**（TPO）

というホルモンには，巨核球への分化を促す作用があります．血小板数は主にこのトロンボポエチンの分泌量により調節されます．

27 血小板

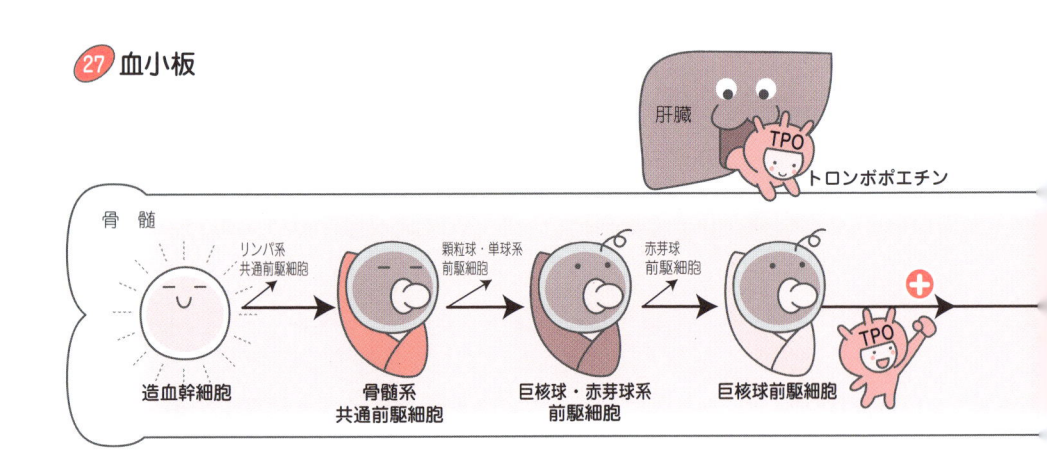

肝臓

TPO

トロンボポエチン

骨　髄

リンパ系
共通前駆細胞

顆粒球・単球系
前駆細胞

赤芽球
前駆細胞

TPO

造血幹細胞 　 骨髄系
共通前駆細胞 　 巨核球・赤芽球系
前駆細胞 　 巨核球前駆細胞

止血機構

血小板の構造

血小板は細胞質のかけらであるため，直径1〜5μmと他の血球と比べると小さく，核はありません．ミトコンドリアなど一部の細胞小器官は残っています．

血小板は通常は円盤形ですが，活性化した血小板は球状となり，表面に
- **偽足**

が出現します.

血小板のはたらき

血小板は
- **出血時に活性化**

して，偽足の出現など，表面の構造が変化します．また，止血を促進する物質を放出して
- **一次止血** ⏀60〉

の中心的な役割を果たします.

このほか，血小板には凝固反応 ⏀62〉の場を提供する役割もあります.

血小板全体の約1/3は，脾臓の赤脾髄 ⏀50〉に貯蔵されています.

血小板の寿命は10日ほどで，最終的には脾臓で処理されて役目を終えます.

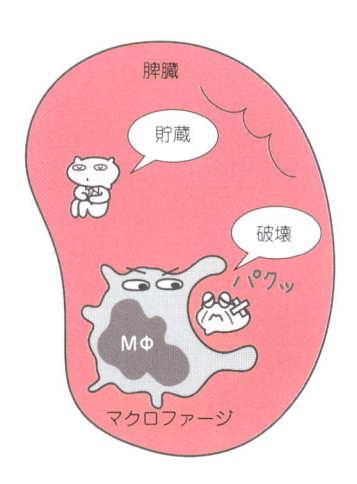

脾臓
貯蔵
破壊
パクッ
Mφ
マクロファージ

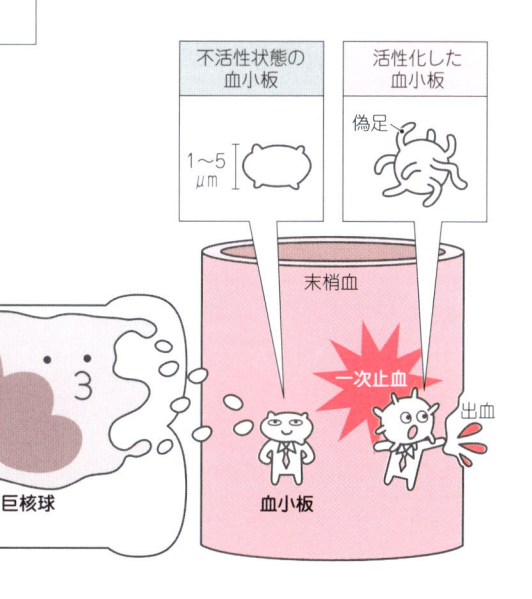

不活性状態の血小板	活性化した血小板
1〜5μm	偽足

末梢血
一次止血
出血

巨核芽球　TPO　巨核球　血小板

一次止血
▶ 血小板が主役の止血

それでは，止血の第一段階である一次止血の流れを見ていきましょう．血管内皮細胞と血小板が，大きな役割を果たしています．

出血直後

血管が破れて出血すると，破れた血管が収縮して，出血部位の周囲を流れる血液の量を減らします．

血管の破れた箇所には，血小板が集まってきます．

血小板と血管の結合（粘着）

血管が破れると，血管壁とその周囲の組織の主成分であるコラーゲン線維がむき出しになります．

コラーゲン線維は，主に血管内皮細胞でつくられる

①フォンヴィレブランド因子（vWF）

という特殊な糊のような蛋白質を介して，集まってきた血小板と結合します．

この血小板とコラーゲン線維が結合するはたらきを

②血小板粘着

とよびます．

粘着した血小板は活性化します．

血小板が血小板を活性化

③粘着した血小板は活性化され，一次止血を促進する様々な物質を放出するようになります．その中で重要なものとして
・トロンボキサン A_2（TXA_2）
・アデノシン二リン酸（ADP）
などがあります．これらは放出した血小板自身や周囲のほかの血小板を活性化させたり，周囲の血管を収縮させたりする作用もあります．

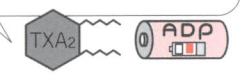

血小板同士の結合（凝集）

粘着して活性化した血小板の周囲には，さらに血小板が集まってきます．集まってきた血小板も，活性化した血小板が放出するADPやTXA_2の作用で次々に活性化されていきます．

活性化した血小板同士は，血中の

④フィブリノゲン

という糊のような蛋白質を介して結合します．

この血小板同士が集まって結合するはたらきを

⑤血小板凝集

といいます．

血小板の粘着と凝集により形成された血栓を，
・血小板血栓（一次血栓）
とよびます．

血小板同士が結合するしくみ

通常（出血していないとき），血液中を漂っている血小板はフィブリノゲンと結合することはありません．しかし，出血し，前述のように活性化した血小板は，偽足だけでなく
・表面の構造が変化する
ことでフィブリノゲンとも結合できるようになります．また粘着した血小板と同様に，活性化された血小板からも ADP や TXA_2 などが放出されています．

集まってきた血小板は活性化され，フィブリノゲンと（フィブリノゲンを介して）集まってきた血小板とも結合します．このようにして血小板凝集はより進み，止血血栓が形成されるのです．

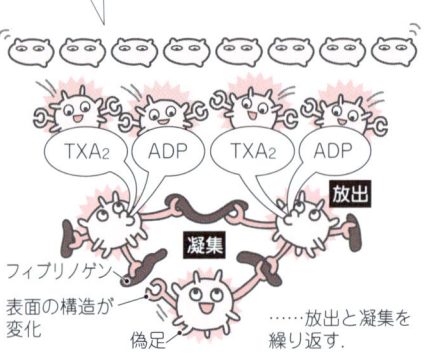

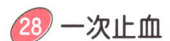 一次止血

2種類ある「糊」

コラーゲン線維と粘着した血小板とをつなぐ糊はフォンヴィレブランド因子（vWF），凝集した血小板同士をつなぐ糊はフィブリノゲンです．

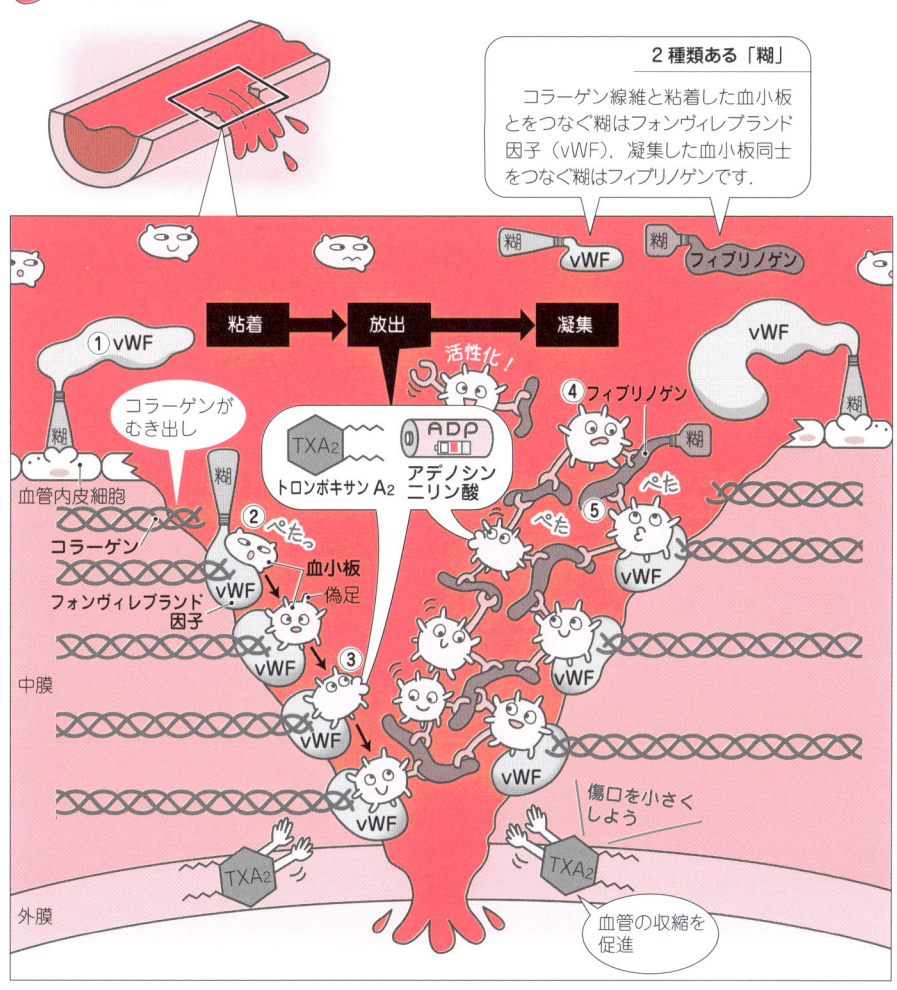

粘着 ➡ 放出 ➡ 凝集

① vWF

コラーゲンがむき出し

活性化！

④ フィブリノゲン

TXA_2
トロンボキサンA2

ADP
アデノシンニリン酸

血管内皮細胞

コラーゲン

フォンヴィレブランド因子

② ぺたっ
血小板
偽足

vWF

③

⑤ ぺた
ぺた

vWF

中膜

vWF

vWF

vWF

vWF

vWF

vWF

vWF

傷口を小さくしよう

外膜

TXA_2

TXA_2

血管の収縮を促進

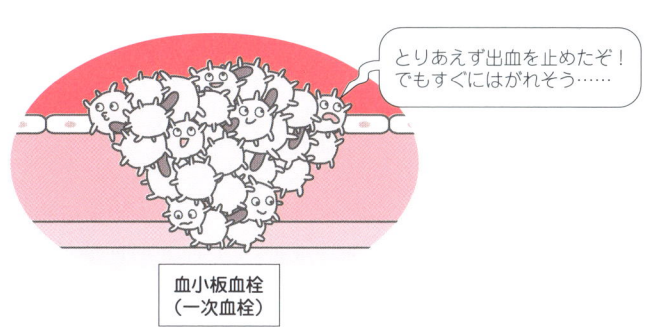

とりあえず出血を止めたぞ！でもすぐにはがれそう……

血小板血栓
（一次血栓）

二次止血
▶ 一次止血の補強

血小板による一次止血は，応急的ではがれやすい「一時」止血です．この止血をより安定かつ確実にするのが二次止血です．

二次止血の流れ

血小板血栓に含まれる①フィブリノゲンを，安定して溶けにくい
②フィブリン
に変換する反応を
• **凝固**
とよびます．この凝固反応に関わるのは，血液中を流れる
• 凝固因子
という12種類の物質です．主に肝臓でつくられる蛋白質です．

凝固は，血管壁が壊れて出血したときに始まります．
• **凝固カスケード**
という一連の流れに沿って，血液中の凝固因子が次々に反応します．

これらが最終的には，フィブリノゲンをフィブリンへと変化させます．フィブリノゲンなどの凝固因子は，血液中を流れる(=水溶性の)物質ですが，フィブリンは不溶性の物質であるため，この変化により血栓が安定なものとなります．

仕上げにフィブリンが架橋化(網目状になり強度があがる)されて
• **安定化フィブリン**
となります．
このようにしてできた血栓を
• **フィブリン血栓**(二次血栓)
といいます．

血小板血栓は，このような変化によって強固なものとなります．この一連のしくみを
• **二次止血**
とよびます．

凝固反応には2通りの始まり方があります．

外因系

血管**外**にある蛋白質によって凝固系が活性化され始まる反応です．血管内の凝固因子(第Ⅶ因子)が，皮下組織(=血管外)の蛋白質である
③組織因子
と接触して反応が始まります．

内因系

血管**内**の凝固因子(第Ⅻ因子)が出血して，(主に体外の)④異物に触れて活性化されることで始まります．そして，第Ⅸ因子や第Ⅷ因子などが活性化されていきます．

どちらも凝固カスケードに従って進み，互いに協調し力を強めていきます．

トロンビンの形成と血栓の安定化

内因系，外因系とも最終的には合流します(⑤)．そして，
• プロトロンビン(第Ⅱ因子)を
• トロンビン(活性化第Ⅱ因子)に変化
させ(⑥)，このトロンビンがフィブリノゲンをフィブリンへと変化させます(⑦)．

なお，イラストの⑤は凝固検査時の試験管内での反応を示したものです．生体内では，外因系は第Ⅸ因子の活性化の段階で，内因系に合流します．

凝固カスケード

血液中の凝固因子が，ドミノ倒しのように次々と活性化されて，最終的に血栓をつくるという反応になります．この連鎖反応を
• 凝固カスケード
とよびます．

凝固を促進するしくみ

より早い止血のため，凝固反応自身も強めようとしています．例えば，カスケードの下流にあるトロンビンには，上流の第Ⅴ因子や第Ⅷ因子を活性化させる作用があり，凝固反応を加速させています(正のフィードバックという)．

29 二次止血

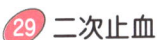

凝固因子の連携プレーの
全体像を見ておこう！

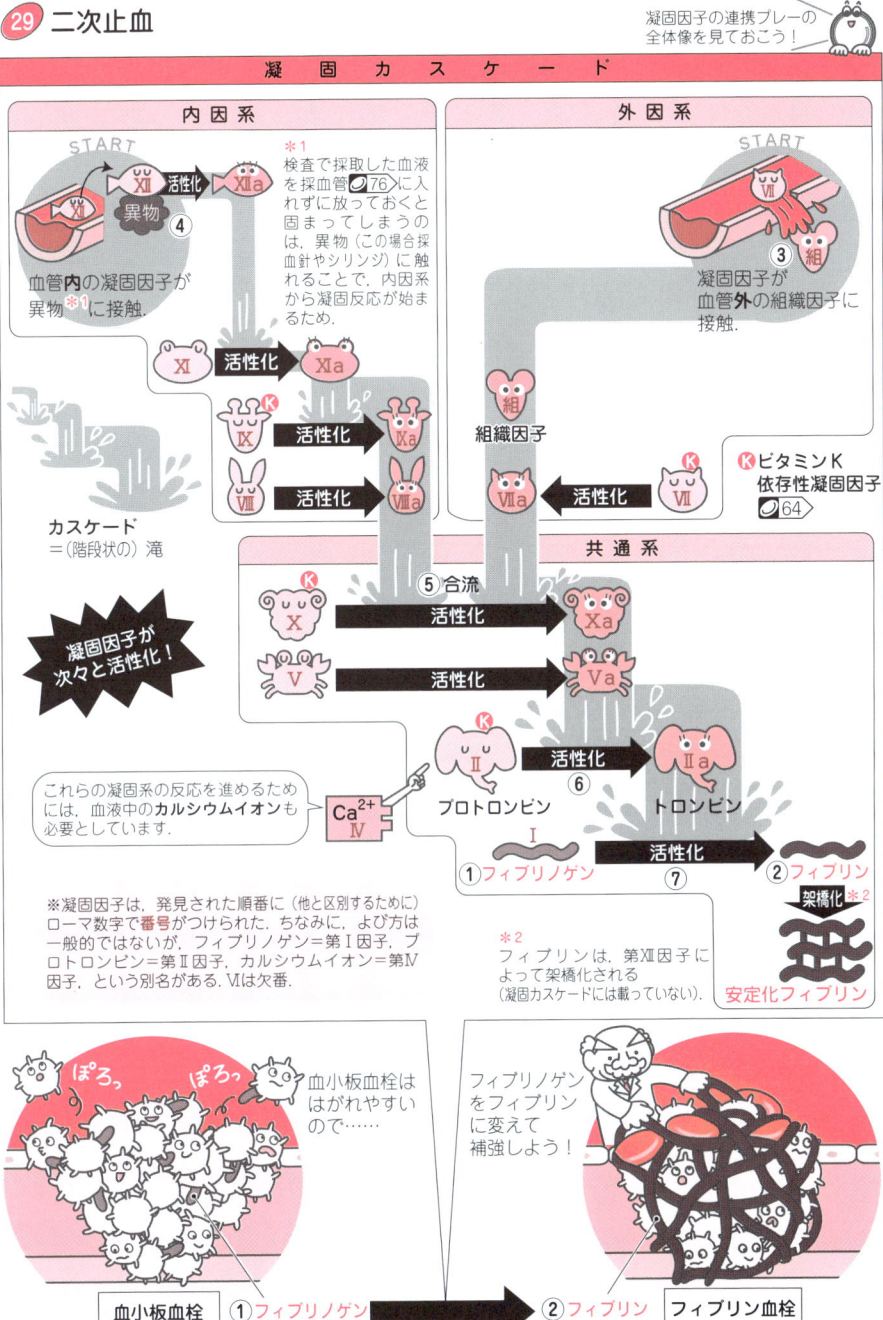

凝固カスケード

内因系

START

XII → 活性化 → XIIa
異物 ④

血管**内**の凝固因子が
異物*1 に接触．

*1
検査で採取した血液
を採血管76に入
れずに放っておくと
固まってしまうの
は，異物（この場合採
血針やシリンジ）に触
れることで，内因系
から凝固反応が始ま
るため．

XI → 活性化 → XIa

IX（K） → 活性化 → IXa

VIII → 活性化 → VIIIa

カスケード
＝（階段状の）滝

凝固因子が
次々と活性化！

外因系

START

VII
③ 組

凝固因子が
血管**外**の組織因子に
接触．

組
組織因子

VII（K） → 活性化 → VIIa

（K）ビタミンK
依存性凝固因子
64

共通系

X（K） ⑤合流
→ 活性化 → Xa

V → 活性化 → Va

II（K） → 活性化 → IIa
プロトロンビン ⑥ トロンビン

これらの凝固系の反応を進めるため
には，血液中の**カルシウムイオン**も
必要としています．

Ca²⁺
IV

I → 活性化 →
① フィブリノゲン ⑦ ② フィブリン

架橋化*2

※凝固因子は，発見された順番に（他と区別するために）
ローマ数字で**番号**がつけられた．ちなみに，よび方は
一般的ではないが，フィブリノゲン＝第Ⅰ因子，プ
ロトロンビン＝第Ⅱ因子，カルシウムイオン＝第Ⅳ
因子，という別名がある．Ⅵは欠番．

*2
フィブリンは，第Ⅻ因子に
よって架橋化される
（凝固カスケードには載っていない）．

安定化フィブリン

ぽろっ ぽろっ

血小板血栓は
はがれやすい
ので……

フィブリノゲン
をフィブリン
に変えて
補強しよう！

血小板血栓
（一次血栓）

① フィブリノゲン
（水溶性）

⑦

② フィブリン
（不溶性）

フィブリン血栓
（二次血栓）

止血機構

ビタミン K 依存性凝固因子

凝固因子の中には，活性化のためにビタミン K を必要とするものがあります．これを

・**ビタミン K 依存性凝固因子**

とよび，第Ⅶ因子・第Ⅸ因子・第Ⅹ因子・第Ⅱ因子が含まれます（半減期*の短い順）．

ビタミン K は体内に微量ながら存在するので，正常な状態では凝固反応に影響を与えることはありません．しかし，なんらかの理由でビタミン K がはたらかなかったり欠乏したりしている ⌒165〉 と，凝固因子としてはたらくことができないため，出血傾向 ⌒104〉 となります．

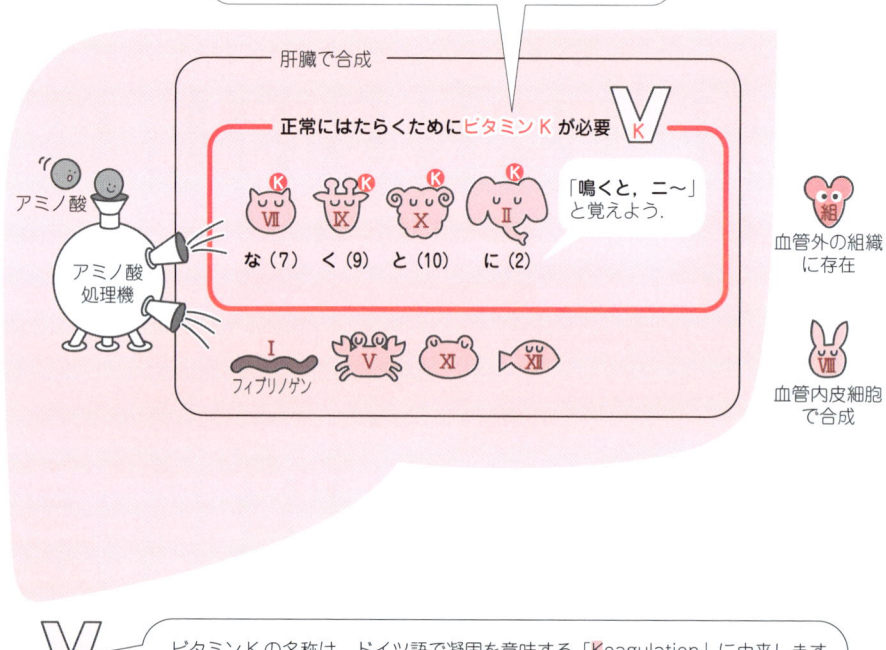

「鳴くと，ニ〜」と覚えよう．

な（7）　く（9）　と（10）　に（2）

肝臓で合成

正常にはたらくためにビタミン K が必要

アミノ酸

アミノ酸処理機

フィブリノゲン

血管外の組織に存在

血管内皮細胞で合成

 ビタミン K の名称は，ドイツ語で凝固を意味する「Koagulation」に由来します．

***半減期**とは，その成分が半分に減るまでの時間のことです．凝固因子は時間が経つと自然に減少してしまい，特に第Ⅶ因子はとても短い（2時間以内）です．採血管に入れておいても長時間放置しておくと，本来の値より少なく出てしまうおそれがあります．正確な検査結果を得るために採血したら速やかに検査室で調べることが重要です．

線溶
▶ 止血の後始末

　止血し血管が修復されると，役目を終えて不要となった止血血栓は分解されます．このしくみについて説明します．

線溶
　止血の役割を終えたフィブリン血栓は，
- **プラスミン**

という蛋白質を分解する酵素によって溶解されます．この反応を，フィブリン(線維素)が溶解されることから，
- **線溶**(**線**維素**溶**解)

といいます.

線溶の流れ
　プラスミンのもとは，血液中の
- **プラスミノゲン**

という，肝臓で合成される蛋白質です．これが血管内皮細胞から分泌される
- **組織型プラスミノゲンアクチベーター**(t-PA)

という物質の作用によってプラスミンへと変換されます.

　凝固が速やかな止血のために速く進むのに対して，線溶はできた止血血栓を急いで溶かして再出血してしまうことがないように，ゆっくりと進みます.

30 線溶

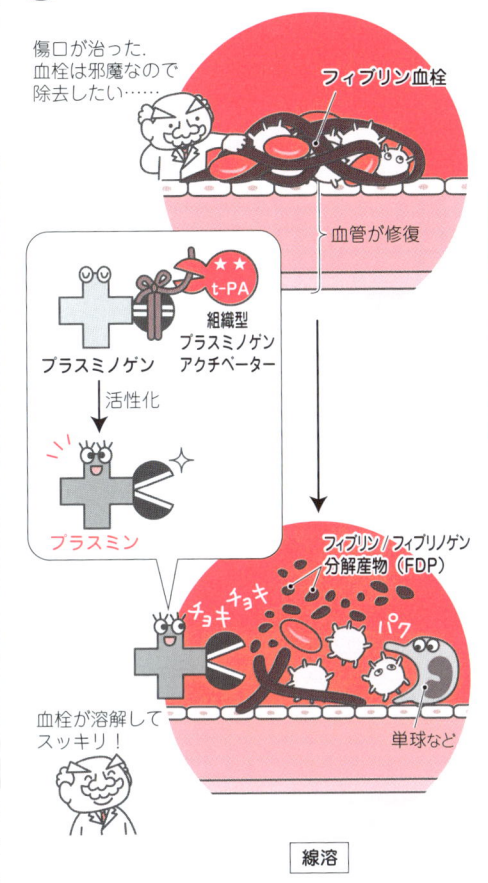

傷口が治った．
血栓は邪魔なので
除去したい……

フィブリン血栓

血管が修復

組織型
プラスミノゲン
アクチベーター

プラスミノゲン

活性化

プラスミン

フィブリン／フィブリノゲン
分解産物（FDP）

チョキチョキ

パク

単球など

血栓が溶解して
スッキリ！

線溶

※プラスミンは，他にもフィブリノゲンや第Ⅴ因子，第Ⅷ因子なども分解する.

線溶の調節

　線溶が過剰にはたらかないよう，体内で線溶を抑制する物質も産生されています.
　血管内皮細胞からは
- **プラスミノゲンアクチベーターインヒビター**（**PAI**）

が産生されていて，t-PAを不活性化させています.
　肝臓からは
- **α_2-プラスミンインヒビター**（**α_2-PI**）

が産生されていて，プラスミンを不活性化する作用があります.

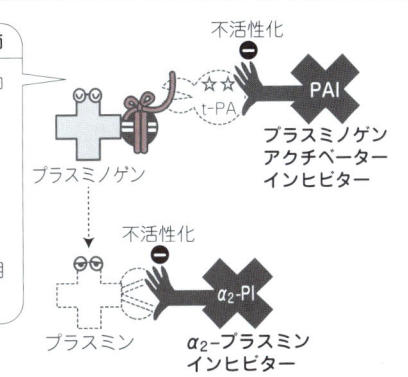

不活性化

t-PA

PAI

プラスミノゲン
アクチベーター
インヒビター

プラスミノゲン

不活性化

α_2-PI

プラスミン

α_2-プラスミン
インヒビター

※アクチベーターは「〜を活性化するもの」，
インヒビターは「〜を阻害するもの」という意味.

抗血栓作用
▶ 血栓形成もほどほどに

止血血栓は出血時には重要な役割を果たしますが，必要以上の血栓や，出血部位以外での血栓形成は，血流を妨げ，身体に有害となる可能性があります．

これを防ぐために，体内では血栓形成が適切に調節されています．

> ### 抗血栓作用
> 血栓形成を抑える作用を
> • **抗血栓作用**
> といいます．正常な血管内では，この抗血栓作用が血栓形成作用に対して優位にはたらき，不要な血栓がつくられないようにしています．

血小板血栓，フィブリン血栓それぞれに対して，形成を抑制するしくみがあります．

> ### 血小板血栓形成の抑制
> 血小板血栓を形成するはたらきに対して，血管内皮細胞から
> • **プロスタサイクリン**
> • **一酸化窒素**
> が分泌されます．これらの物質には，血小板の機能を抑制する作用や，血管を拡張させる作用があります．

> ### フィブリン血栓形成の抑制
> 血液中には，凝固系を抑制する作用の蛋白質もあります．これを
> • **凝固阻止因子**
> といいます．
>
> ①**アンチトロンビン**(AT)
> は肝臓で産生される凝固阻止因子で，活性型凝固因子であるトロンビン ⊘62〉の作用を抑制します．血管内皮細胞上にある
> ②**ヘパリン様物質**
> と結合することで活性が強まります．
>
> ③**組織因子経路インヒビター**(TFPI)
> は血管内皮細胞が分泌する凝固阻止因子で，「組織因子経路」という名の通り，外因系の凝固反応を阻止します．こちらもATと同様，血管内皮細胞上のヘパリン様物質に結合しています．
>
> 血管内皮細胞上にある
> ④**トロンボモジュリン**(TM)
> という凝固阻止因子は，⑤トロンビンと複合体を形成します．こうしてトロンビンの作用を抑制するほか，形成された複合体には凝固阻止因子である
> ⑥**プロテインC**(PC)**を活性化**
> する作用もあります．活性化したプロテインCは補酵素である
> ⑦**プロテインS**(PS)
> と結合して，凝固反応を阻止します．

このように，血管内皮細胞は前述のt-PA ⊘65〉による線溶作用だけでなく，抗血栓作用をもつ物質の分泌や活性化により，抗血栓作用にも大きな役割を果たしています．

🔴31 抗血栓作用

血小板血栓形成の抑制

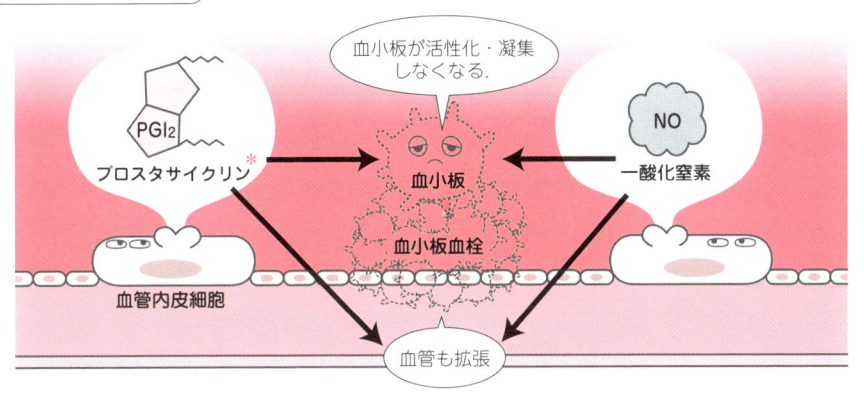

＊ プロスタグランジン I_2 ともよばれている.

フィブリン血栓形成の抑制

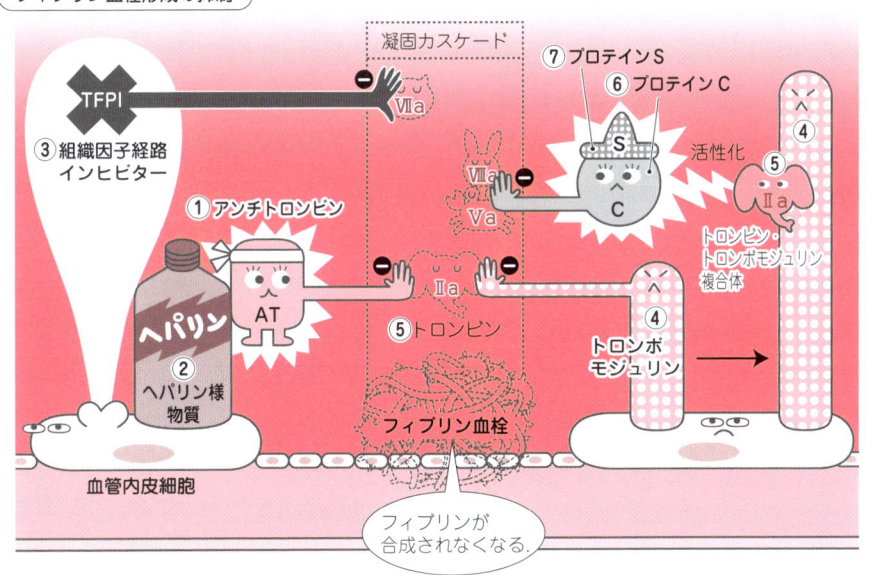

※「アンチ〜」は「〜に対抗するもの」という意味.

止血機構

動脈硬化と血栓

　健常者と異なり, 動脈硬化となった血管内皮細胞では, 抗血栓作用が障害されています. この結果, 出血のない, 本来血栓が必要ないはずの場所でも血栓を造ってしまうため, 動脈硬化性疾患では, 脳梗塞などの病気が起こりやすくなるのです 🔖106.

国試を読み解こう！
▶ 止血機構に関する問題

あん摩マッサージ指圧師国試 15回35
　血小板について**誤っている**記述はどれか．
1．直径は2〜5μmである．
2．寿命は約10日間である．
3．核を持つ．
4．血液凝固に関与する．

○1．血小板の直径は2〜5μmであり，ほかの血球と比べるととても小さいです．
○2．血小板の寿命は約10日間です．寿命を迎えると，赤血球と同様，脾臓で処理されます．
×3．血小板は核をもちません．ミトコンドリアなどの一部の細胞小器官はもちます．
○4．血小板は，凝固因子が活性化する場所を提供して，凝固反応を助けます．
以上より正解は 3 です．

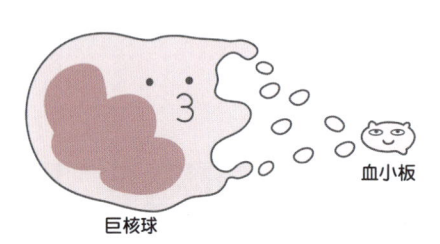

巨核球　　血小板

医学CBT (18)D-1-(1)-7
　止血のうち，二次止血に関与するのはどれか．
a　血小板凝集
b　血圧維持
c　血液凝固
d　血管収縮
e　線維素溶解

　血管が破れると，破れた部分の血管は収縮します (d)．コラーゲン線維が露出した部位には血小板が粘着して，集まった血小板同士がフィブリノゲンを介して結合 (凝集) することで血小板血栓を形成します (a)．ここまでが一次止血です．
　二次止血は，一次止血に続いて起こる反応です．複数の凝固因子が連鎖的に反応して (c)，一次血栓に含まれるフィブリノゲンをフィブリンに変換します．
　不要になった血栓は，線維素溶解 (線溶) (e) により除去されます．
　以上より正解は c です．

縦書き: 止血機構

歯科医師国試 103C25

血液凝固を起こす血液成分はどれか. 1つ選べ.
a. プラスミン
b. ビリルビン
c. アルブミン
d. フィブリノゲン
e. エリスロポエチン

×a. プラスミンは, 役目を終えた血栓(フィブリン)を分解する線溶の中心となる酵素です.

×b. ビリルビンは, ヘモグロビンが代謝されてつくられる色素です. 凝固には関与しません.

×c. アルブミンは, 血漿中の主要な蛋白質です. 凝固には関与しません.

○d. フィブリノゲンは, 血小板同士をつなぐ役割をもつ蛋白質です. 凝固の中心は, 血小板血栓を形成するフィブリノゲンがフィブリンに変換される反応です. これにより血栓が安定化します.

×e. エリスロポエチンは, 赤血球系の細胞の分化を促す造血因子です. 凝固には関与しません.

以上より正解は d です.

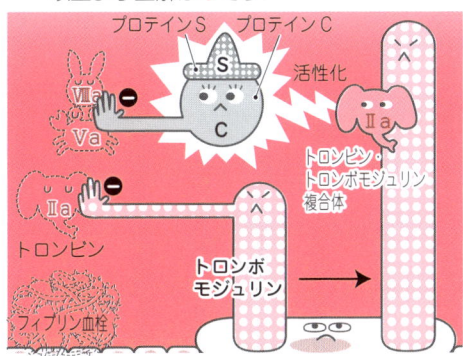

臨床検査技師国試 60午前60

止血機構について**誤っている**のはどれか.
1. 血小板に粘着能がある.
2. プロトロンビンは肝臓で産生される.
3. プラスミンはフィブリンを分解する.
4. 血管内皮細胞は抗血栓性の物質を産生する.
5. トロンボモジュリンは血小板凝集能を増強する.

○1. 血管が破れると, 露出したコラーゲン線維に血小板が結合します. これを粘着といいます.

○2. プロトロンビンをはじめ, 凝固因子の多くは肝臓で産生されます. 肝臓の機能に障害があると, 凝固因子の産生が低下するため, 出血傾向が生じます.

○3. プラスミンは役目を終えたフィブリンを分解する酵素であり, 線溶の中心です.

○4. 血管内皮細胞は, プロスタサイクリンや一酸化窒素, 組織因子経路インヒビター (TFPI) など, 様々な抗血栓性の物質を産生します.

×5. トロンボモジュリンは, 2つの作用により抗血栓作用を発揮します. 1つは, トロンビンと結合して活性を失わせる作用です. つまり, トロンビンがフィブリノゲンをフィブリンに変換するのを阻害します. もう1つは, 凝固制御因子であるプロテインCの活性化です.

以上より正解は 5 です.

5．血液の検査

　この章では，血液の状態を調べたり，血液疾患を診断したりするために，どのような検査を行うのかをみていきます．

　末梢血検査はいわゆる血液検査のことで，健康診断などで受けたことがある人も多いでしょう．全身を回っている血液のサンプルを採取して調べます．末梢血検査の主な項目としては，血液細胞の数や形状を見る**血算**や**血液像**，また臓器の状態，栄養状態や代謝の情報を得られる**生化学検査**，凝固や線溶のはたらきを調べる**止血検査**などがあります．さらに，末梢血を用いた特殊な検査として，血液型を調べる**血液型検査**や**溶血に関する検査**などがあります．

　骨髄検査は，血液の製造工場である骨髄を調べるものです．特殊な針を用いて骨髄液や骨髄組織を採取し，血液細胞のもとになる細胞の数や大きさ，形態などを観察することで，血液細胞がきちんと分化しているかどうかがわかります．

　リンパ節を直接採取して調べるリンパ節生検や画像検査などの**リンパ節に関する検査**は，主に悪性リンパ腫を疑うときに，診断を目的として行います．

　血液細胞そのものをより詳しく調べる検査もあります．**表面マーカー検査**は，血液細胞の表面にある蛋白質を分析するもので，細胞の種類や状態を判別できます．**染色体検査**や**遺伝子検査**は，血液細胞の設計図となる染色体や遺伝子を調べるものです．これらの検査は特に白血病などの診断に重要です．

侵襲について

　侵襲とは，病気に対する検査や治療（手術や薬剤）を行う際に，常に考えておくべき「その処置による身体の負担」と考えてよいでしょう．

　検査や治療による負担と，検査によって病気がわかったり治療できたりする患者さんへの利益を比較する必要があります．

　例えば，寝たきりなどで体力が低下している患者さんでは，悪性リンパ腫が疑われたり，診断されたりした場合でも，検査や治療の負担の方が大きいと考えられたときには生検を行わないこともあります．

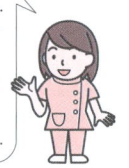

血液の検査の全体像

▶ 血液はどのような状態にあるか？

32 血液の検査の全体像

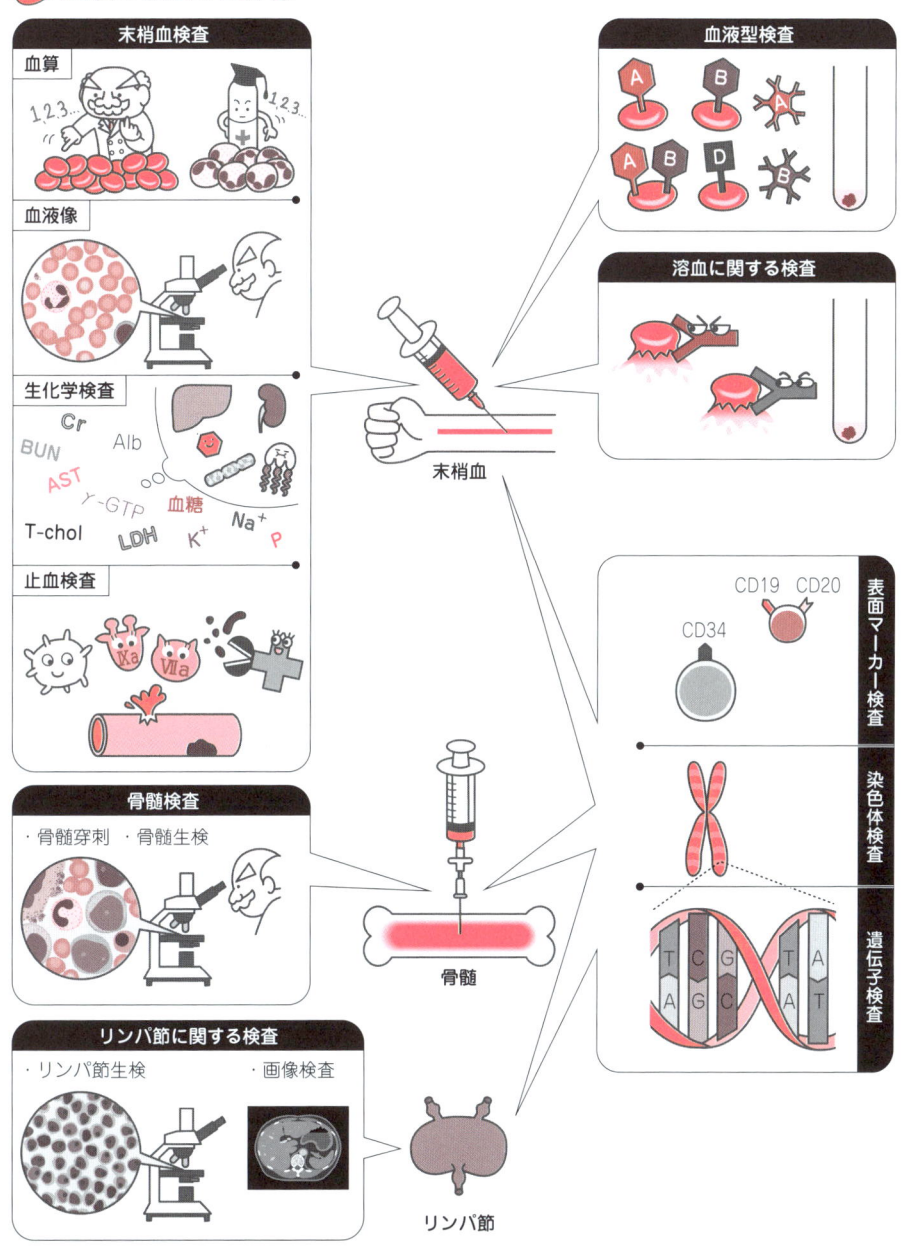

末梢血検査～血算と血液像～
▶ まずは数と形から

はじめに，健康診断などで接することも多い血液検査についてみてみましょう．骨髄検査 ⊘78⟩ と対比して，全身の末梢組織をめぐる血液の検査であることから，末梢血検査とよばれます．血液の疾患に限らず全身の疾患を調べる際に利用される，重要な検査です．

まずは，血液細胞(以下，血球という)の数を調べる検査をみてみましょう．

血算

血算とは

- **全血球計算**

の略称で，末梢血の単位体積(1μL)あたりの赤血球・白血球・血小板の個数などを調べる検査です．赤血球のうち網赤血球が占める割合なども測定できます．

血球の個数のほかに測定できる項目として，単位体積あたりの

- **ヘモグロビン**(Hb)

の量や，血液全体に占める赤血球の体積の割合を表す

- **ヘマトクリット**(Ht:赤血球容積比)

などがあります．これらの結果から，赤血球1個あたりの大きさの平均値である

- **平均赤血球容積**(MCV)

や，1個あたりの平均ヘモグロビン量と濃度である，

- **平均赤血球ヘモグロビン量**(MCH)
- **平均赤血球ヘモグロビン濃度**(MCHC)

も算出できます．

血算は，血液を自動血球分析装置にかけて測定します．

続いて，血球の形態を見る検査です．

血液像

それぞれの血球の

- **形態**を観察して**分類する**

検査です．特に，白血球を分類できるのが特徴です．

- **好中球**(桿状核好中球と分葉核好中球に分けることもある)
- **好酸球**
- **好塩基球**
- **単球**
- **リンパ球**

のそれぞれについて，白血球の総数に対する割合(%)を算出します(白血球分画という)．どの種類の白血球が増減しているのか調べることが，診断の手がかりとなります．

赤血球や血小板についても，血液像を調べることで，大きさや形態の異常があるかどうかがわかります．

自動血球分析装置と血液像

血液像検査は，自動血球分析装置という機械が用いられることが多く，一般的な検査ではこの装置で十分です．しかし，異常な形態の細胞が含まれていた場合，この装置では検知はできたとしても，詳しい細胞の種類まではわかりません．そこで，臨床検査技師が染色 ⊘77⟩ を行って直接顕微鏡で観察します．特に白血病や骨髄異形成症候群などの場合，血液像を見るだけで疾患を推測できることさえあります．このように，人間の眼で形態を観察することはとても重要なのです．

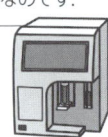

33 末梢血検査～血算と血液像～

 血算 ※それぞれの値はおおよその目安です.

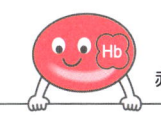 赤血球

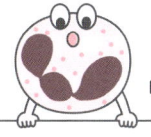 白血球

赤血球数（RBC）
男性 500万/μL
女性 450万/μL
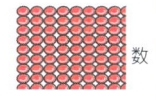 数

網赤血球（Ret）
1 % 割合

ヘモグロビン（Hb）
男性 15 g/dL
女性 13 g/dL
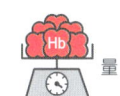 量

ヘマトクリット（Ht）
男性 50%
女性 40%
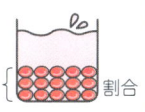 割合

平均赤血球容積（MCV）
100 fL
大きさ

平均赤血球ヘモグロビン量（MCH）
30 pg

平均赤血球ヘモグロビン濃度（MCHC）
30 % 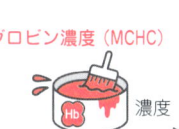 濃度

貧血？
多血症？

貧血の
種類は？

白血球数（WBC）
7,000/μL
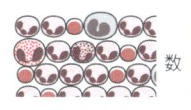 数

白血球分画
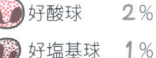 好中球
　分葉核好中球 50%
　桿状核好中球 5 %
好酸球 2 %
好塩基球 1 %
単球 10%
リンパ球 30%
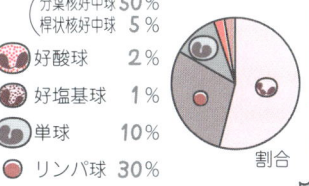 割合

感染症？
白血病？
骨髄異形成
症候群？
貧血？

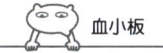 血小板

血小板数（Plt）
20万/μL
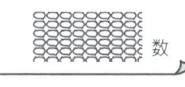 数

出血傾向？

$$MCV = \frac{ヘマトクリット（\%）}{赤血球数（100万/μL）} \times 10$$

$$MCHC = \frac{ヘモグロビン（g/dL）}{ヘマトクリット（\%）} \times 100$$

※1μLとは，一辺が1mmの立方体（1mm³）のこと.
※網赤血球は‰＝1,000分の1で表されることもある.

 血液像

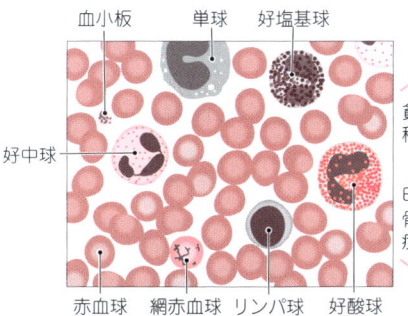

血小板　単球　好塩基球
好中球
赤血球　網赤血球　リンパ球　好酸球

貧血の
種類は？

白血病？
骨髄異形成
症候群？

採血がうまくできず時間がかかってしまった場合などに，採取した血液の一部が注射針の中や試験管内で凝固してしまうことがあります. その際，血球数やHb, Htが（凝固して測定できない分だけ）本来の値より低い値となってしまうことがあります.

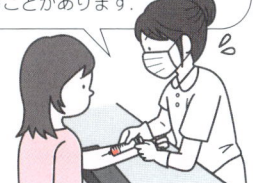

血液の検査

末梢血検査～生化学検査と止血検査～
▶ 血球以外には何がある？

ここでは，血球以外の成分を中心に調べる生化学検査と止血検査をみてみましょう．生化学検査では，臓器や栄養，代謝の状態などがわかります．

生化学検査

この検査では，採血した血液から血清を分離し，そこに含まれる
- **蛋白質や脂質，糖質，酵素の量**
- **電解質の濃度**(Na⁺, K⁺, Ca⁺など)

などを調べることができます．これらの検査値から
- **肝機能**(ASTやALTなど 📘114)
- **腎機能**(BUNやCrなど ⬅90)
- **栄養状態**(血糖値など 📖170)

などの情報が得られるため，各臓器や身体全体の状態が推測できます．

ほかにも，感染症などの際に血液中に出現する蛋白質である
- **抗原，抗体** 🔵44

などの有無や量を調べることができます．これらの免疫に関する項目を，特に免疫学的検査とよぶこともあります．

---

34 生化学検査
※それぞれの値はおおよその目安です．

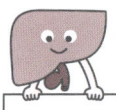

肝機能

AST	} 30 IU/L 以下	
ALT		
総ビリルビン	1 mg/dL 以下	

肝炎？
肝硬変？

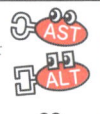

腎機能

尿素窒素（BUN）	20 mg/dL 以下
クレアチニン（Cr）	1 mg/dL 以下

腎不全？

老廃物

栄養状態

血糖値（空腹時）	90 mg/dL	
総蛋白（TP）	7 g/dL	
アルブミン（Alb）	5 g/dL	
総コレステロール（T-Chol）	200 mg/dL	

糖尿病？
ネフローゼ症候群？
肝硬変？
脂質異常症？

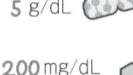

電解質

Na（ナトリウム）	140 mEq/L	Na⁺
K（カリウム）	4 mEq/L	K⁺
Ca（カルシウム）	10 mg/dL	Ca²⁺

水過剰？
下痢・嘔吐？
ビタミンD欠乏？

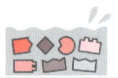

抗原・抗体（免疫学的検査）

HBs 抗原	（ー）	
HBs 抗体	（ー）	
HCV 抗体	（ー）	
HIV 抗体	（ー）	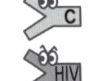

B型肝炎？
C型肝炎？
HIV感染症？

続いて，止血に関する検査です．一次止血⟨⊘60⟩の検査に出血時間があります．

出血時間

出血から止血までの時間を調べる検査です．耳たぶに小さな傷をつけて，30秒毎に濾紙に血液を付着させ，止血して血液が付着しなくなるまでの時間を測ります．血小板の数や機能に異常があると止血までに時間がかかり，出血時間は延長します（ただし，血小板数の減少がある場合，出血時間が延長することは明らかなので，出血時間の検査を追加で行うことはない）．

二次止血の検査には外因系・内因系⟨⊘62⟩に対応する項目があるほか，一部の凝固因子や凝固阻止因子も測定できます．

凝固に関する検査

外因系から始まる凝固系は
* **プロトロンビン時間**(PT)

内因系から始まる凝固系は
* **活性化部分トロンボプラスチン時間**(APTT)

という検査項目で評価できます．これは採取した血液に試薬を加えて血液が凝固するまでの時間を測定する検査です．凝固因子の不足や機能不全があると凝固カスケードが進まず凝固までの時間が延長するため，PTやAPTTが延長します．

このほか凝固因子の量，たとえば
* **フィブリノゲン**

などは直接測定することができます．また，
* **トロンビン-アンチトロンビン複合体**(TAT)

はトロンビンの産生量を反映することから，凝固活性化の指標として用いられます（トロンビンは半減期が短いため，直接測定できない）．

凝固阻止因子である
* **アンチトロンビン**

も測定できます．

最後に線溶⟨⊘65⟩に関する検査です．

線溶に関する検査

主な項目として
* **フィブリン/フィブリノゲン分解産物**(FDP)
* **D-ダイマー**

があります．どちらも線溶系で分解された血栓の量を反映します．通常はどちらかを測定しますが，必要に応じ両方測定することもあります．これらが高値の場合，体内に必要以上の血栓がある，つまり血栓症⟨⊘106⟩の可能性があります．また，
* **プラスミン-α$_2$PI複合体**(PIC)

はプラスミンの産生量を反映することから線溶活性化の指標として用いられます（プラスミンは半減期が短いため，直接測定できない）．

35 凝固・線溶検査

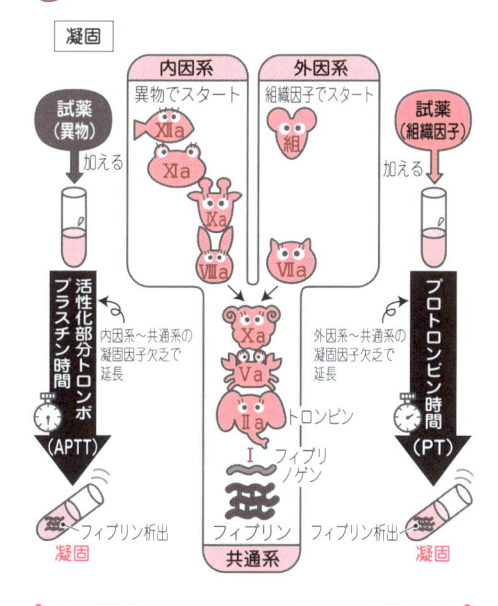

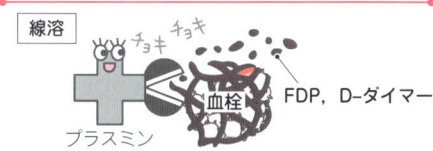

末梢血検査の実際
▶ 採血室から検査室まで

ここでは，末梢血検査の実際の流れを説明します。

末梢血検査の方法

肘などの末梢の静脈から血液を採取します。両手に使い捨て手袋をはめ，患者さんと向き合って座ります。駆血帯を巻いたあと，採血部位を指で触れて確認し，アルコール綿でよく消毒します。静脈を採血針で穿刺し，シリンジ(注射器)で血液をゆっくりと吸引します。

採取した血液は，すぐに採血管に注入します。採血を終えたら，駆血帯を外して針を抜き，止血するまで(5分以上)穿刺部を圧迫します。

採血管について

血液を検査に適した状態に保つために，採取後の血液を採血管に注入します。血液は放っておくとシリンジの中で凝固が進み(異物による凝固系の活性化 ◯62 のために)，また時間経過によっても検査値は変化するため，速やかに行います。

検査項目により，血液(全血)，血漿，血清のいずれかが使われるため，用途に応じた採血管を選びます。血算や凝固・線溶検査で用いる採血管には抗凝固剤が，生化学検査で用いる採血管には凝固促進剤が入っています。注入後は，血液とこれらの添加剤とをよく混和します。

抗凝固剤

抗凝固剤 (EDTA, クエン酸ナトリウム) には，血液中の
- Ca^{2+} をブロック

する作用があります。凝固反応には Ca^{2+} が必要なため，これをブロックすることで凝固反応を止めます。検査項目により抗凝固剤が異なります。

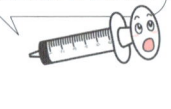

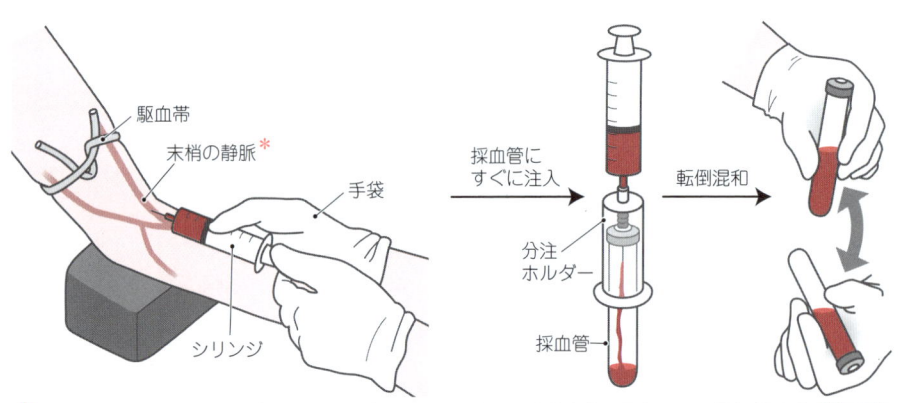

駆血帯　末梢の静脈*　手袋　シリンジ

採血管にすぐに注入　転倒混和

分注ホルダー　採血管

*通常は採取しやすい静脈血が用いられるが，血液中の酸素や二酸化炭素の量を調べる場合 (血液ガス ⬆102) は動脈血を用いる。また，乳幼児など採血が難しい場合や，ごく少量の血液でよい検査 (血糖値のみを測る場合など) では，指先などの皮膚に針を刺して出てくる毛細血管からの血液を用いる。

血算で用いる採血管

血液を，遠心分離せずそのままの状態（全血）で自動血球分析装置にかけます．必要に応じて塗抹標本をつくります．血算では抗凝固剤としてEDTAの入ったものを用います．

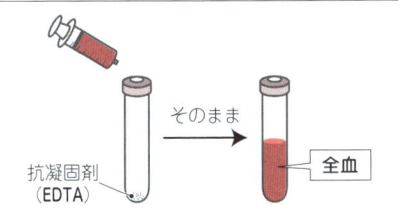

抗凝固剤
（EDTA）

そのまま

全血

生化学検査で用いる採血管

生化学検査では血清 **6** を調べるため，血球成分を分離しやすいよう，凝固を促進する物質が入っています．但し血糖値などの測定には血漿を用います（別の採血管を使用）．

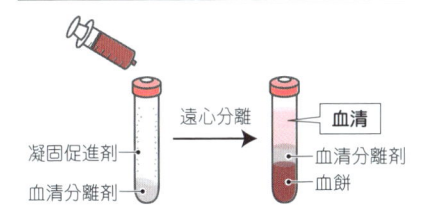

凝固促進剤
血清分離剤

遠心分離

血清
血清分離剤
血餅

凝固・線溶検査で用いる採血管

凝固・線溶検査では血漿を調べるため，抗凝固剤としてクエン酸ナトリウム液入りの採血管を用います．正確な検査結果を得るため，過不足なく規定量の血液を注入します．

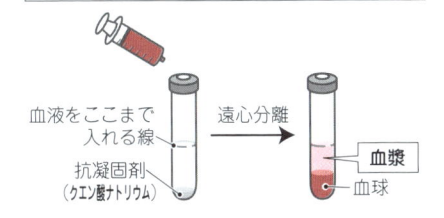

血液をここまで
入れる線
抗凝固剤
（クエン酸ナトリウム）

遠心分離

血漿
血球

この他にも検査項目に応じた種類の採血管があります．

さらに，検査室で血球を観察する方法を説明します．

染色法

血液像検査では，採取した血球を観察しやすくするために塗抹標本を作製し，細胞内部の構造を色分けして染めます（染色）．これを顕微鏡で観察して計測します．
• **メイ・ギムザ染色**
は血球を観察するための基本となる染色法です．骨髄検査 **78** にも用います．

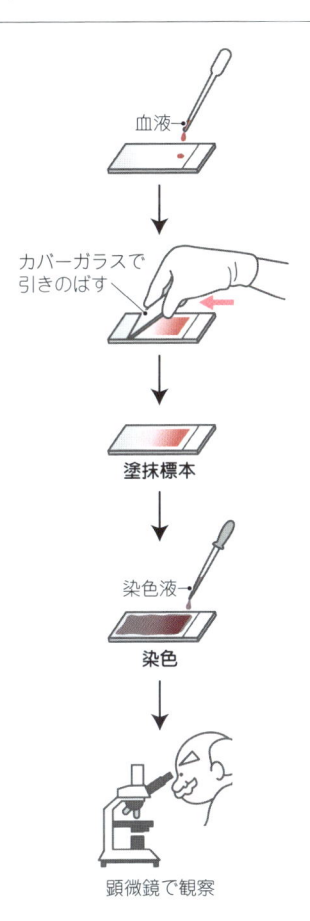

血液

カバーガラスで
引きのばす

塗抹標本

染色液

染色

顕微鏡で観察

血液の検査

骨髄検査
▶ 血液の工場はどうなっている？

骨髄検査では，骨髄液や周囲の骨髄組織を観察します．造血の状態が直接観察できることから，血液疾患の診断に直結することも多い検査です．

骨髄検査には，骨髄液を調べる骨髄穿刺と，骨髄組織も含めて調べる骨髄生検があります．

骨髄穿刺

骨髄液に含まれる細胞を，直接顕微鏡で観察する検査です．骨髄中の血液細胞の形態を観察するのに適した検査です．

骨髄穿刺が必要となるのは，末梢血検査で

- **血球数の異常な増減**がある
- **血液像** 72 で**異常な形態の細胞が検出される**

場合などです．

骨髄液を採取して標本を作製し，細胞の形態を顕微鏡で観察します．そして，種類と成熟度別に分類してそれぞれの数と割合を算出します（骨髄像という）．これらから，造血の状態がわかります．

骨髄生検

骨髄液だけでなく，骨髄組織も含めて採取する検査です．骨髄穿刺に追加する形で行われます．例えば，

- **骨髄液が採取できない**（ドライタップ）
- **骨髄液よりも骨髄組織に異常が現れやすい疾患が疑われる**

ときなどに行われます．

骨髄生検は，骨髄内部の構造や細胞密度，骨髄へのがんの浸潤などを観察できるのが特徴です．

骨髄検査を行う部位

骨髄検査に適しているのは，体表から近く，かつ内部で造血の盛んなところです．例えば

- 腸骨，胸骨，脛骨

などで，成人では主に腸骨，小児では脛骨で検査が行われています．

生検とは，病変の組織（またはその一部）を採取して顕微鏡で観察し，病気の診断やその程度を調べる検査です．生体組織診断ともよびます．

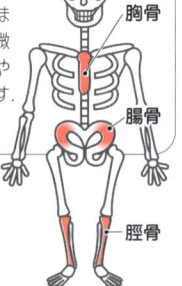

胸骨
腸骨
脛骨

骨髄検査の実際

患者さんに，ベッドで腹臥位（うつ伏せ）または側臥位（検査するほうが上）になってもらいます．穿刺する場所を消毒し麻酔をしてから，骨髄穿刺針を皮膚から骨髄腔まで穿刺します．そこから一気に強く吸引し（この瞬間に痛みが出るので注意），骨髄液を 0.3mL 程度採取します．必要に応じて，さらに 3 ～ 5mL 程度採取し，表面マーカー検査 82 や染色体検査 84 などに用います．

骨髄生検も行う場合は，このあとに続けて行います．骨髄穿刺を行った箇所からわずかにずらした所で，骨髄穿刺針より太く長い骨髄生検針を用います．骨組織も含め円柱状に採取します．

穿刺後，ガーゼで圧迫し 30 分ほどベッドで仰臥位（仰向け）で安静にしてもらいます．穿刺部から出血がないかを確認して検査終了です．

（腸骨から採取する場合の一例）

36 骨髄検査

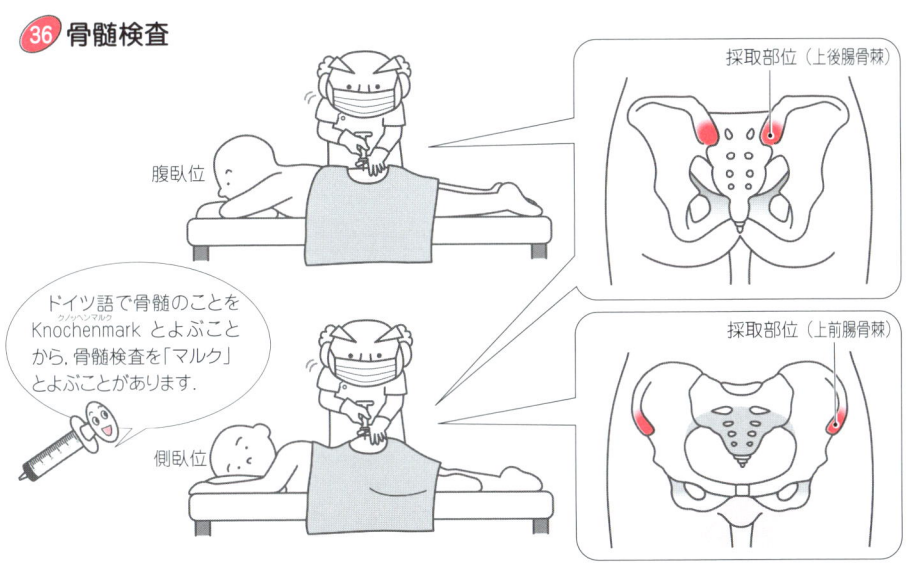

腹臥位

採取部位（上後腸骨棘）

> ドイツ語で骨髄のことを Knochenmark（クノッヘンマルク）とよぶことから, 骨髄検査を「マルク」とよぶことがあります.

側臥位

採取部位（上前腸骨棘）

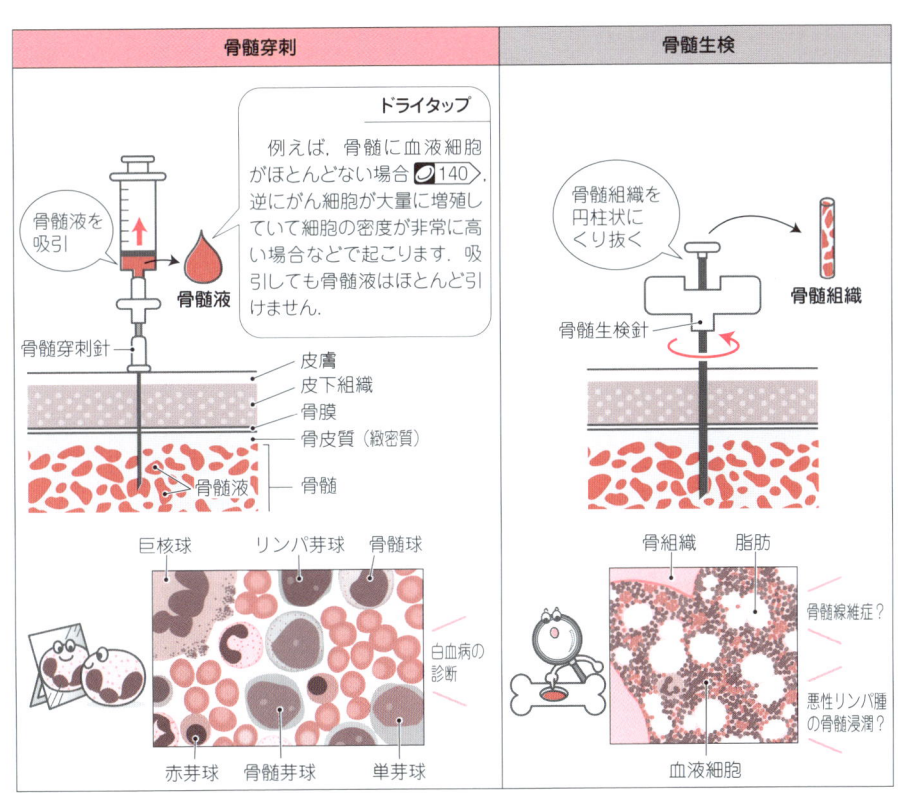

骨髄穿刺	骨髄生検

ドライタップ

例えば, 骨髄に血液細胞がほとんどない場合（140）, 逆にがん細胞が大量に増殖していて細胞の密度が非常に高い場合などで起こります. 吸引しても骨髄液はほとんど引けません.

骨髄液を吸引

骨髄液

骨髄穿刺針

皮膚
皮下組織
骨膜
骨皮質（緻密質）

骨髄液 — 骨髄

巨核球　リンパ芽球　骨髄球

白血病の診断

赤芽球　骨髄芽球　単芽球

骨髄組織を円柱状にくり抜く

骨髄組織

骨髄生検針

骨組織　脂肪

骨髄線維症？

悪性リンパ腫の骨髄浸潤？

血液細胞

リンパ節に関する検査
▶ リンパ節の中身と腫れ具合

リンパ節生検では，リンパ節を採取し，内部の構造やリンパ球などの細胞を観察します．リンパ節に腫脹がある（腫れている）とき，原因を調べるために行います．特に悪性リンパ腫 ⟨142⟩の診断において重要です．必要に応じて，リンパ節の大きさや，全身のリンパ節の状態を調べる画像検査も行われます．

リンパ節生検の対象
リンパ節生検を行うのは，例えばリンパ節が腫れていて
- 正常より明らかに**大きい**（2cm以上）
- 月単位で腫れていて，**縮小傾向がない**
- **悪性リンパ腫**が疑われる
- **がん**（血液以外のがんも含む）のリンパ節転移が疑われる

場合などです．

検査する部位
腫脹したリンパ節が複数ある場合は，なるべく
- 異常が最も明らかなもの
- 体表に近いもの

を選んで検査します．

リンパ節生検の実際
リンパ節の採取は，通常，手術という形で，外科系の医師が行います．採取する部位によっては全身麻酔が必要なこともあり，身体に負担がかかる検査です．

通常は，リンパ節を丸ごと採取しますが，一部を切り取って検査することもあります．

検査室で行うこと
採取したリンパ節を，用途に応じて切り分けます．病理組織学検査（次項）や，表面マーカー検査 ⟨82⟩，染色体・遺伝子検査 ⟨84⟩などに用います．

病理組織学検査
採取された組織を薬品で処理し，観察しやすいように薄くスライスして染色することで組織標本を作製します．必要に応じて，蛍光抗体法 ⟨109⟩なども追加します．これらの標本を，顕微鏡で観察して診断します．

画像検査
全身のリンパ節のうち，どこのリンパ節がどれくらい腫れているかは体表からはわかりません．このため，CT検査などでリンパ節腫脹の有無や場所，程度を調べます．リンパ節が明瞭に描出されやすい，造影CTを用いることが多いです．

PET/CT
PET（positron emission tomography）とは，グルコース（ブドウ糖）の代謝を可視化した画像検査です．悪性リンパ腫などのがん細胞は，ほかの細胞に比べて活発でエネルギー源としてグルコースを多く代謝しています．この代謝をカメラで捉え，CT画像と組み合わせると，どこにがんがあるかがわかりやすくなります．ただ，1cm以下の小さながんや，がんの種類によっては写りにくいことなどが欠点です．

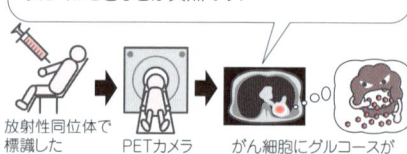

放射性同位体で標識したグルコースを体内に注射.　PETカメラで撮影.　がん細胞にグルコースが多く集まるため,がんを発見できる.

37 リンパ節生検

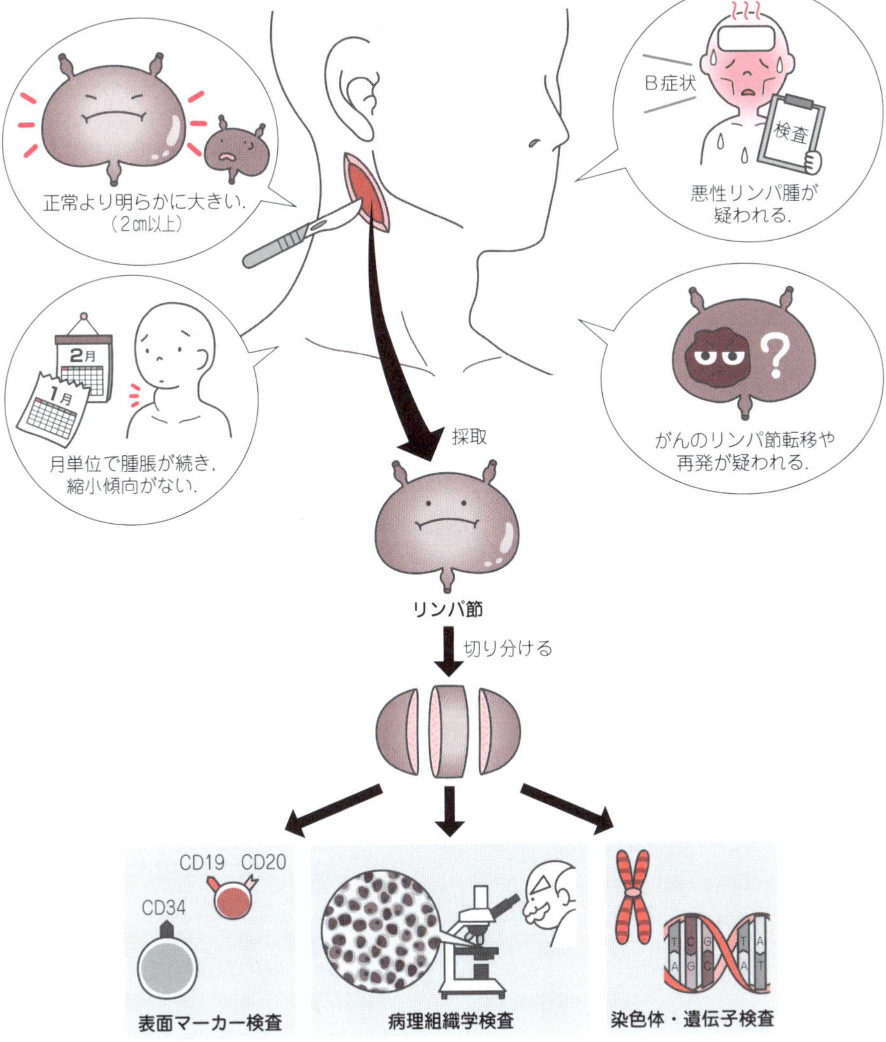
正常より明らかに大きい．
（2㎝以上）
B症状
検査
悪性リンパ腫が
疑われる．
2月
1月
月単位で腫脹が続き，
縮小傾向がない．
がんのリンパ節転移や
再発が疑われる．
採取
リンパ節
切り分ける
CD19
CD20
CD34
表面マーカー検査
病理組織学検査
T C G T A
A G C A T
染色体・遺伝子検査

リンパ節生検を行わない場合

リンパ節腫脹があっても，例えば感染症が原因として考えられる場合では，必ずしもリンパ節生検は行いません．これは，より負担の少ない血液検査や細菌検査で原因となる微生物がわかり，診断や治療につながるためです．ただし，結核によるリンパ節腫脹の場合は特徴的な変化 146 が見られるので，生検を行うことがあります．

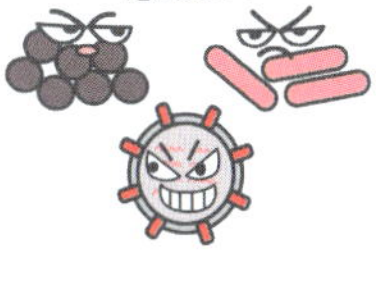
感染症？

表面マーカー検査
▶ 細胞の「目印」を見る検査

例えば，顕微鏡で見るリンパ球は，B細胞でもT細胞でも同じように見えますが，細胞表面の構造には違いがあります．表面マーカー検査は，この違いに注目して，細胞の種類を判別する検査です．

表面マーカー

細胞膜には多種多様な蛋白質があり，これらは細胞の種類や状態，成熟度によって異なります 12．このうち，細胞の種類を特定する手がかりとなるものを
- 表面マーカー

とよびます．

細胞がもつ表面マーカーの種類を調べるために
- フローサイトメトリー

という方法を用います．これは細胞の構造や機能を光学的に調べる方法で，血液細胞に限らず，動物や植物などの分析にも用いられています．

検体

主に骨髄検査，リンパ節生検で採取した細胞を調べます．末梢血も用いられます．できるだけ新鮮な細胞でなければ正確な結果が得られないため，採取したらすぐに検査します．

表面マーカーの表記

表面マーカーのうち，重要なものは
- CD番号（cluster of differentiation）

をつけて分類しています．
例えば，成熟した正常な B 細胞の表面には CD19，T細胞には CD3 などの表面マーカーがあります．

検査の原理と流れ

細胞にレーザー光を当てると，
①光が散乱
します．細胞の大きさや構造によって，光が散乱する程度が異なります．このしくみを利用して，細胞を大まかに分類します．

散乱光による分類では，リンパ球，顆粒球などの区別ができます．

続いて，表面マーカーの検出です．こちらは抗原抗体反応 44 を利用します．例えば表面マーカーであるCD3に対する抗体（②）を人工的につくり，これに
- **レーザー光をあてると発光する ③蛍光色素**

をつけておきます．検体にこの抗体を加えると，CD3をもつ細胞と結合します（④）．これにレーザー光をあて，⑤発光した量を調べることで，検体中にどれくらいCD3をもつ細胞が含まれるかがわかります．

抗体の種類を変えることで，何種類もの表面マーカーを調べることができます．

表面マーカーによる分類では，細胞の詳しい種類がわかります（例えば，B細胞とT細胞を区別できる）．

特徴

フローサイトメトリーの利点は，
- **多くの細胞を短時間で調べられる**

ことです．例えば，病理組織検査などでは結果が出るまでに数日かかりますが，この検査では翌日に主な結果が出ます．そのため，1日も早く診断して治療を開始する必要がある場合などに，とても役に立ちます．

38 表面マーカー検査 （抗原抗体反応を用いて抗体を表面の蛋白質＝抗原に反応させることから，**表面抗原検査**ともよばれている）

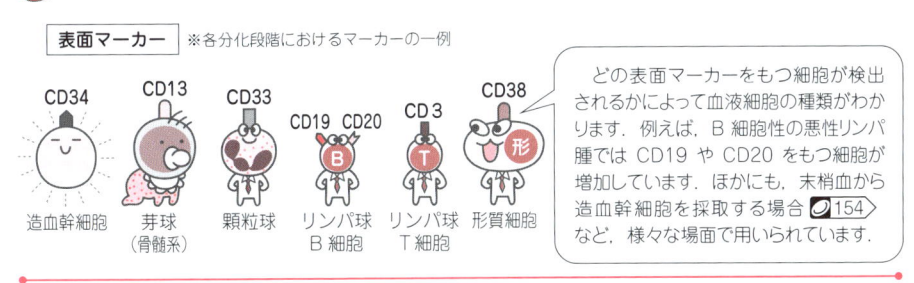

表面マーカー ※各分化段階におけるマーカーの一例

CD34 造血幹細胞
CD13 芽球（骨髄系）
CD33 顆粒球
CD19 CD20 リンパ球 B細胞
CD3 リンパ球 T細胞
CD38 形質細胞

> どの表面マーカーをもつ細胞が検出されるかによって血液細胞の種類がわかります．例えば，B細胞性の悪性リンパ腫では CD19 や CD20 をもつ細胞が増加しています．ほかにも，末梢血から造血幹細胞を採取する場合 ◯154 など，様々な場面で用いられています．

血液の検査

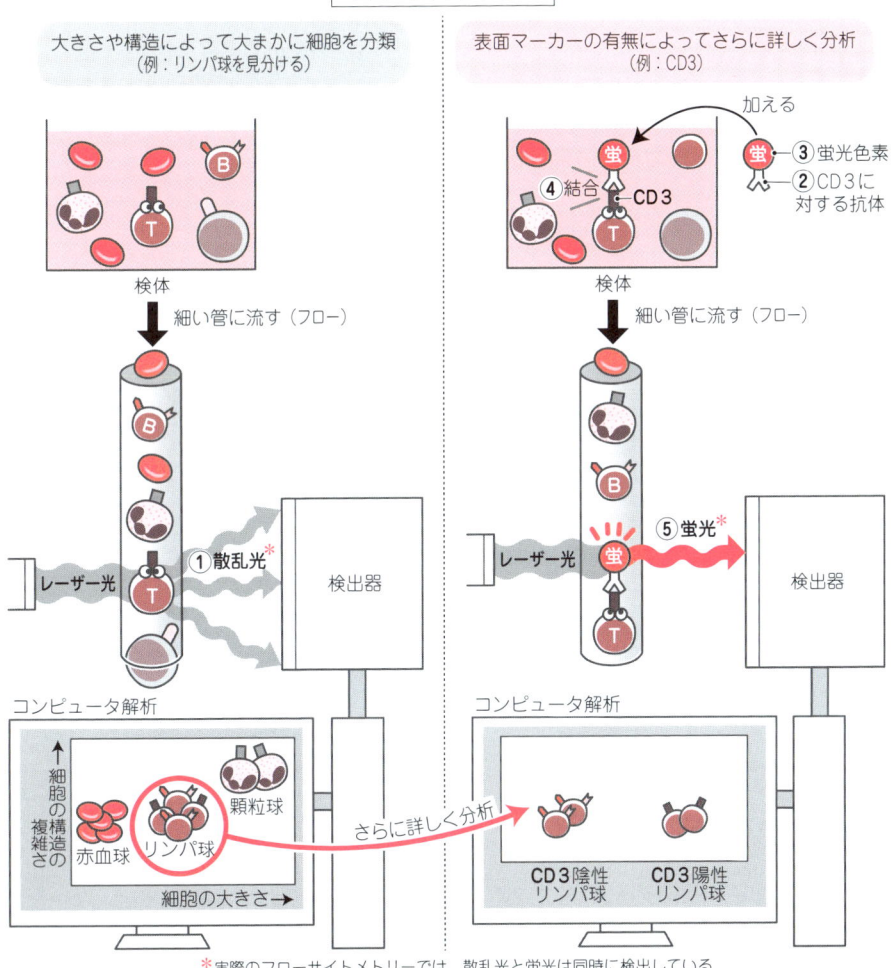

フローサイトメトリー

大きさや構造によって大まかに細胞を分類（例：リンパ球を見分ける）

表面マーカーの有無によってさらに詳しく分析（例：CD3）

加える
蛍 ③蛍光色素
②CD3に対する抗体
④結合 CD3
検体
細い管に流す（フロー）
⑤蛍光*
レーザー光
検出器

検体
細い管に流す（フロー）
①散乱光*
レーザー光
検出器

コンピュータ解析
↑細胞の複雑構造さの
顆粒球
赤血球 リンパ球
細胞の大きさ→

さらに詳しく分析

コンピュータ解析
CD3陰性リンパ球 CD3陽性リンパ球

*実際のフローサイトメトリーでは，散乱光と蛍光は同時に検出している．

染色体検査・遺伝子検査
▶ 細胞の設計図を調べる検査

ここでは，細胞の設計図である染色体や遺伝子を調べる方法をみていきます．これらの検査は白血病などの後天性の疾患だけでなく，血友病の保因者診断など，先天性の疾患の精査にも用いられます．

染色体や遺伝子の異常と疾患

細胞が分裂する際などに染色体の数や形が変化してしまったり，遺伝子の塩基配列 🖉13 がもとの配列と異なって複製されてしまったりすることがあります．これらはやがて，細胞分裂や蛋白質をつくる際の異常につながり，ひいては病気の発症にも影響する可能性があります．このような染色体の数や形の変化を

- **染色体異常**

とよび，また塩基配列の変化を

- **遺伝子異常**

とよびます．染色体は正常に見えても，塩基配列に異常がある（＝遺伝子異常がある）こともあり，注意が必要です．

近年研究が進み，これらの異常が疾患に与える影響，また，治療の効きやすさや生存期間などとの関係が解明されつつあります．

それでは，検査の詳細をみていきましょう．検体として，主に末梢血検査や骨髄検査，リンパ節生検などで採取した細胞を用います．

染色体検査

通常，染色体は核内にありますが，分裂中期 🖉14 にある細胞では，染色体が並ぶため取り出しやすくなります．ここで取り出した染色体に，観察しやすいように特殊な染色を施して（染色体分染法），その形状をコンピューターで分析します．

20個の細胞を解析して，

- **同じ異常のパターンが2つ以上の細胞で検出された場合**

染色体異常があると判断します．

主な異常のパターンには，

- **欠失**（染色体の一部が**なくなる**）
- **転座**（染色体の一部が**他の染色体と入れ替わる**）
- **トリソミー**（2本もつはずの染色体を**3本**もつ）
- **モノソミー**（2本もつはずの染色体を**1本だけ**もつ）

などがあります．

遺伝子検査

染色体上にある塩基配列を全て調べることは，手間と時間がかかります．しかし，遺伝子の塩基配列がどのようなパターンの配列に変わると病気が発症するかについては，ある程度わかっています．そのため，特定の異常パターンの配列にしぼって，その有無と量を調べる方法が主に行われています．

代表的な方法としてポリメラーゼ連鎖反応法（PCR法）があります．

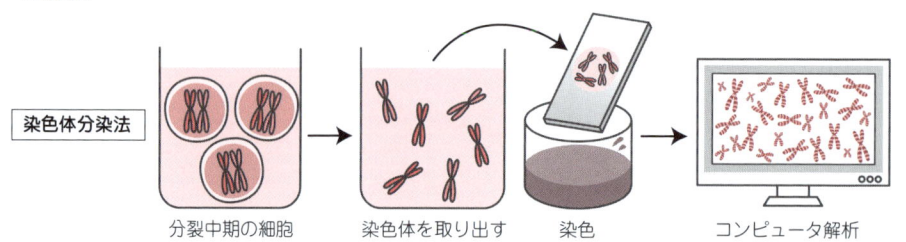

染色体分染法　　分裂中期の細胞　　染色体を取り出す　　染色　　コンピュータ解析

㊴ 染色体検査・遺伝子検査

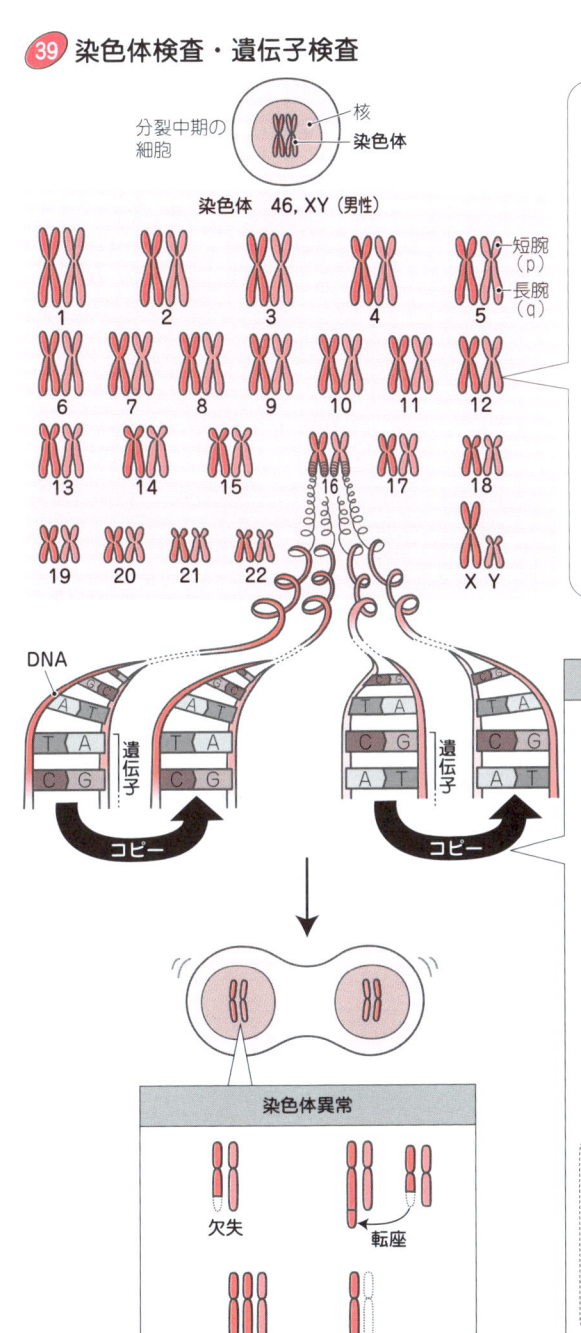

分裂中期の細胞
核
染色体

染色体　46, XY（男性）

短腕（p）
長腕（q）

1　2　3　4　5
6　7　8　9　10　11　12
13　14　15　16　17　18
19　20　21　22　X Y

DNA

A T
T A　遺伝子
C G

T A
C G　遺伝子
A T

コピー　　コピー

染色体異常

欠失　　転座

トリソミー　モノソミー

染色体

ヒトの染色体には
・22対の**常染色体**（男女共通の染色体）
・1対の**性染色体**（男女で異なる染色体）
があります．常染色体は大きいものから順に番号が割りあてられています．性染色体にはXとYの2種類があり，男性はXとYを1本ずつ，女性はXを2本もちます．染色体は父母から1本ずつ受け継ぎ，2本で1対となっていて，合計46本です．
・**男性は 46, XY，女性は 46, XX**
と表記し，さらに異常の起こっている場所を記載します．例えば，9番染色体と22番染色体の転座なら，
・**46, XY t(9; 22)(q34; q11)**
となります（tは転座，q34とq11はそれぞれ染色体上の入れ替わった場所を表す）．

遺伝子異常

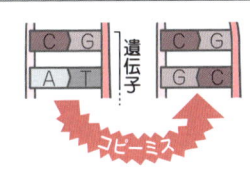

C G
A T　遺伝子

C G
G C　遺伝子

コピーミス

　実際に病気が発症するためには，遺伝子の異常は単一のものではなく，複数の異常が重なり合って起こっていると考えられています．つまり，検査でわかる異常が1つだけであったとしても，実際には検出されていない（解明されていない）遺伝子異常が，ほかにもあるかもしれないということです．

　微量で検出しにくい塩基配列の異常を，コピーをたくさんつくらせることで検出しやすくする方法を
・**ポリメラーゼ連鎖反応法**
（PCR：polymerase chain reaction）
といい，様々な分野で利用されています．

血液の検査

血液型検査
▶ 赤血球の抗原と血清中の抗体を検出

血液型の判定は,特に輸血時に重要です.患者さんの血液型に適合しない血液製剤での輸血は,重篤な反応である急性溶血性副作用 *178* につながりかねないからです.

血液型は赤血球膜上の抗原と血清中の抗体によって決まるため,末梢血を赤血球と血清に分離して調べます.

ABO血液型の検査
ABO血液型の検査は2種類あり,抗原抗体反応を利用します.

まず,①患者さんの赤血球に,②A型血球に対する抗体(抗A抗体)を含む血清,B型血球に対する抗体(抗B抗体)を含む血清をそれぞれ加えて,凝集するかを見ます.このように,
- 赤血球の抗原を調べる検査を
- オモテ試験

とよびます.

次に,③患者さんの血清に,④検査用のA型血球,B型血球をそれぞれ加えて凝集するかを見ます.このように
- 血清中の抗体を調べる検査を
- ウラ試験

とよびます.

これらの検査での凝集のパターンから,ABO血液型を判定します.

血液型検査の例
例えば,患者さんがA型の場合,① 赤血球にはA抗原だけがあるので,オモテ試験では ② 抗A抗体を加えたときのみ凝集します.一方,③ 血清には抗B抗体があるので,ウラ試験では ④ B型血球のみで凝集します.これで初めて血液型がA型と確定するのです.

同様に,B型の場合,抗B抗体とA型血球で,AB型では抗A抗体と抗B抗体で,O型はA型血球とB型血球で,それぞれ凝集します.

Rh血液型の検査
Rh血液型は,赤血球膜上にD抗原があるかどうかで決まります.

これを,患者さんの赤血球に検査用の抗D抗体を加えて調べます.凝集すればRh(＋)と判定しますが,凝集しない場合はRh(－)の可能性があります.Rh(－)かどうか確定するためには,さらに詳しい検査が必要です.

患者さんの血液中にあって赤血球に反応する抗体は,ほかにも多くの種類があります.輸血の前には,不規則抗体検査 *176* でこれらの有無を調べます.

検査の不一致
もし,オモテ試験とウラ試験の結果が一致しない場合があれば,判定保留として再検査を行います.

原因として,ほかの患者さんの検体と取り違えてしまった場合や,何らかの疾患が背景にある可能性もあります.特に白血病などの血液疾患の場合,ABO抗原自体が弱く検査で反応しにくい状態があり得るので,正確に血液型が判定できないことがあります.不正確な血液型に基づいて輸血をすると,不適合輸血となるおそれがあり,厳重な注意が必要です.

イメージするカラダのしくみ

40 血液型検査

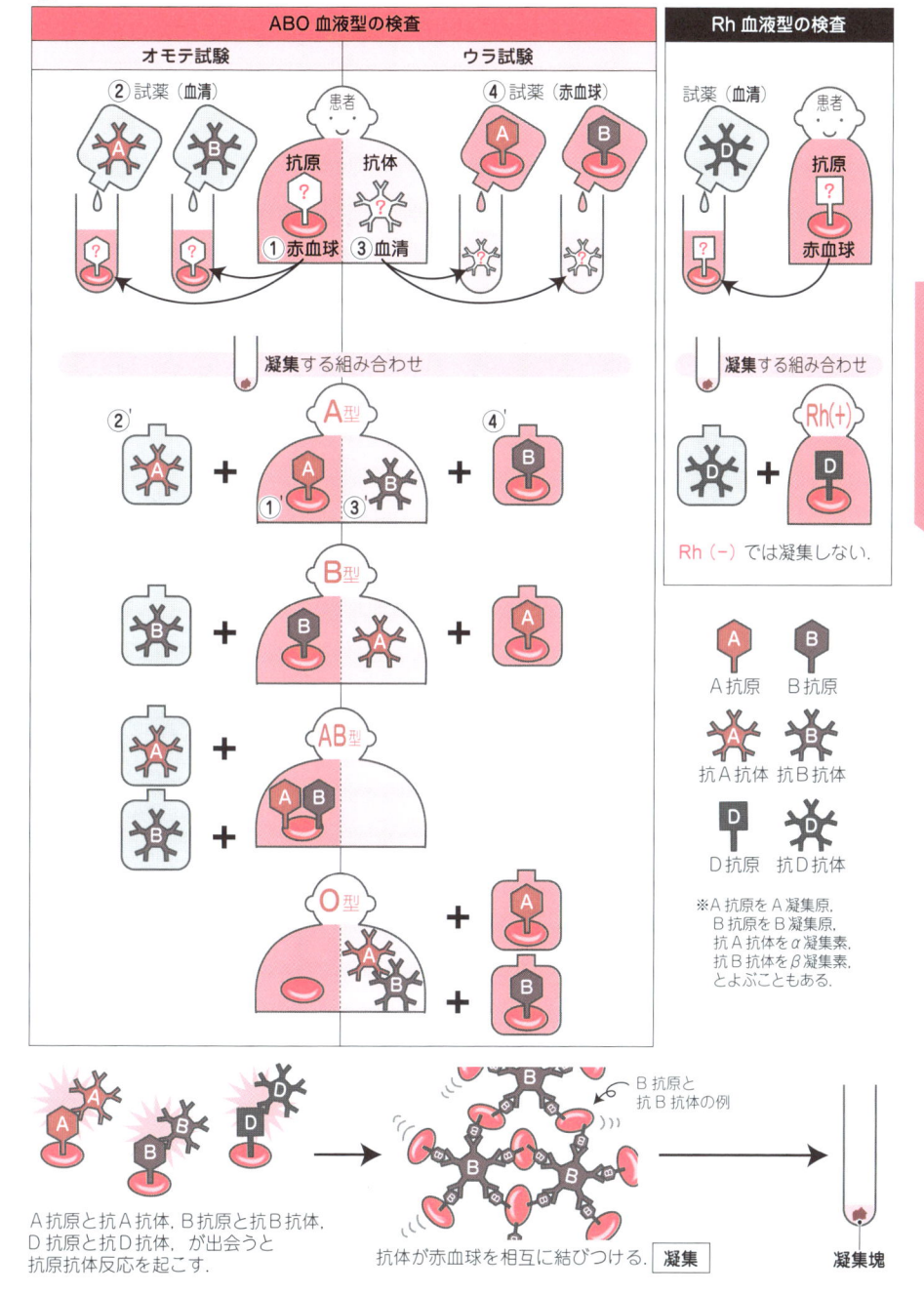

ABO 血液型の検査			Rh 血液型の検査
オモテ試験	ウラ試験		

② 試薬（血清）　　患者　　④ 試薬（赤血球）　　　試薬（血清）　　患者

抗原　抗体　　　　　　　　　　　　　　　　抗原
？　　？　　　　　　　　　　　　　　　　　？
① 赤血球　③ 血清　　　　　　　　　　　　　赤血球

凝集する組み合わせ　　　　　　　　　　　　凝集する組み合わせ

②'　　　A型　　④'　　　　　　　　Rh(+)

① ③

Rh (−) では凝集しない.

B型

AB型

O型

A抗原　B抗原

抗A抗体　抗B抗体

D抗原　抗D抗体

※A 抗原を A 凝集原,
　B 抗原を B 凝集原,
　抗 A 抗体を α 凝集素,
　抗 B 抗体を β 凝集素,
　とよぶこともある.

B 抗原と
抗 B 抗体の例

A抗原と抗A抗体, B抗原と抗B抗体,
D抗原と抗D抗体, が出会うと
抗原抗体反応を起こす.

抗体が赤血球を相互に結びつける.　凝集

凝集塊

血液の検査

溶血に関する検査
▶ 赤血球に結合する抗体を検出する

溶血とは，赤血球が生理的寿命を迎える前に壊れることです 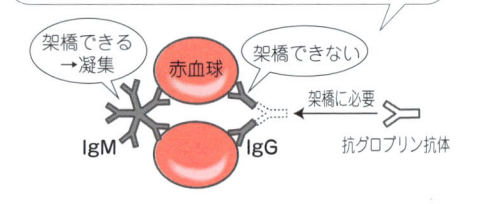118〉．その一因となる，赤血球に結合する抗体を調べる検査について説明します．赤血球に結合した抗体は，補体やマクロファージを活性化して，溶血を生じます．

クームス試験（抗グロブリン試験）
赤血球に結合する抗体（グロブリン）の有無を調べる検査です．
- 抗ヒトグロブリン抗体

という，「赤血球に結合している抗体」だけに結合する抗体を用います．

溶血が，免疫反応によって起こっているかどうか判断する際に，有用な検査です．

抗グロブリン抗体
抗体や補体に結合するよう作られた「抗体に結合する抗体」です．

クームス試験には，直接法と間接法の2種類があります．まずは直接法です．

直接クームス試験
この検査では
- すでに赤血球に結合している**抗体**

の有無を調べます．

方法は，
- 患者さんの赤血球を分離して
- 抗ヒトグロブリン抗体と混合

します．赤血球に結合している抗体がある場合，これと抗ヒトグロブリン抗体とが結合して，
- 赤血球が凝集

します．この状態を
- 直接クームス試験陽性

といいます．

例えば，自己免疫性溶血性貧血 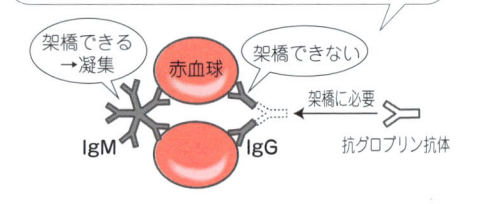120〉では，赤血球に対する自己抗体が赤血球に結合しているため，直接クームス試験が陽性となります．

続いて，間接法について説明します．

間接クームス試験
この検査では，
- 血清中に遊離している
- まだ赤血球と結合していない**抗体**

の有無を調べます．

方法は，
- 患者さんの血清を分離して
- 検査用の赤血球と混合

します．血清中に赤血球に結合する抗体がある場合，検査用の赤血球に結合します．

これを，直接法と同様に
- 抗ヒトグロブリン抗体と混合して
- 赤血球が凝集

した場合に
- 間接クームス試験陽性

といいます．

輸血の直前に行う不規則抗体検査 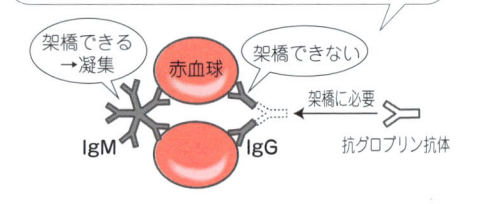176〉は，この間接クームス試験を利用したものです．

抗体と凝集との関係

血液型検査では，例えば，A型血球に抗A抗体を加えるだけで凝集しました．しかし，クームス試験では，赤血球に抗体が結合しているにも関わらず，抗グロブリン抗体を加えないと凝集は起こりません．これは，抗A抗体が大きく結合力の強い（凝集しやすい）IgMであるのに対して，クームス試験で検出できる抗体は，比較的小さく凝集しにくいIgGであるためです．抗体が結合した赤血球が凝集を起こすためには，ほかにも温度など様々な条件が関わっています．

架橋できる→凝集　赤血球　架橋できない

架橋に必要

IgM　IgG　抗グロブリン抗体

41 溶血に関する検査

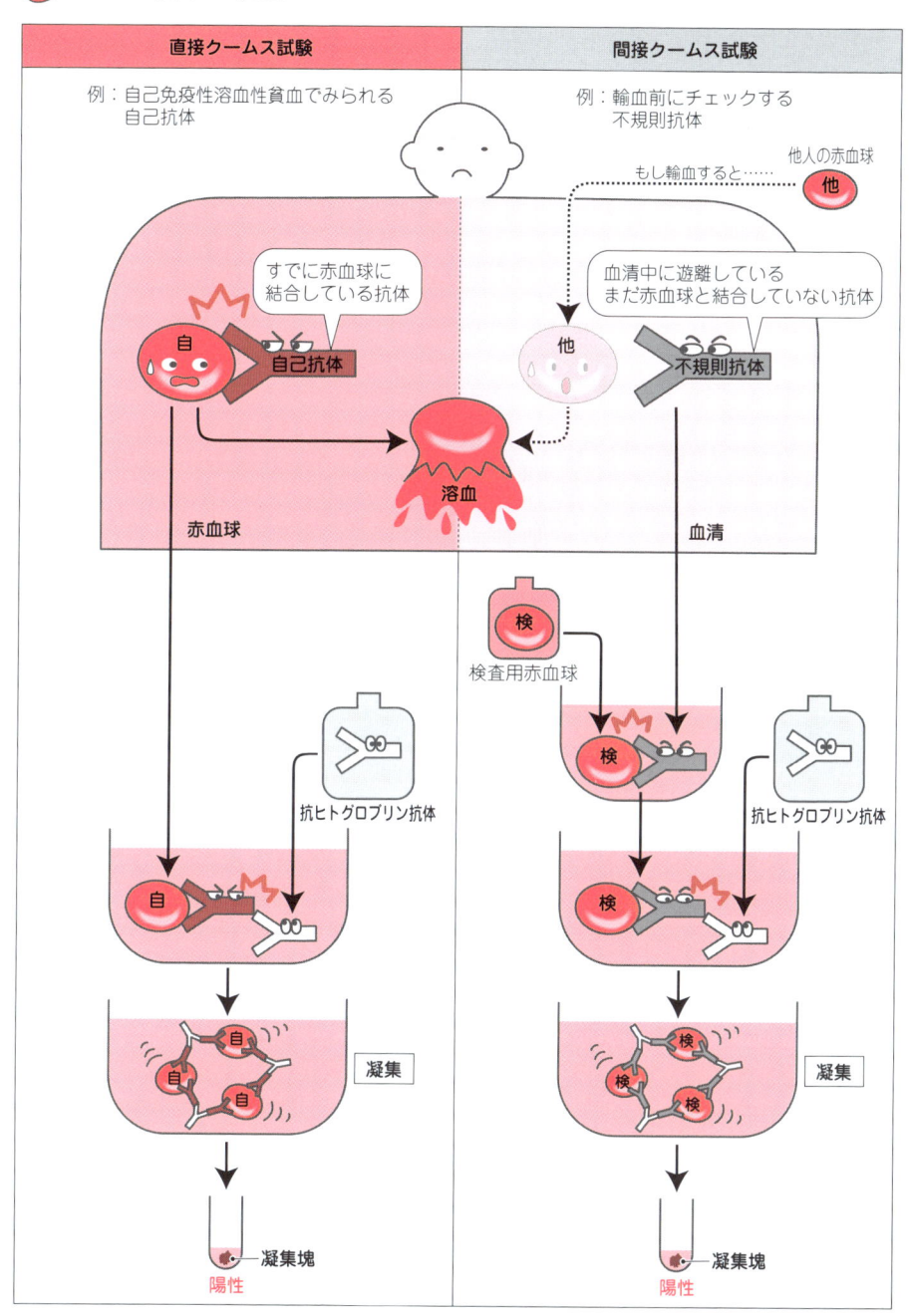

国試を読み解こう！
▶ 血液の検査に関する問題

あん摩マッサージ指圧師国試 16-35

ヘマトクリットについて**誤ってい
る**記述はどれか.

1. 貧血で低下する.
2. 脱水状態で低下する.
3. 赤血球容積比と呼ばれる.
4. 成人男性の正常値は約45%である.

医学CBT (164)D-1-(4)—④-1

出血時間の延長に関わるのはどれか.

a. フォンヴィレブランド因子
b. 第Ⅹ因子
c. 第Ⅸ因子
d. 第Ⅷ因子
e. 第Ⅶ因子

ヘマトクリットとは，血液全体に占める赤血球容積の割合のことです.

○ 1. 貧血では赤血球数が少なくなるため，ヘマトクリットは低下します.

✕ 2. 脱水状態では血液が濃縮される（血漿成分が少なくなる）ため，ヘマトクリットは上昇します.

○ 3 ヘマトクリットは，日本語では赤血球容積比とよばれます.

○ 4. 成人男性のヘマトクリットの正常値は，40〜54%です.

以上より正解は 2 です.

出血時間は，一次止血の状態を調べる検査です．選択肢のうち，一次止血に関わるのはフォンヴィレブランド因子 (a) のみです．凝固因子 (b〜e) はいずれも，二次止血に関与します.

以上より正解は a です.

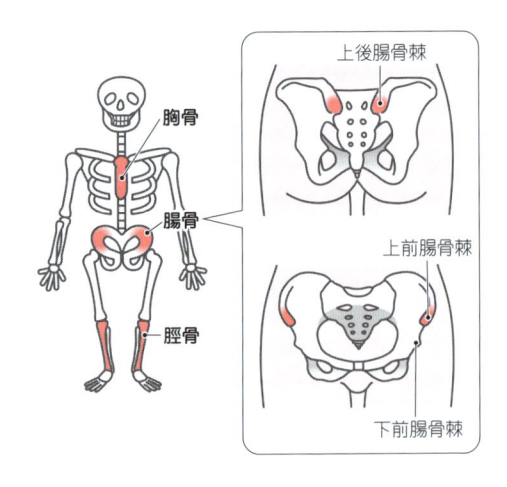

上後腸骨棘
胸骨
腸骨
上前腸骨棘
脛骨
下前腸骨棘

医師国試 104B12

　IgG型M蛋白血症の65歳女性に行う骨髄検査の適切な穿刺部位はどこか．
a．胸骨正中第2肋間部
b．胸骨正中第4肋間部
c．上後腸骨棘
d．下前腸骨棘
e．脛骨近位部

　骨髄検査の主な目的は，造血の状態の評価です．したがって，骨髄穿刺の際は，造血が行われていると考えられる部位を選びます．

　胸骨，腸骨はいずれも成人の造血部位で，骨髄検査の穿刺部位として選択されます．ここで対象とする患者さんの特性に注目すると，高齢女性であることから骨粗鬆症の可能性があります．またIgG型M蛋白血症とあり，多発性骨髄腫により骨が脆弱化している可能性があります．このような背景から，本症例は骨折の危険性が高いとみなします．胸骨 (a, b) は厚さが1cm程しかないため，穿刺による骨折の危険性が高く，本症例では胸骨の穿刺は避けるべきと考えられます．

　次に腸骨です．下前腸骨棘 (d) の前面には筋肉や神経，主要な血管などがあり，穿刺時にこれらを傷つける危険性があります．一方，上後腸骨棘 (c) は体表から触知できるほど浅い部位にあり，穿刺時にほかの組織を損傷する危険性が低いです．このため，成人の骨髄検査の穿刺部位は，上後腸骨棘が最も適しています．

　脛骨近位部 (e) は，小児の骨髄検査の穿刺部位として選択することがありますが，成人では造血が行われていないため不適です．

　以上より正解は c です．

柔道整復師国試 18午前63

　抗A抗体 (α凝集素) があるのはどの血液型か．2つ選べ．
1．A型
2．B型
3．AB型
4．O型

　ABO血液型では，自分の赤血球に反応しない抗体をもつという法則 (ラントシュタイナーの法則 📖 32) があります．すなわち
× 1．A型の血清中には抗B抗体
◯ 2．B型の血清中には抗A抗体
があります．
× 3　AB型の血清中には抗A抗体，抗B抗体のどちらもありません．
◯ 4．O型の血清中には抗A抗体，抗B抗体の両方があります．

　以上より正解は 2 と 4 です．

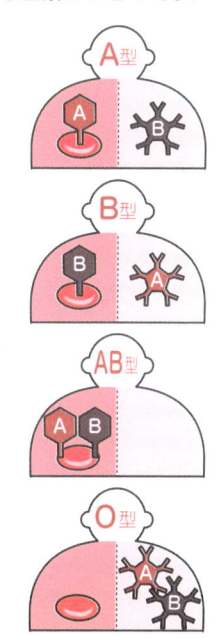

6. 理解を深める疾患編

　この章では，代表的な血液疾患を取り上げます．

　まずは，症候および検査値異常です．赤血球数の異常である**貧血**や**多血症**，**白血球増加症**および**白血球減少症**，そして止血の異常による症候である**出血傾向**，過剰な血栓が生じる**血栓傾向**について，原因となる疾患や具体的な症状をみてみましょう．リンパ組織の異常所見である**リンパ節腫脹**や**脾腫**も扱います．

　続いて赤血球の疾患です．本書で扱うのは，全て赤血球数が減少する「～貧血」ですが，病態は多様です．鉄不足が原因で生じる**鉄欠乏性貧血**，分化障害により生じる**巨赤芽球性貧血**や，ほかの疾患が原因で生じる**慢性疾患に伴う貧血**，造血のもととなる細胞がなくなる**再生不良性貧血**，赤血球が過剰に壊される**溶血性貧血**について解説します．

　中盤は造血器腫瘍，すなわち血液のがんです．**造血器腫瘍の特徴**に続き，それぞれの腫瘍に注目します．未熟な白血球が腫瘍化した**急性白血病**，数々の血液疾患と重複あるいは移行する**骨髄異形成症候群**，成熟血球が増殖する**骨髄増殖性腫瘍**，リンパ組織に生じる**悪性リンパ腫**について理解しましょう．ウイルスが原因の**成人T細胞白血病/リンパ腫**や，形質細胞の腫瘍である**多発性骨髄腫**も扱います．造血器腫瘍の**化学療法**や**造血幹細胞移植**についても簡潔に解説します．

　後半は，止血異常や血栓形成に関連する疾患です．免疫の異常により血小板が減少する**免疫性血小板減少性紫斑病**，血小板血栓が過剰に生じる**血栓性血小板減少性紫斑病**，遺伝性の凝固因子異常である**血友病**，同じく遺伝性の止血異常である**フォンヴィレブランド病**，栄養不足による凝固因子の欠乏である**ビタミンK欠乏症**，凝固・線溶の連続的かつ複合的な異常である**播種性血管内凝固**を扱います．出血傾向という症候に注目し，血管壁の異常である**IgA血管炎**も紹介します．

　マクロファージの暴走による**血球貪食症候群**もみてみましょう．

　章末には，**輸血**の種類や必要な検査，副作用をまとめています．

　本章により，解剖生理の理解が臨床に直結することが実感できるはずです．また，これまでの内容の理解度の確認や，知識の整理にも役立つことでしょう．

血液疾患の全体像と分類
▶ どの段階で異常が生じるのか見てみよう

42 血液疾患の全体像と分類

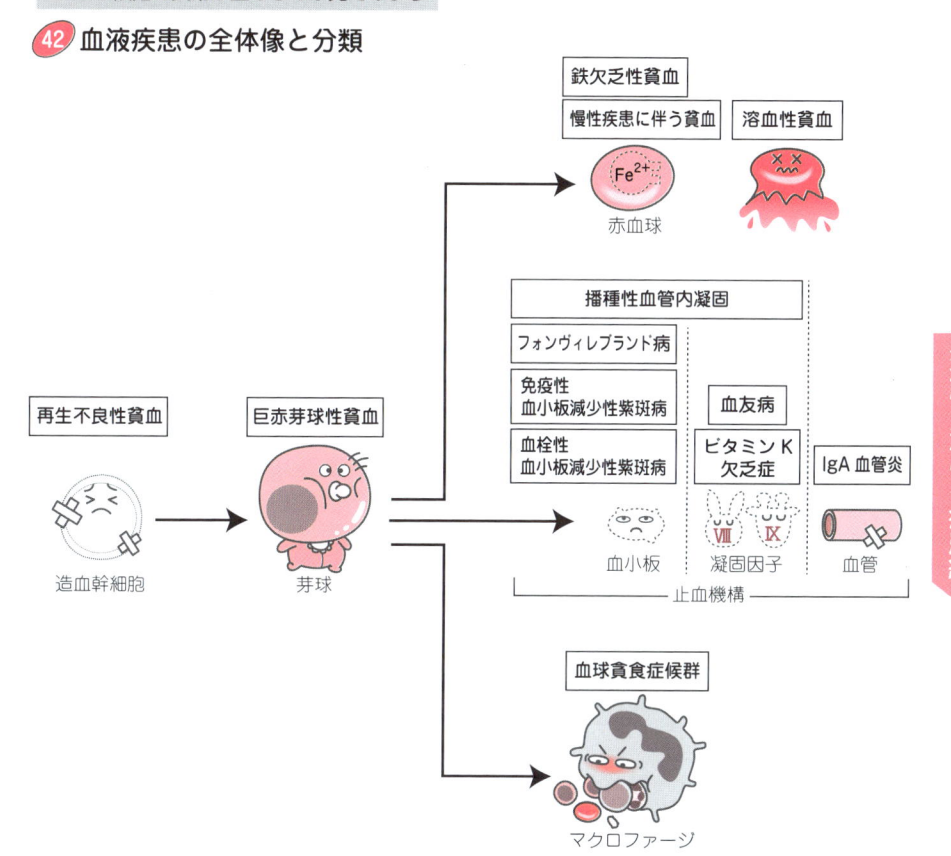

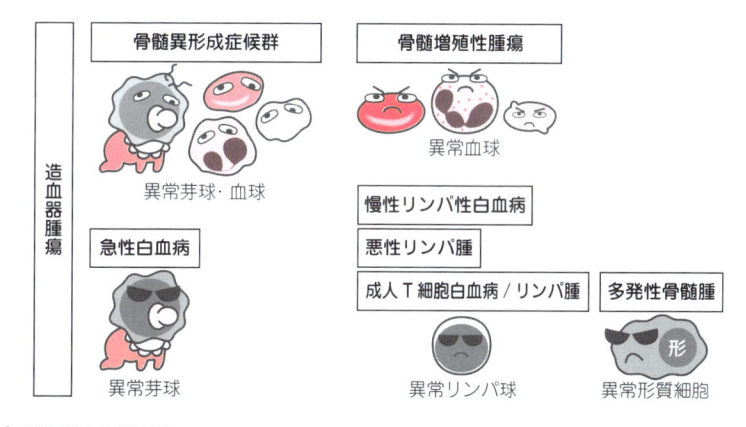

貧血1
▶ 貧しい血とは何か

貧血という言葉は，一般的にもよく使われますが，医学的にはどのような状態を指すのでしょうか．

貧血の定義
貧血とは，医学的には
- **血中ヘモグロビン濃度**の低下

を指します．本来は，赤血球が少ない状態を指しますが，赤血球の役割である酸素を運搬する能力は，血中ヘモグロビン濃度と比例しているためです．血液の全体量が減少している状態（循環血液量の不足）は，貧血とは異なるので注意しましょう．

貧血の基準は，おおむね
- **血中ヘモグロビン濃度**
  <11～13g/dL

です．但し，基準値は年齢や性別によって異なります．

貧血の原因は大きく3つに分けられます．

貧血の原因
原因として最も多いのは
- **赤血球**の**産生低下**

です．ヘモグロビンを構成する鉄の不足（鉄欠乏性貧血 🖲112），赤血球がうまく成熟できない（巨赤芽球性貧血 🖲124），造血因子であるエリスロポエチンの産生低下（腎性貧血 🖲76）など，さらに細かく分けられます．

そのほかの原因として
- **赤血球**の**破壊亢進**
  （溶血性貧血 🖲118，脾機能亢進 🖲110）
- **赤血球**の**喪失**
  （外傷や手術による大量出血など）

が挙げられます．これらの状態では，失われる赤血球の量が多く，新しい赤血球の産生が追いつかないために貧血となります．

43 貧血の原因

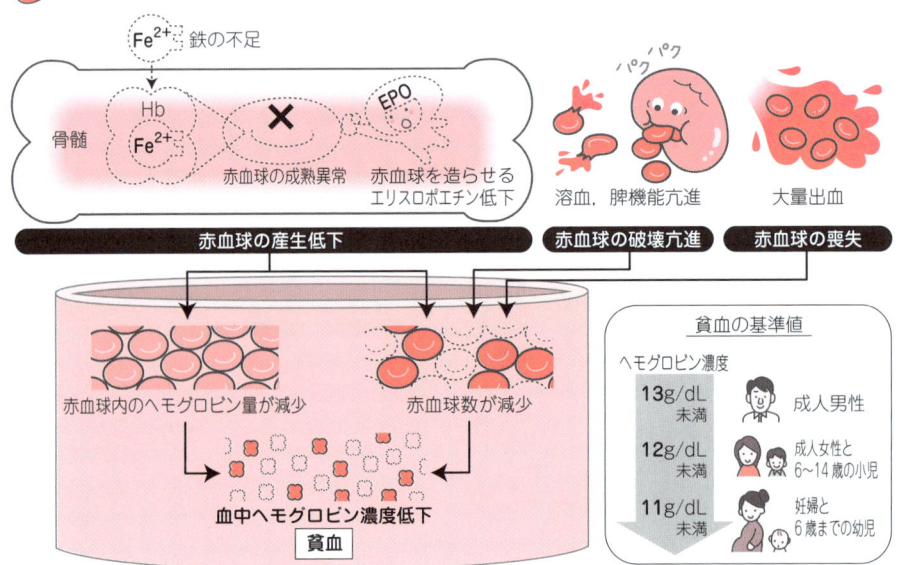

骨髄　Fe²⁺ 鉄の不足　Hb　Fe²⁺　✕　赤血球の成熟異常　EPO　赤血球を造らせるエリスロポエチン低下　パクパク　溶血，脾機能亢進　大量出血

赤血球の産生低下　赤血球の破壊亢進　赤血球の喪失

赤血球内のヘモグロビン量が減少　赤血球数が減少

血中ヘモグロビン濃度低下
貧血

貧血の基準値
ヘモグロビン濃度
- **13g/dL** 未満　成人男性
- **12g/dL** 未満　成人女性と6～14歳の小児
- **11g/dL** 未満　妊婦と6歳までの幼児

※慢性疾患に伴う貧血 🖲114 や慢性腎障害，肝硬変など血液疾患以外の原因により生じる貧血は**二次性貧血**とよばれる．

貧血の際には，しばしば赤血球の大きさや赤血球中のヘモグロビン濃度にも変化が生じます．これらの値から，貧血の原因を推定することができます．

貧血の分類

赤血球1個あたりの大きさを表す
- **平均赤血球容積**（MCV）

や，赤血球中のヘモグロビン濃度を表す
- **平均赤血球ヘモグロビン濃度**（MCHC）

の値により分類します **72**．

MCVが基準値よりも大きければ「大球性」，基準値の範囲内ならば「正球性」，小さければ「小球性」といいます．貧血の分類において重要な指標です．

MCHCも参考として用いられ，基準値の範囲内ならば「正色素性」，低ければ「低色素性」といいます．

これらの指標にもとづき，貧血をさらに「小球性低色素性貧血」「正球性正色素性貧血」「大球性正色素性貧血」などと分類します．

		平均赤血球ヘモグロビン濃度（MCHC）	
		正色素性	低色素性
平均赤血球容積（MCV）	大球性	巨赤芽球性貧血	
			溶血性貧血 骨髄異形成症候群 出血
	正球性	再生不良性貧血 急性白血病 骨髄線維症 多発性骨髄腫 腎性貧血 脾腫	
	小球性		鉄欠乏性貧血 慢性疾患に伴う貧血

44 貧血の分類

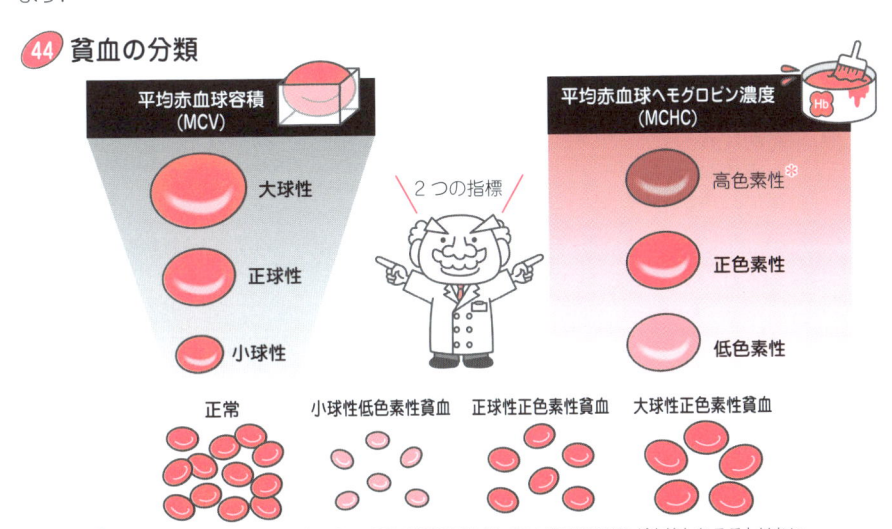

※赤血球中に含有できるヘモグロビンの量には限りがあり，基本的に MCHC が高値となることはない．

貧血2
▶ 全身の酸素不足による症状

ヘモグロビンの役割は，末梢組織に酸素を運ぶことです．貧血になると，酸素を十分に運べず，様々な症状が現れます．

症状

酸素と結合したヘモグロビンは赤色です．これが透けて見えるので，健康なときの皮膚や粘膜はピンクがかった色をしています．貧血ではヘモグロビンが少なくなるので，このピンク色が薄くなります．特に，本来は赤色であるまぶたの裏側（眼瞼結膜）の色が薄くなった状態である

- **眼瞼結膜蒼白（がんけん）**

は，貧血を強く示唆する所見です．

全身の症状としては，末梢組織へ酸素を十分に運べなくなるため

- **息切れ**
- **頭痛，めまい，耳鳴り**
- **易疲労感**，全身倦怠感，脱力感

などが出現します．

少ないヘモグロビンで，十分な量の酸素を運ぶために，血液のポンプである心臓は心拍数を増加させて，運ぶ回数を増やすことで対処します（代償）．このため

- **頻脈（脈が速い状態）**
- **動悸（心臓の鼓動を強く感じること）**

がみられます．このような状態では心臓はオーバーワークとなります．これが長期間続くと，心臓は疲れて，うまく血液を循環させられない

- **心不全 ♥130〉**

の状態になります．

外傷による大量出血で貧血になった場合など，日〜週単位で急速に生じた貧血では，症状が出現しやすいです．一方，月〜年単位でゆっくり進行する貧血（過多月経など少量で持続的な出血による鉄欠乏性貧血や，ビタミンB_{12}欠乏による巨赤芽球性貧血など）では，身体が貧血による低酸素状態に順応してしまうため，症状を自覚しにくいことがあり，注意が必要です．

本当の貧血ではない「脳貧血」

立ちくらみや失神などの症状を，患者さんが「（脳）貧血」と表現することがあります．これは脳への血流が一時的に低下したために起こる症状で，起立性低血圧や自律神経の障害などで生じます．ヘモグロビン濃度の低下である貧血とは異なるため，きちんと見分ける必要があります．ただし，高度な貧血では，正常な状態と比べて立ちくらみや失神も起こりやすくなります．

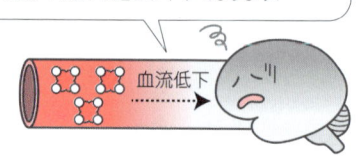

血流低下

---

45 貧血の症状

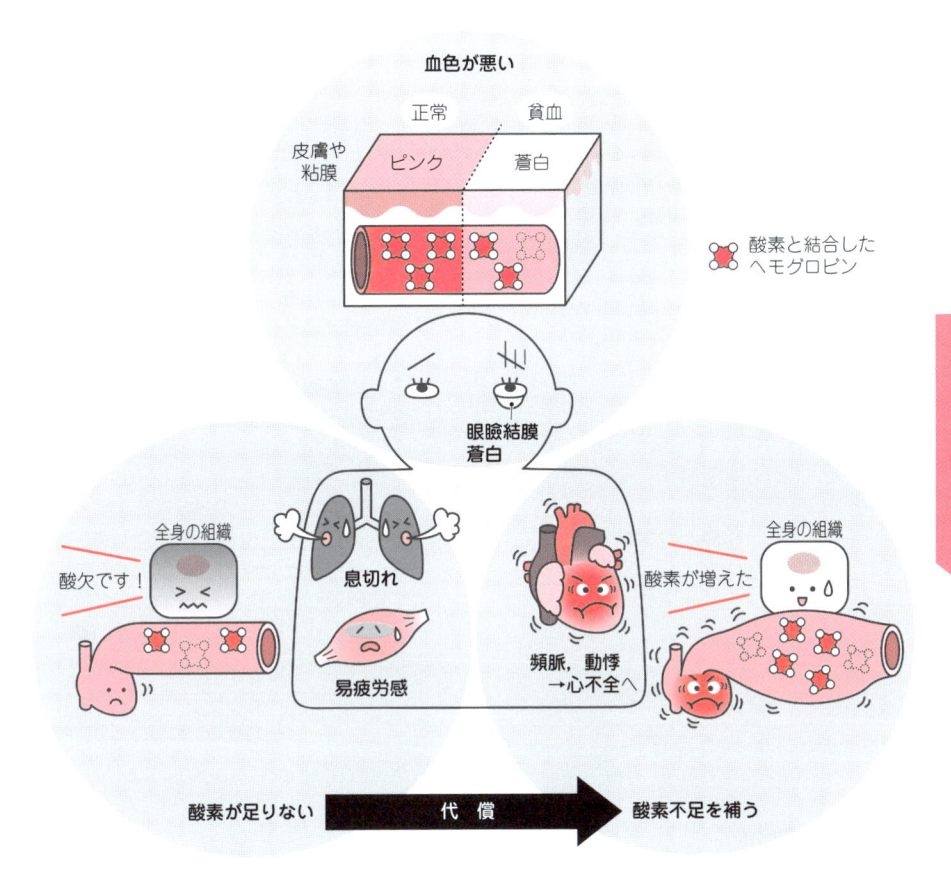

血色が悪い

正常 / 貧血

皮膚や粘膜 — ピンク / 蒼白

酸素と結合したヘモグロビン

眼瞼結膜蒼白

全身の組織 — 酸欠です！

息切れ

易疲労感

頻脈, 動悸 →心不全へ

全身の組織 — 酸素が増えた

酸素が足りない 代償 酸素不足を補う

理解を深める疾患編

チアノーゼ

貧血と並んで，「血色が悪い」とよばれる状態にチアノーゼがあります．これは，血液中で酸素と結合していないヘモグロビンである，
・**デオキシヘモグロビン** 94 **の増加**
によって起こります（デオキシヘモグロビンは暗赤色）．呼吸器疾患や先天性心疾患などで血液中の酸素飽和度が低下したときにみられる症状です．チアノーゼの語源は古代ギリシャ語で「暗い青」を指す cyanos です．

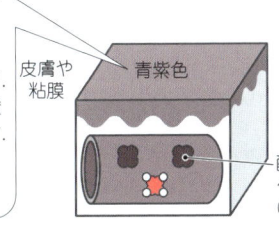

皮膚や粘膜 — 青紫色

酸素と結合していないヘモグロビン（デオキシヘモグロビン）

多血症
▶ 増えすぎても困る赤血球

貧血とは反対に，赤血球の数が増えすぎた状態を多血症といいます．「赤血球増加症」ともよばれます．

多血症とは
多血症は，末梢血中の赤血球数，ヘモグロビン濃度 (Hb)，ヘマトクリット値 (Ht) が増加している状態を指します (成人男性で血中Hb≧18g/dL，Ht＞45%くらいが目安)．循環する血液の量が増加した状態ではありません．

多血症の症状
赤血球の数が増えると，血液の粘り気 (粘稠度) が増すために血液の流れが滞りやすくなり
- 赤ら顔，頭痛，めまい
- 全身のかゆみ

などが起こります．また
- 高血圧
- 血栓症 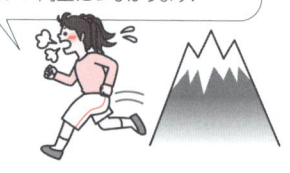106

を生じやすく，注意が必要です．

多血症を分類するときは，赤血球が本当に増えているかという点に注目します．

相対的多血症
赤血球数は正常でも，例えば脱水などで
- 血漿成分が少なくなる

と，細胞成分が相対的に多くなります (血液が濃縮される)．結果として，単位容積あたりの赤血球数やヘモグロビン濃度が増加します．この状態を相対的多血症といいます．原因は，
- 脱水 (発熱，嘔吐，下痢，発汗など)
- 慢性的なストレス要因 (喫煙，心血管障害，アルコール依存症，うつ病，脳血管障害など)

などが挙げられます．

赤血球の総数が，病的に増加しているものを絶対的多血症といいます．

絶対的多血症
絶対的多血症は，真性多血症と二次性多血症に分けられます．

真性多血症 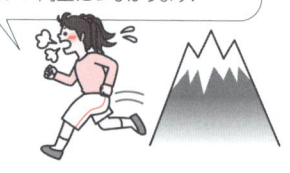138 は，造血幹細胞の異常が原因で，赤血球が腫瘍性に増殖する疾患です．

二次性多血症は，何らかの病態の結果として赤血球が増殖しているものをいいます．主な原因として，腎臓における
- エリスロポエチン (EPO) 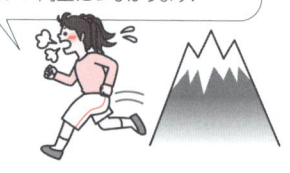22

の過剰産生
が挙げられます．
EPOの産生は血中の酸素量により調節されていて，
- 血中の酸素が少ない状態 (低酸素血症)

で亢進します．慢性の肺疾患や先天性心疾患などが原因となります．
このほか，
- EPOを産生する細胞の腫瘍 (腎癌など)

もEPO過剰の原因となります．

高地での生活による多血症
標高が高い地域では気圧が低く酸素が少ないので，呼吸機能が正常でも低酸素血症となります．これに適応するためにエリスロポエチン産生が亢進し，二次性多血症となります．実際，アンデスなどの高地の住民には多血症が多いことが知られています (慢性高山病)．

アスリートの高地トレーニングは，このしくみを利用しています．高地生活により一時的に多血症の状態となれば，酸素の運搬効率が上がります．低地に戻っても赤血球は多いままなので身体に効率よく酸素を取り込めるようになり，運動時のパフォーマンス向上につながります．

④⑥ 多血症

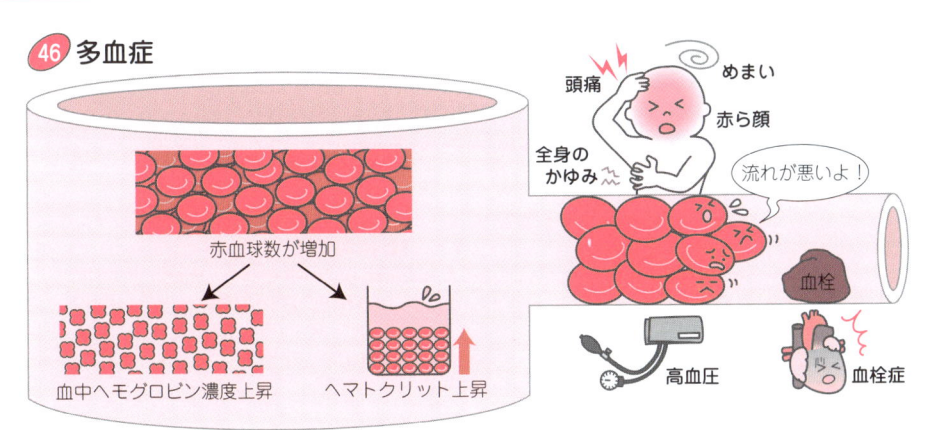

赤血球数が増加

血中ヘモグロビン濃度上昇　ヘマトクリット上昇

頭痛　めまい　赤ら顔　全身のかゆみ　流れが悪いよ！　血栓　高血圧　血栓症

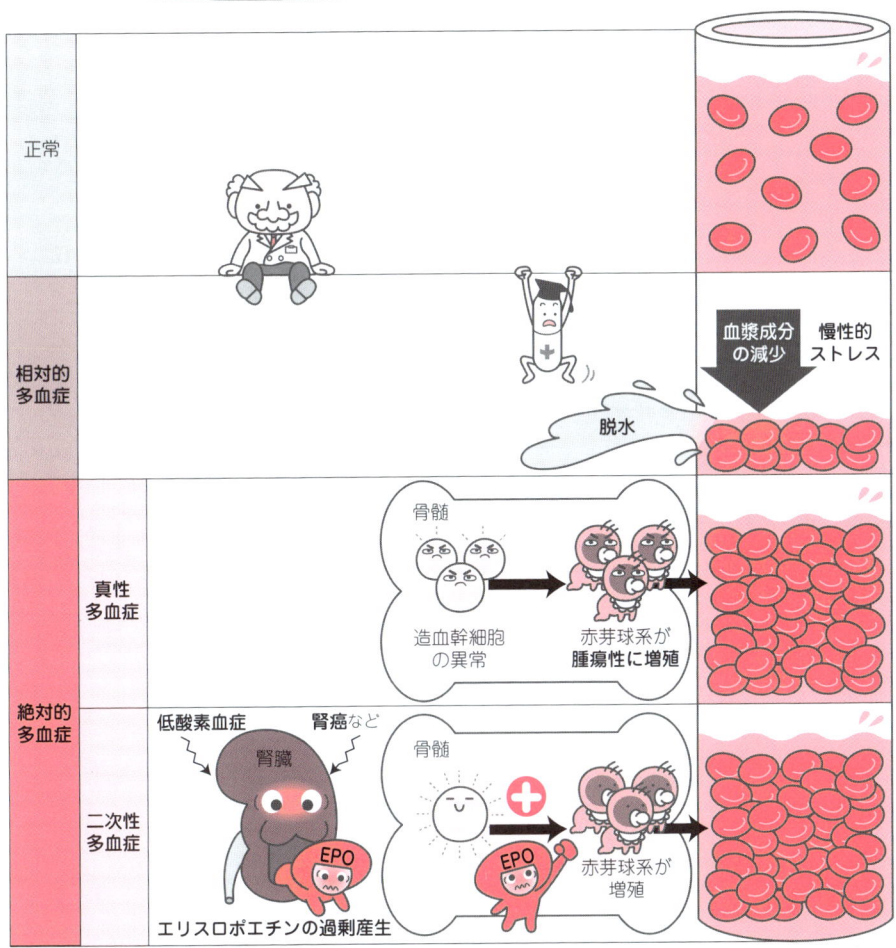

正常		
相対的多血症		血漿成分の減少　慢性的ストレス　脱水
絶対的多血症	真性多血症	骨髄　造血幹細胞の異常　赤芽球系が**腫瘍性に増殖**
	二次性多血症	低酸素血症　腎癌など　腎臓　骨髄　EPO　赤芽球系が増殖　エリスロポエチンの過剰産生

白血球減少症

▶ 生体防御ができないため感染に注意

白血球数の減少は、好中球またはリンパ球の減少によります。ほかの種類の白血球は正常でも数が少なく、減少しても白血球数へ及ぼす影響は小さいためです。

白血球減少症では、減少している白血球の種類に注目することで病態が推定できます。まず好中球減少について説明します。原因は産生低下と破壊亢進に分けられます。

白血球減少症とは

成人では、末梢血中の

- **白血球数<3,000/μL**

を白血球減少症と考えます。特に1,000/μL未満となると重症です。

白血球の内訳（分画）に注目すると、好中球数<1,500/μL、リンパ球数<1,000/μLは何らかの異常があると考えます。特に、重度の好中球減少（好中球数≦500/μL）は

- **無顆粒球症**

とよばれます。

白血球が減少すると、感染しやすく、また感染症が重症化しやすくなります。

白血球減少症の症状

微生物と戦う力が少ないことから

- **易感染性**（感染しやすい状態）

がみられます。また、ひとたび感染が起こると

- **重症感染症へ進展**

してしまいます。

このほか、免疫力低下がある状況では、正常な免疫能をもつ場合には問題にならないような、毒性の弱い微生物による

- **日和見感染症**

の発症にも注意が必要です。

好中球減少

好中球の産生低下の原因として

- **好中球の形成異常**（再生不良性貧血 **②116**、巨赤芽球性貧血 **②124**、急性白血病 **②130**、骨髄異形成症候群 **②134**、骨髄線維症 **②140** など）

があります。

好中球の破壊亢進の原因として

- **自己免疫疾患**
- **脾機能亢進**（脾腫 **②110**）

があります。また一般に感染症では好中球が増加しますが、

- **ウイルス感染症**
- **重篤な細菌感染症**

では好中球が破壊され、減少することもあります。

このほか

- **薬剤**（抗がん剤、抗甲状腺薬など）

の副作用として好中球減少が生じることもあります（好中球の産生低下、破壊亢進いずれも起こりうる）。薬剤は無顆粒球症の原因としてことも多いです。

リンパ球減少の原因にも、産生低下と破壊亢進に分けられます。

リンパ球減少

リンパ球の産生低下の原因として

- **リンパ球の形成異常**（再生不良性貧血など）

破壊亢進の原因として

- **後天性免疫不全症候群**（AIDS）
- **薬剤**（抗がん剤、副腎皮質ステロイドなど）

などが挙げられます。

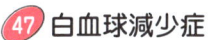 **白血球減少症**

理解を深める疾患編

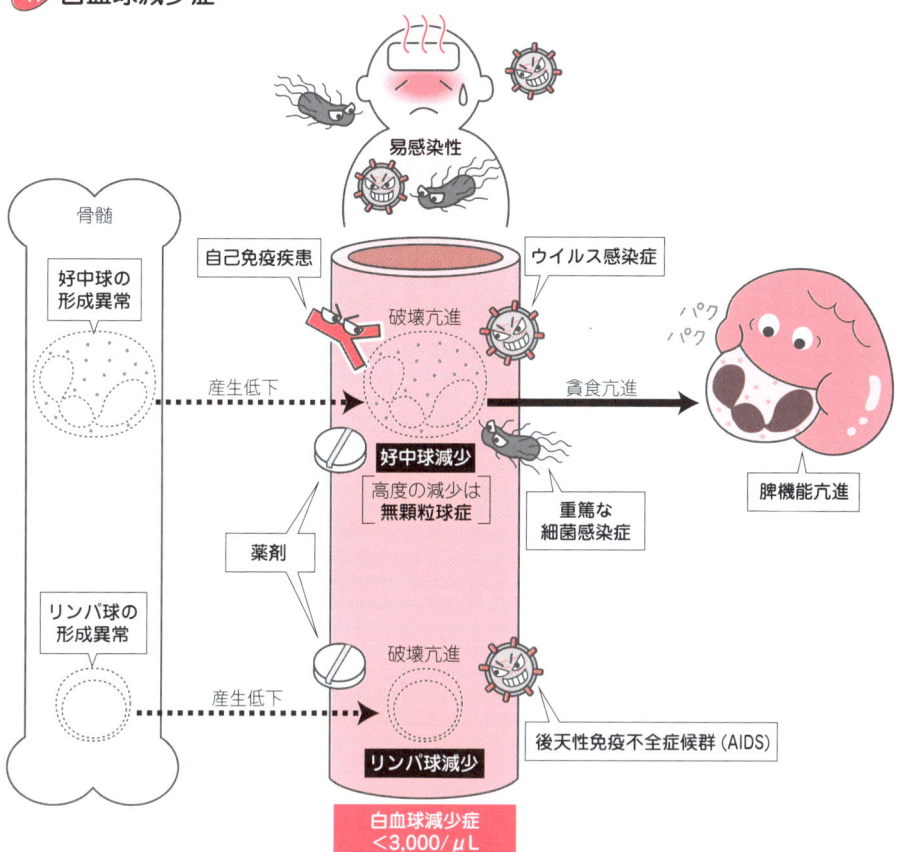

易感染性

骨髄

好中球の
形成異常

産生低下

自己免疫疾患

破壊亢進

好中球減少

高度の減少は
無顆粒球症

薬剤

ウイルス感染症

貪食亢進

脾機能亢進

重篤な
細菌感染症

リンパ球の
形成異常

産生低下

破壊亢進

リンパ球減少

後天性免疫不全症候群（AIDS）

白血球減少症
<3,000/μL

汎血球減少

　白血球, 赤血球, 血小板がすべて
減少した状態を汎血球減少といいます
（「汎」とは「すべてにわたる」という意味）.
このページで扱った疾患の多くは汎血
球減少を生じうるものです.
　汎血球減少症では三系統の減少の
ため, 貧血, 易感染性, 出血傾向の
いずれも生じます.
　造血機能の低下による汎血球減少を
造血不全とよぶこともあります.

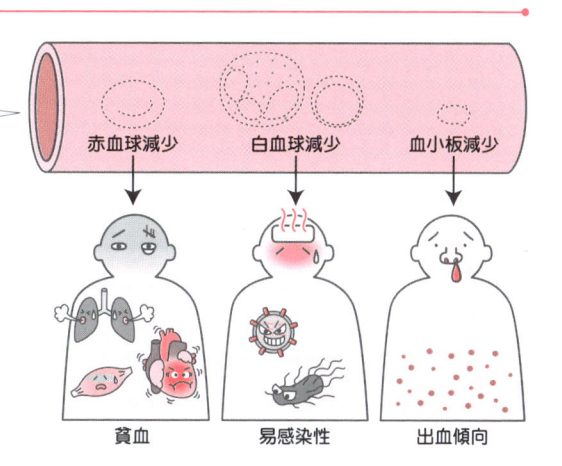

赤血球減少　　　白血球減少　　　血小板減少

貧血　　　　易感染性　　　出血傾向

白血球増加症
▶ 感染症だけでなく様々な原因に注意

白血球増加症にも様々な原因があります．原因により，増加する白血球の種類が異なります．

白血球増加症とは
成人では，末梢血中の
- **白血球数>10,000/μL**

を白血球増加症と考えます．

まず，好中球の増加から説明します．原因は反応性の増加と，腫瘍性の増殖に分けられます．

好中球増加の原因
好中球の反応性の増加とは，①分布の変化と②産生亢進のことで，
- **細菌**による感染症
- **組織の損傷**(外傷や心筋梗塞など)
- **悪性腫瘍**
- **慢性炎症**

などが原因となります．

分布の変化とは，骨髄や血管壁などに待機している好中球 🔵42〉が，末梢血中に移動することです．待機中の好中球は，病変部の細胞が放出する物質 (サイトカイン🔵114〉) に呼び寄せられ，血流に乗って病変部へ集まります．このため末梢血中の好中球が増加します．

好中球の分布の変化をきたす病態では，同時に骨髄での好中球の産生も亢進します．

③腫瘍性の増殖とは，好中球が骨髄で無制限に産生されるために，末梢血中の好中球が増加することです．
- **慢性骨髄性白血病**🔵136〉

などの造血器腫瘍が原因となります．

好中球以外の白血球も，感染症などによる反応性の増加の結果として，あるいは腫瘍性の増殖の結果として増加します．

リンパ球増加の原因
リンパ球増加の原因として，
④**ウイルス**感染症

などが挙げられます．サイトカインや病原微生物が産生する有毒物質に反応して，リンパ球が増加するためと考えられています．

リンパ球が腫瘍性に増殖 (③) する
- **慢性リンパ性白血病**🔵146〉

などの造血器腫瘍でも増加します．

好酸球増加の原因
好酸球増加の原因としては，
⑤**寄生虫**の感染
⑥**アレルギー性疾患**
(気管支喘息やアレルギー性鼻炎など)

があります．

腫瘍性の増殖 (③) の原因としては，
- **慢性骨髄性白血病**

などの造血器腫瘍が挙げられます．

⑦ 見かけ上の「白血球増加」
急性白血病では検査値上，白血球数の増加を認めます．血液検査に用いる自動血球分析装置は白血病細胞と正常白血球の区別ができず，末梢血中に流出した白血病細胞も白血球として計数するためです．このとき血液像を顕微鏡で直接確認すると，増加しているのは白血病細胞のみであり，正常の白血球は逆に減少していることが確認できます．

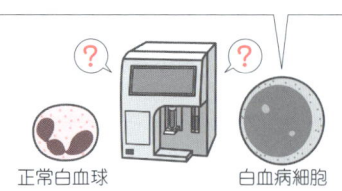

正常白血球　　　　　　　白血病細胞

48 白血球増加症

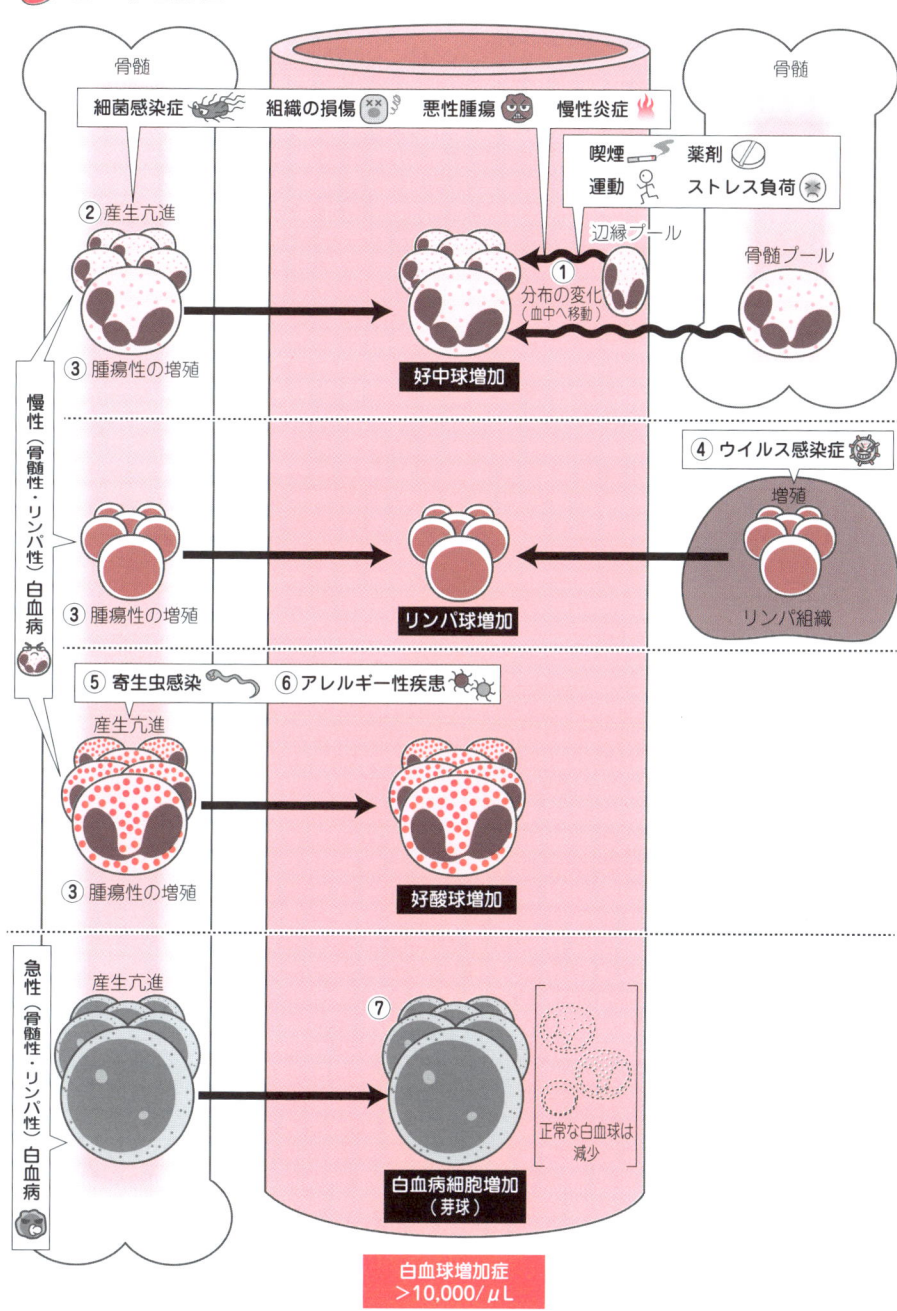

出血傾向
▶ 通常ではみられない異常出血

出血しやすい，または止血しにくいことを出血傾向といいます．止血にかかわる血小板，凝固因子，血管壁の異常や，過剰な線溶活性化が原因で生じます．

血小板の異常

血小板数が減少すると，一次止血に支障をきたし，出血傾向となります．血小板減少とは末梢血で

- **血小板数＜10万/µL**

の状態を指し，特に2〜5万/µL未満で症状が出やすくなります．原因は

- **産生低下**（再生不良性貧血 ⊘116 ，急性白血病 ⊘130 など）
- **破壊亢進**（免疫性血小板減少性紫斑病 ⊘158 ，脾腫 ⊘110 など）
- **消費亢進**（血栓性血小板減少性紫斑病 ⊘160 ，播種性血管内凝固 ⊘166 など）

などが挙げられます．感染や薬剤の影響でも起こります（機序は産生の低下や破壊の亢進など）．

- **血小板の機能異常**（本態性血小板血症 ⊘139 ，フォンヴィレブランド病 ⊘164 など）

でも出血傾向を呈します．

血小板の異常による主な症状には

- **点状出血**（直径2〜3mm以下の皮下出血）
- **粘膜出血**（鼻,歯肉,消化管出血や過多月経）

があります．

凝固因子の異常
- **凝固因子の量の不足や活性低下**（血友病 ⊘162 ，ビタミンK欠乏症 ⊘165 ，播種性血管内凝固, 肝機能障害など）

では二次止血に異常をきたします．活性低下とは凝固因子がつくられはするものの，作用しないことです．

凝固因子の異常による主な症状は

- **斑状出血**（点状出血よりも大きい），**血腫**
- **深部出血**（関節内, 筋肉内などの出血）

などです．場所によっては出血部位の疼痛も認めます．

血小板の異常，凝固因子の異常に共通する症状として，外傷や抜歯，手術時などの止血困難などが挙げられます．

血管壁の異常
- **血管壁の炎症**

が生じるIgA血管炎 ⊘168 や，血管壁が老化し脆くなる老人性紫斑なども出血傾向をきたします．

症状としては皮下出血がみられます．IgA血管炎では点状出血，老人性紫斑では直径1〜数cmの斑状出血となることが多いです．検査値の異常はみられません．

線溶の異常
- **過剰な線溶活性化**（播種性血管内凝固など）

では，止血されないうちに血栓が分解され，出血傾向を呈します．

出血傾向のある患者さんには，服薬中の薬剤（特に抗血小板薬や抗凝固薬，非ステロイド系消炎鎮痛剤など）や既往歴（今までにかかった病気）を詳しく問診します．

紫斑と紅斑

点状出血，斑状出血，血腫などの
- **体表から観察できる皮下出血を紫斑**

とよびます．皮下の毛細血管が破れて血管外に出た赤血球が，皮膚ごしに見えるもので，いわゆる「青あざ」です．

紫斑と紛らわしい症候に
- **紅斑**

があります．これは皮下の拡張した毛細血管が透けて見えるものです．紫斑と紅斑は，ガラス板を押し当てることで見分けることができます（硝子圧法）．
- **紫斑は消退しないが紅斑は消退する**

ことが特徴です（色調で紫斑と紅斑を区別することはできない）．

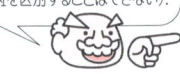

49 出血傾向

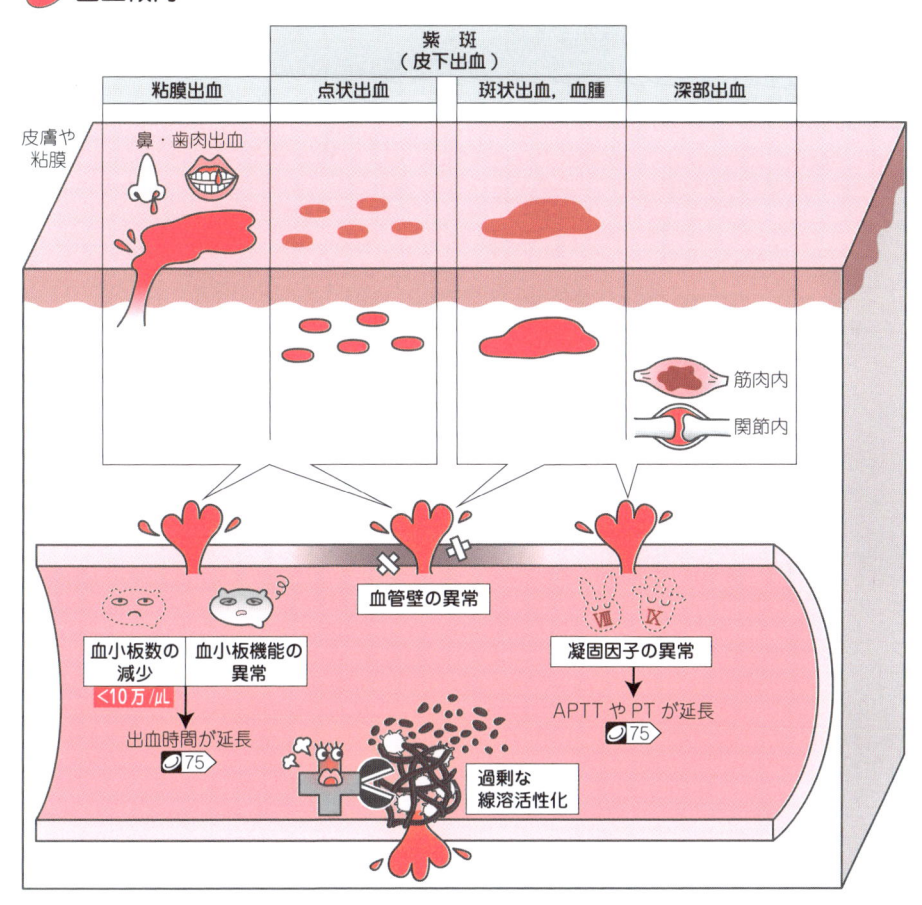

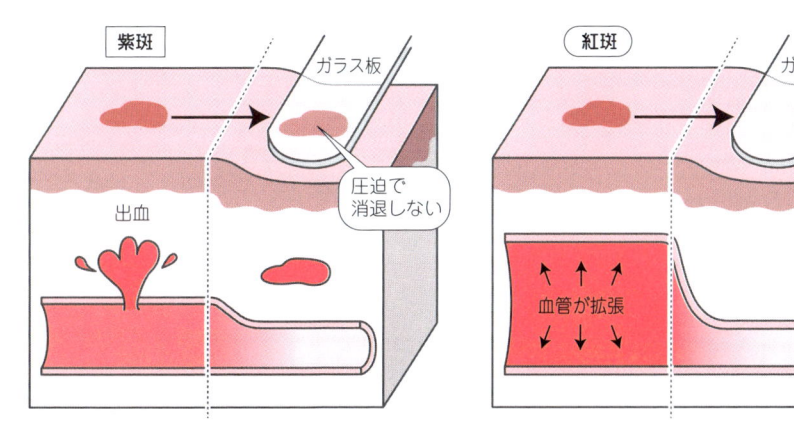

血栓傾向
▶ 血管内で血液が固まり血栓ができる

血栓傾向とは不要な血栓がつくられたり，血栓が溶解せず残ったりする状態です．止血に関わる血管壁，血小板や凝固の異常のほか，血流の異常も血栓傾向の原因となります（血栓症の予防，治療は 📗170 ）．

原因
血管内皮細胞には抗血栓作用 📗66 という重要な役割があります．
①血管内皮細胞の障害
があると，この役割が果たせず血栓傾向を呈します．高血圧，糖尿病，脂質異常症などを背景とした，動脈硬化 ♥112 などが原因となります．

血液成分の異常としては
②血小板数の異常な増加
（血小板数≧40万/μL）
により血栓が生じやすくなります（本態性血小板血症 📗139 など）．このほか
③血液粘稠度（粘り気）の上昇
があると，血小板にかかるずり応力が大きくなるため，血小板の活性化による血栓が生じやすくなります（多血症 📗98 など）．

凝固反応に関連する異常として
④凝固因子の異常な活性化
が挙げられます．例えば播種性血管内凝固 📗166 や，悪性腫瘍（凝固を活性化する物質である組織因子を産生する），薬剤（経口避妊薬，女性ホルモン剤など）の影響で血栓が生じやすくなります．

このほかの原因として
⑤血流の変化（うっ滞や乱流）
が挙げられます．血流がうっ滞すると血栓が生じやすく，例えば，長時間の同じ姿勢（手術後や寝たきりなど），妊娠（子宮による下肢静脈の圧迫）などで注意が必要です．心房細動 ♥125 では左心房内に，うっ滞と乱流が起こり血栓を生じます（脳梗塞の原因）．

血栓は発生する機序から，動脈血栓と静脈血栓の2種類に分けられます．

動脈血栓
動脈は血流が速いため，血小板に大きなずり応力がかかり活性化します．これに血管内皮細胞の障害が加わると，血栓が生じやすくなります．このため，動脈血栓の主成分は
• **血小板**
です（白色血栓ともよばれる）．

動脈血栓は
• **アテローム性（粥状）動脈硬化** 🩸234
のある血管に生じやすく，アテローム血栓性脳梗塞，虚血性心疾患 ♥120 などを引き起こします．

静脈血栓
静脈は血流が遅く，うっ滞しやすいです．ここに血管内皮細胞の障害が加わると，凝固系が活性化して血栓が生じやすくなります．このため，静脈血栓の主成分は
• **フィブリンと赤血球**
です（赤色血栓ともよばれる）．

静脈血栓は血管壁との結合が弱く，はがれやすいです．はがれた血栓は血流に乗り，流れ着いた先の血管を閉塞して
• **血栓塞栓症**
を引き起こします．肺血栓塞栓症（下肢静脈で生じた血栓が肺動脈に詰まる）や心原性脳塞栓症（左心房で生じた血栓が脳動脈に詰まる）などが代表的です．

ずり応力

流れる液体の中で生じる摩擦力のような力です．血液では粘稠度が高い，血流が速い，血管径が小さい，などの条件でずり応力が大きくなります．

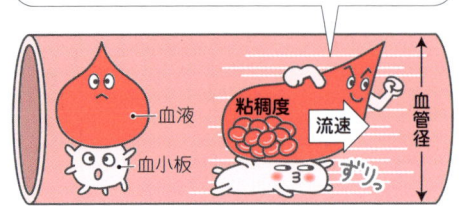
血液　血小板　粘稠度　流速　血管径　ずり

50 血栓傾向

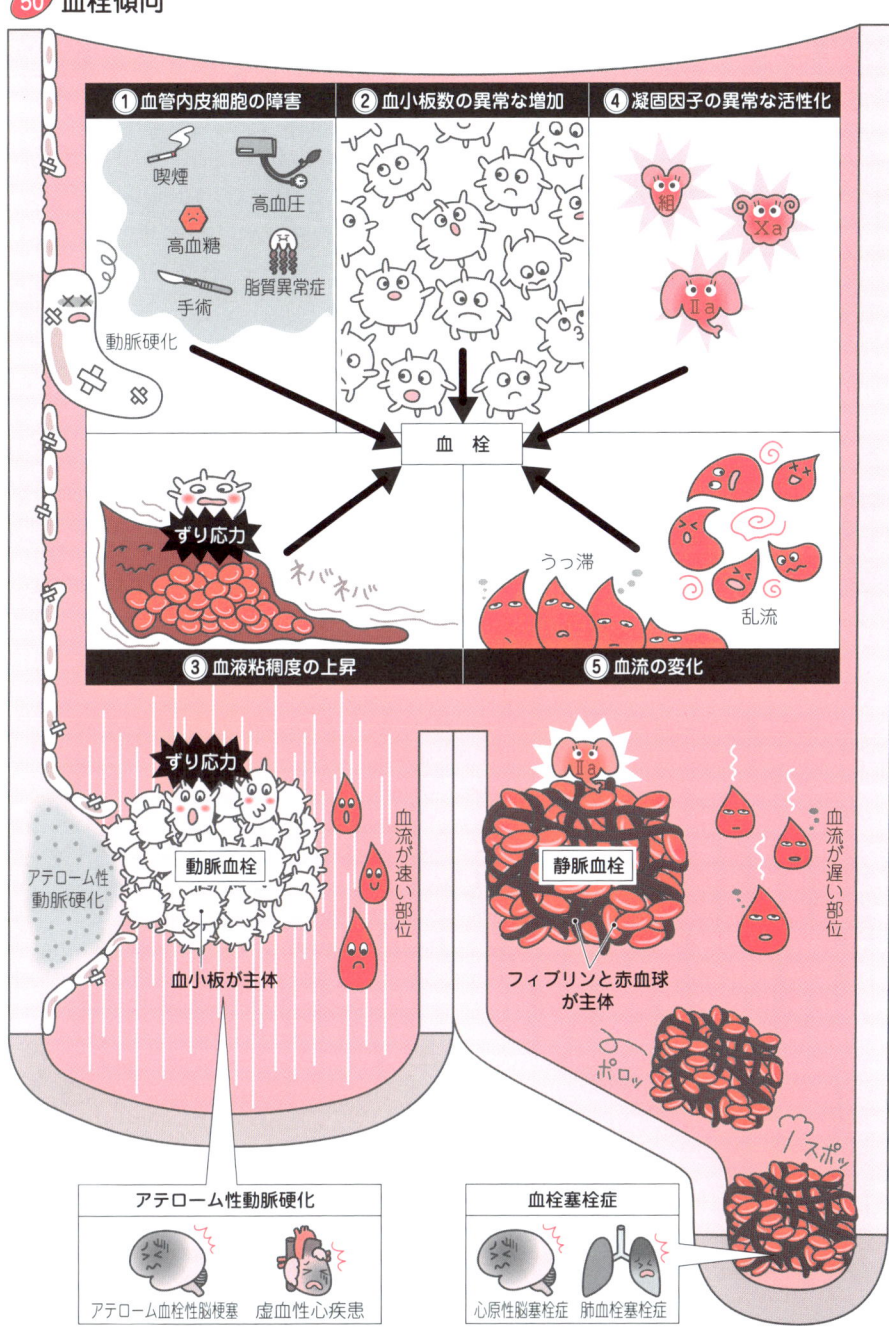

リンパ節腫脹
▶ 触診所見と病歴から原因を推測

リンパ節は通常数mm大で，1cm以上のリンパ節は腫脹している（腫れている）と考えます（ただし小児の頸部や成人の腋窩，鼠径部では正常でも1～2cm程度に腫脹することがある）．

リンパ節腫脹の原因
リンパ節の腫脹は，その成分により大きく3つに分けられます．

①正常なリンパ節成分の増殖
感染症ではリンパ管や血管から侵入したウイルスや細菌に対して，リンパ節のマクロファージやリンパ球が反応して増殖します．膠原病やアレルギーなどでも，免疫反応の活性化を反映してリンパ節が腫脹します．

②腫瘍化したリンパ節成分の増殖
悪性リンパ腫 <142> や白血病 <130> などでリンパ球が腫瘍化し，リンパ節内で増殖した状態です．

③がん細胞のリンパ節への転移
血球由来ではないがん細胞が，リンパ管を通ってリンパ節に到達し，リンパ節内で増殖したものです．

原因によってリンパ節の触れた感触が異なるため，触診は非常に重要です．

リンパ節の診察
触診ではリンパ節の大きさに加え
- **圧痛，熱感の有無**
- **可動性**（触って動くかどうか）
- **硬さ**

などを評価します．頸部や腋窩，鼠径部のリンパ節は体表から触れやすく，診察に適しています <52>.

また，詳しい病歴も大切な手がかりです．たとえば急性の感染症であれば「かぜ症状に伴って日単位でリンパ節が腫れてきた」，悪性腫瘍であれば「気がついたら腫れていて，月単位で徐々に大きくなり心配になった」などが典型的です．

触診所見，病歴などから悪性腫瘍（前述の②または③）が疑われる場合には，早期に原因を明らかにする必要があります．

検査
腫脹しているリンパ節を切除して顕微鏡で観察する
- **リンパ節生検** <80>

を行い，原因を明らかにします．がんによる腫脹が疑われる場合は，全身のリンパ節腫脹の評価や原発巣の検索のために
- **画像検査**

を行います．

扁桃肥大（扁桃の腫脹）

リンパ節のほかに診察で腫脹が確認できるリンパ組織に扁桃があります．扁桃は咽頭（鼻～のどの奥）にある二次リンパ組織です．このうち視診で観察できるのは口蓋扁桃です．

扁桃は正常でも小児期にある程度腫大します．成人では上気道感染による腫脹（急性扁桃炎）が多く見られます．

腫脹が高度になると，呼吸や嚥下に支障が出ます．咽頭扁桃（アデノイド）が腫脹すると，中耳炎や副鼻腔炎を引き起こすことがあります．このような場合は手術により扁桃を切除します．

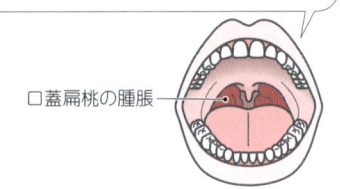

口蓋扁桃の腫脹

51 リンパ節腫脹

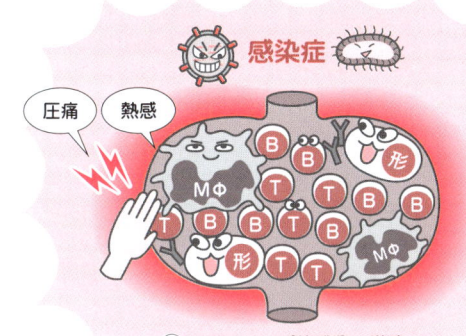

感染症

圧痛　熱感

① 正常なリンパ節成分の増殖

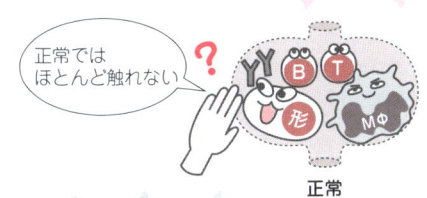

正常では
ほとんど触れない ?

正常

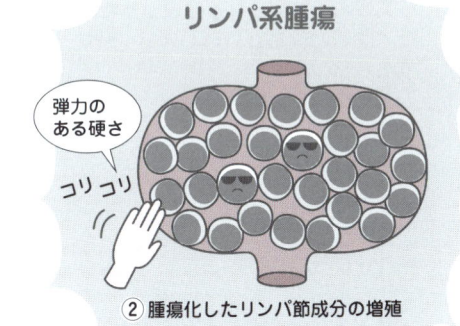

リンパ系腫瘍

弾力の
ある硬さ

コリ コリ

② 腫瘍化したリンパ節成分の増殖

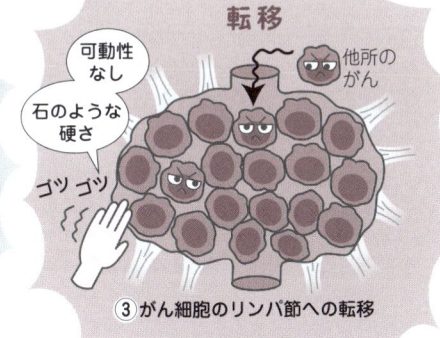

転 移

可動性
なし

石のような
硬さ

ゴツ ゴツ

他所の
がん

③ がん細胞のリンパ節への転移

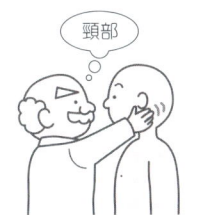

頸部

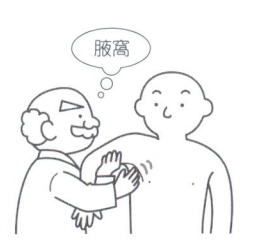

腋窩

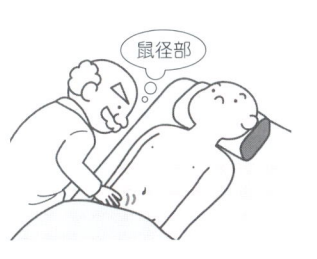

鼠径部

脾腫
▶ 大きくなると肋骨からはみ出る

脾臓が，正常の体積よりも大きくなることを脾腫といいます．脾臓の正常のはたらきである血球処理やリンパ組織としての機能 ⟨🅾50⟩ の亢進のほか，肝疾患，造血器腫瘍などが原因となります．

脾腫の原因
脾臓は老化した赤血球の除去を担っているため，
① 処理する赤血球数の増加
をきたす疾患（溶血性貧血 ⟨🅾118⟩，真性多血症 ⟨🅾138⟩ など）により脾腫が生じます．

脾臓はリンパ組織であるため
② 感染症（マラリア，伝染性単核球症など）
などの炎症性疾患でも脾腫が生じることがあります．

③ 脾臓のうっ血
も脾腫の原因として重要です．肝疾患などによって生じる門脈圧亢進症 ⟨📘168⟩ では，門脈へとつながる脾静脈の内圧が上昇し，脾臓から血液が流出できません．脾臓への血液の流入は正常なので，結果として脾臓の中に血液がうっ滞し，これによって脾腫を生じます．

脾臓は
④ 造血器腫瘍（白血病，悪性リンパ腫などの，血液系のがん）
の発育の場となることがあり，その症候として脾腫が出現することがあります．

骨髄での造血ができなくなる原発性骨髄線維症 ⟨🅾140⟩ などの疾患では，造血幹細胞が骨髄から流出し，胎児期の造血器官であった脾臓および肝臓に生着して，血球を産生するようになります，これを
⑤ 髄外造血
といいます．髄外造血が起こると脾臓および肝臓が腫大します（肝脾腫）．

脾腫の診察
脾臓は左側腹部にあり，
• 右側臥位（身体の右側を下に横たわる姿勢）
• 深吸気時（横隔膜で押し下げられるため）
に，左肋骨弓下で触れやすくなります．

小児では正常でも脾臓を触知することがありますが，成人では正常ならば脾臓は左肋骨弓からはみ出すことはなく，触知できません．つまり
• 成人では脾臓が触知できれば脾腫
といえます（一般に，脾臓の体積が正常の2倍以上になると触知できるといわれている）．特に肋骨弓下10cm以上，あるいは臍下まで達するほどの高度の脾腫を巨脾といいます．
触診ではわからない軽度の脾腫は，腹部超音波検査やCTなどの画像検査で判定します．

脾腫による症状
脾臓の体積が増大すると，そのぶん脾臓内で捕捉される血球が多くなり，血球の破壊が亢進します（脾機能亢進）．このため
⑥ 汎血球減少 ⟨🅾100⟩
を生じます．

また，大きな脾腫では腸管などが圧迫されることで
⑦ 腹部膨満感
を自覚することがあります．

脾腫があると，軽度の腹部外傷でも脾破裂を生じる危険性があります．脾臓は血流が多いため，脾破裂が生じると大量出血となり緊急手術が必要となることもあります．

52 脾腫

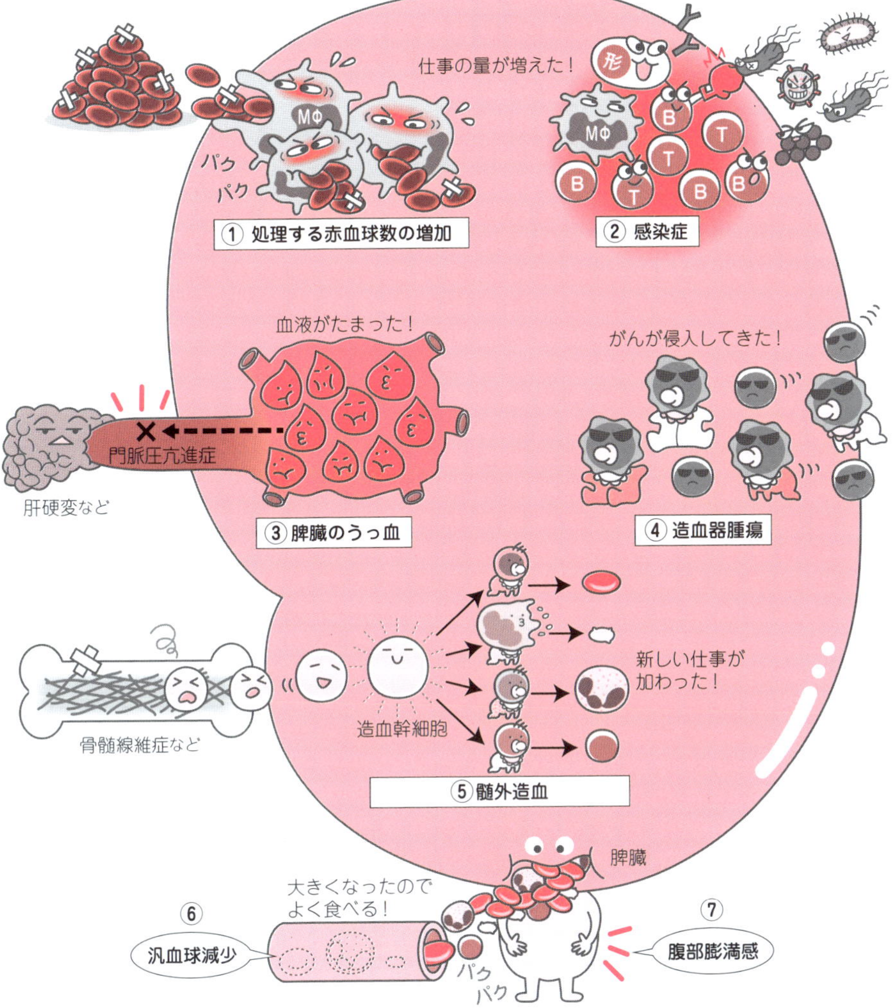
仕事の量が増えた！
形
MΦ
B
T
パク
パク
① 処理する赤血球数の増加
② 感染症
血液がたまった！
門脈圧亢進症
肝硬変など
③ 脾臓のうっ血
がんが侵入してきた！
④ 造血器腫瘍
骨髄線維症など
造血幹細胞
新しい仕事が
加わった！
⑤ 髄外造血
脾臓
大きくなったので
よく食べる！
⑥
汎血球減少
パク
パク
⑦
腹部膨満感

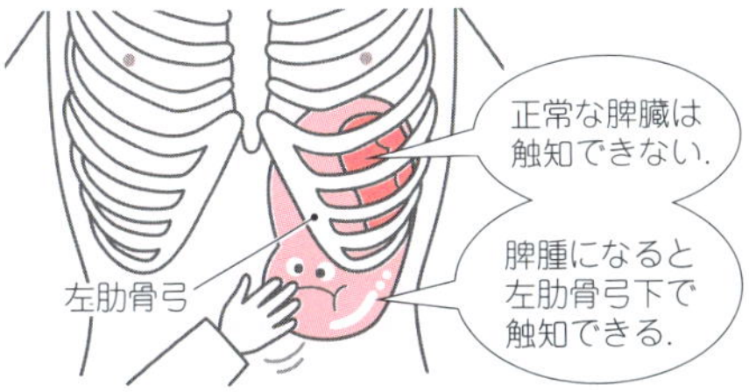
正常な脾臓は
触知できない．
脾腫になると
左肋骨弓下で
触知できる．
左肋骨弓

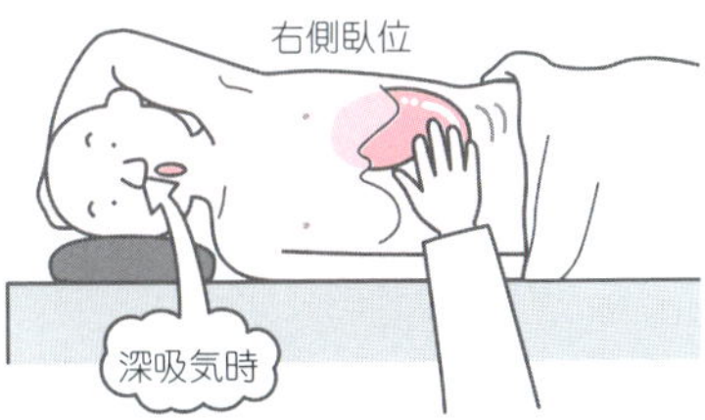
右側臥位
深吸気時

鉄欠乏性貧血
▶ ヘモグロビンの材料である鉄の不足

鉄は，ヘモグロビンの合成に欠かせない栄養素です．鉄が不足するとヘモグロビンを合成できず，貧血が生じます．

鉄欠乏の原因
鉄欠乏の原因として最も多いのは
①慢性的な出血による鉄の喪失
で，過多月経や消化管出血（癌，潰瘍，痔核などからの出血）の頻度が高いです．

②鉄の吸収量の低下
にも注意が必要です．食事からの摂取不足や吸収障害（胃酸分泌低下や胃，十二指腸〜空腸上部の手術）が原因となります．

このほか，妊娠中や成長期は
③生理的な鉄の需要の増加
のため鉄欠乏をきたしやすく，意識して鉄を摂取する必要があります．

食事からの鉄の摂取
・肉や魚に含まれる鉄は吸収されやすい
・ビタミンCは鉄の吸収を助ける
・タンニン，シュウ酸，カルシウムは鉄の吸収を妨げる
などのポイントを押さえると，より効率よく鉄を摂取できます．

鉄は赤血球以外の細胞にも貯蔵鉄や酵素として含まれており，細胞の機能を調節しています．このため，長期にわたる鉄欠乏では全身のあらゆる細胞に障害が生じます．

症状
貧血による症状 ⟨96⟩ に加えて
・口角炎，舌炎，嚥下障害，スプーン状爪
などの症状が現れるほか，
・異食症（氷を過剰に好んだり，土など食品でないものを食べたくなる）
という行動異常を認めます．

検査所見
鉄欠乏性貧血では，まず体内の鉄のストックである貯蔵鉄が減少します．これを反映し，
④血清フェリチンの低下
がみられます．

貯蔵鉄が枯渇すると，続いて
・血清鉄の低下
がみられます．これを感知し，数少ない鉄を効率よく運搬するべく
・トランスフェリンの産生亢進
が起こるため
⑤総鉄結合能の上昇
がみられます．

こうして造血に利用できる鉄が少なくなると，ヘモグロビンの合成障害および赤血球の小型化が生じ
⑥小球性低色素性貧血
がみられます．

鉄欠乏性貧血は鉄を補うことで改善されますが，同時に鉄欠乏を引き起こしている原因にも対処する必要があります．

治療
鉄を補充する治療として
・鉄剤投与や食事療法
を行います．慢性的な出血による鉄欠乏性貧血と考えられる場合には
・出血源の検査と治療
が必要です．

治療効果の判定
鉄の補充開始から約2〜3カ月で血中ヘモグロビンが増加し，貧血が改善します．しかし，この時点ではまだ潜在的な鉄不足の状態なので，さらに数カ月かけて
・貯蔵鉄の指標である血清フェリチンが正常化するまで
鉄の補充を続けることで，ようやく治療完了となります．

53 鉄欠乏性貧血

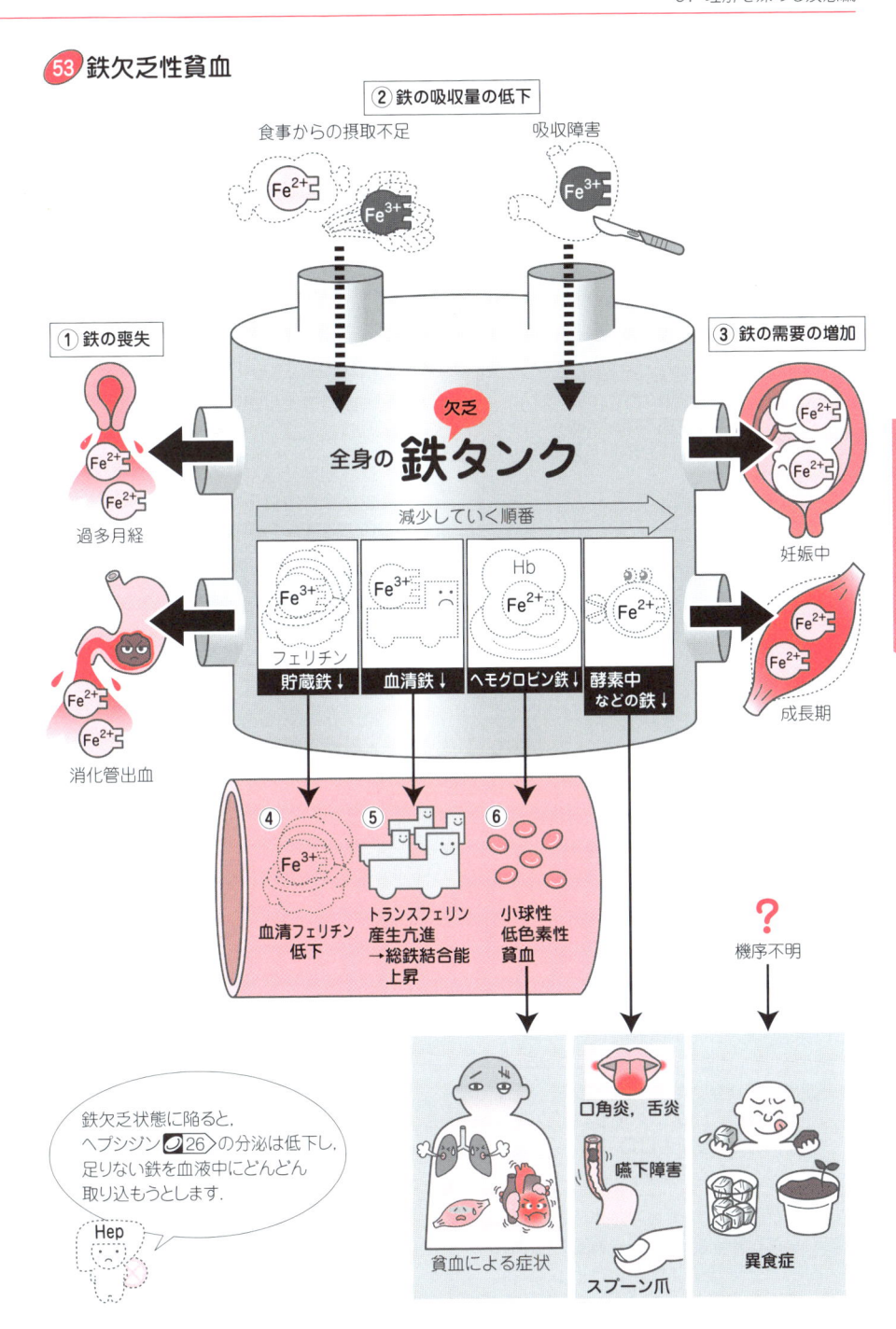

② 鉄の吸収量の低下

食事からの摂取不足　　吸収障害

① 鉄の喪失

③ 鉄の需要の増加

欠乏

全身の 鉄タンク

減少していく順番

過多月経

消化管出血

フェリチン
貯蔵鉄↓

血清鉄↓

Hb

ヘモグロビン鉄↓

酵素中
などの鉄↓

妊娠中

成長期

④ 血清フェリチン低下

⑤ トランスフェリン産生亢進→総鉄結合能上昇

⑥ 小球性低色素性貧血

? 機序不明

鉄欠乏状態に陥ると, ヘプシジン 26 の分泌は低下し, 足りない鉄を血液中にどんどん取り込もうとします.

Hep

貧血による症状

口角炎, 舌炎

嚥下障害

スプーン爪

異食症

慢性疾患に伴う貧血（ACD）
▶ 鉄はあるのに利用できない

身体の中で長期にわたり炎症が続くと，貧血が生じます．これは慢性疾患に伴う貧血（ACD：anemia of chronic disease）とよばれ，出血に由来する貧血，鉄欠乏性貧血の次に多くみられます．

原因となる慢性疾患
ACDの原因となるのは慢性的に経過する，炎症を生じる疾患です．
①**慢性感染症**（結核など）
②**慢性炎症性疾患**（膠原病，クローン病や潰瘍性大腸炎などの炎症性腸疾患 **▶180**）
③**悪性腫瘍**
などが挙げられます．

炎症
炎症とは白血球が中心となって引き起こす反応で，本来の目的は傷ついた組織を修復することです（生理的炎症）．しかし，逆に炎症が身体の状態を損ね，悪化させるような病態も少なくありません（病的炎症）．ACDの原因となる疾患は，いずれも慢性の経過で病的炎症を生じるものです．

慢性炎症から貧血が生じるしくみをみてみましょう．炎症の中心である白血球はサイトカイン（後述）を放出し，これがACDを引き起こします．

病態生理
白血球が放出する④サイトカインにより，肝臓が刺激されて
⑤**ヘプシジン** **▶26**の分泌が亢進します．ヘプシジンは⑥小腸からの鉄の吸収を抑制し，また⑦貯蔵鉄を細胞内にとどめます．そのため
⑧**鉄が利用できず**，ヘモグロビンの合成に障害が生じる
ことで貧血が起こります．

このほかにも，サイトカインの影響で赤血球の寿命が短くなったり，腎臓からのエリスロポエチン産生が低下したりすることが知られています．

血液検査では「鉄が利用できずに貧血を生じているが，鉄は余って貯まっている」というおかしな所見を呈します．

検査所見
ヘプシジンの作用で，細胞内の貯蔵鉄は血中に出て行くことができず
⑨**血清鉄の低下**
がみられます．
こうして貯蔵鉄は利用されないまま体内に溜まっていくため，貯蔵鉄の指標である
⑩**血清フェリチンの上昇**
がみられます．

鉄が利用できず，ヘモグロビンの合成が障害されるため
⑪**小球性低色素性貧血**
がみられます（ほぼ正球性のこともある）．

ACDでは，症状や貧血の程度は患者さんにより異なります．

治療
特別な治療法はなく，
• **基礎疾患の治療**
を行います．貧血が高度な場合や，基礎疾患が治療困難な場合などでは，赤血球輸血も行います．

サイトカイン
サイトカインとは白血球などの細胞が産生する物質で，
• **自身や周囲の細胞の機能を調節する物質**
の総称です［cyto（細胞の），kine（運動）］．種類が非常に多く，造血にかかわるサイトカインだけでも20種類以上が知られています．
サイトカインには炎症を引き起こすもの，炎症を鎮めるもの，免疫系の調節を担うものなどがあり，相互にバランスをとりながら全身の状態を調節しています．炎症性疾患ではこのサイトカインのバランスがくずれてしまうことで，全身に様々な変化が生じます．

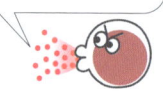

54 慢性疾患に伴う貧血

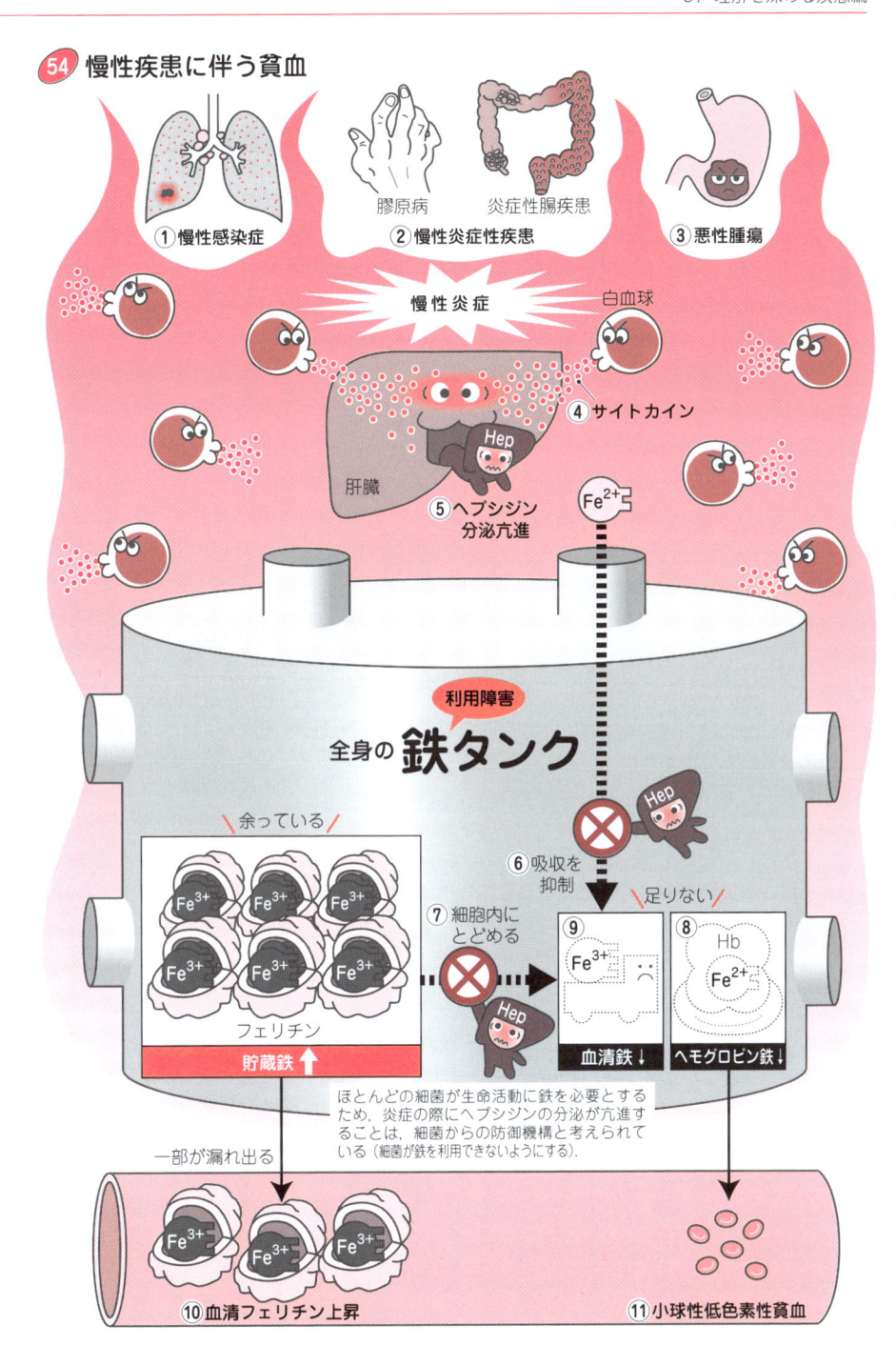

再生不良性貧血
▶ 全ての血球がつくれなくなる

再生不良性貧血は，全ての血球のもとである造血幹細胞にまつわる異常が原因で起こります．病名に「貧血」とつきますが，赤血球だけでなく全ての血球が減少します．

病態

再生不良性貧血は

- 骨髄中の造血幹細胞が
- 持続的に減少して
- 汎血球減少

となってしまう疾患です．

原因は不明なことも多いのですが
①免疫の異常による造血幹細胞の傷害
②造血幹細胞自体の異常
の2つが考えられています．

①は，何らかの原因でT細胞が造血幹細胞を攻撃してしまうことです．②については，造血幹細胞自体にも何らかの遺伝子異常が生じていると考えられています．

これらの異常により，造血がほとんどできなくなってしまうのです．

③抗がん剤などの特定の薬剤や化学物質，放射線によって発症することもあり，これらは二次性再生不良性貧血とよばれます．

症状

それぞれの系統の血球減少に伴って，赤血球減少による④貧血 ◎96〉，および白血球減少により⑤易感染性 ◎100〉，血小板減少による⑥出血傾向 ◎104〉などが起こります．
自覚症状がほとんどないこともあります．

検査所見

骨髄生検を行い，骨髄の細胞密度を正確に評価します．
⑦骨髄は低形成（細胞密度が低い状態）となり，骨髄組織は脂肪に置き換わってしまいます．これを
⑧脂肪髄
といい，造血能力の低下を示す所見です．脂肪髄はMRIでは画像上，白く映る高信号となります．

治療は，血球減少の程度に応じて異なります．軽度〜中等度であれば経過観察となることが多いですが，重度の血球減少や，輸血が必要な程の症状がある場合は積極的に治療します．

治療

重症の若年者には，
⑨造血幹細胞移植 ◎154〉
を行い，根治を目指します．

移植の適応とならない場合は
⑩免疫抑制療法
を行います．これはT細胞のはたらきを抑制して造血を回復させるもので，免疫抑制剤や，抗胸腺細胞グロブリン（ATG）という生物製剤を用います．
これに加え，
⑪蛋白同化ホルモン
という薬剤も用いられます．こちらは，造血幹細胞を刺激し血球産生を促すと考えられています．また，
⑫トロンボポエチン受容体作動薬
にも，血小板産生を促す作用だけでなく，造血幹細胞を増やす作用があると期待されています．

血球減少に伴う症状に対しては
⑬輸血療法（赤血球輸血，血小板輸血）
を行います．治療が長期にわたり，赤血球輸血が頻回となる場合は，鉄過剰症 ◎180〉に注意が必要です．

⑤⑤ 再生不良性貧血

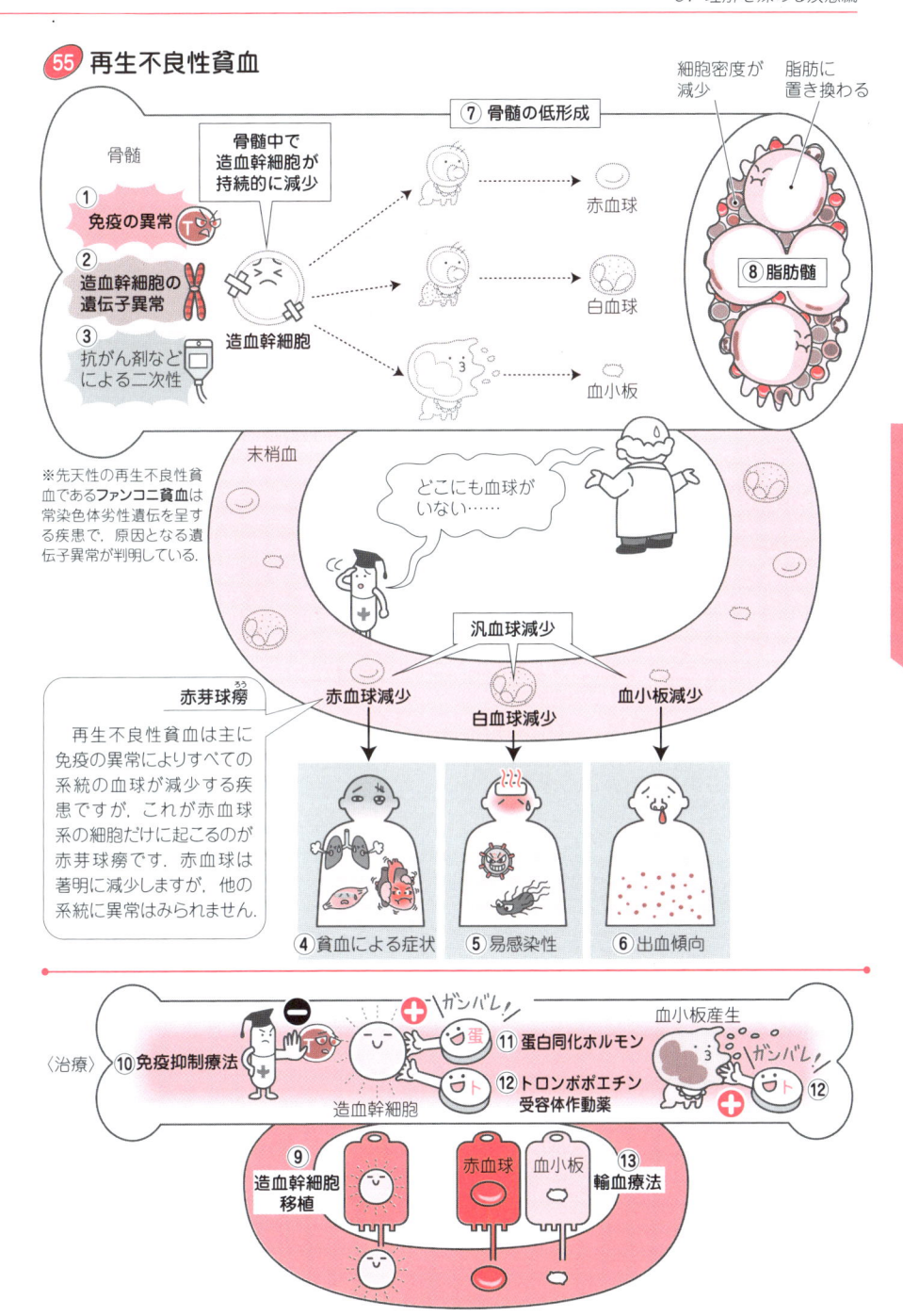

細胞密度が減少

脂肪に置き換わる

⑦ 骨髄の低形成

骨髄

① 免疫の異常 T

骨髄中で造血幹細胞が持続的に減少

② 造血幹細胞の遺伝子異常

③ 抗がん剤などによる二次性

造血幹細胞

⑧ 脂肪髄

赤血球

白血球

血小板

※先天性の再生不良性貧血であるファンコニ貧血は常染色体劣性遺伝を呈する疾患で，原因となる遺伝子異常が判明している.

末梢血

どこにも血球がいない……

汎血球減少

赤芽球癆

再生不良性貧血は主に免疫の異常によりすべての系統の血球が減少する疾患ですが，これが赤血球系の細胞だけに起こるのが赤芽球癆です．赤血球は著明に減少しますが，他の系統に異常はみられません.

赤血球減少

白血球減少

血小板減少

④貧血による症状

⑤易感染性

⑥出血傾向

〈治療〉⑩免疫抑制療法

ガンバレ！

⑪蛋白同化ホルモン

⑫トロンボポエチン受容体作動薬

血小板産生

ガンバレ！

⑫

造血幹細胞

⑨造血幹細胞移植

赤血球

血小板

⑬輸血療法

理解を深める疾患編

溶血性貧血
▶ 赤血球が壊れすぎる

溶血とは，赤血球が生理的寿命（約120日）を迎える前に破壊されてしまうことです．赤血球の減少を補おうと骨髄では赤血球を増産しますが，それでも補えないほど溶血が亢進すると貧血となります．

溶血の原因と分類
原因は，主に3通りあります．
①赤血球自体が壊れやすい
（遺伝性球状赤血球症 ◯121 など）
②免疫反応により壊される
（自己免疫性溶血性貧血 ◯120，
血液型不適合輸血 ◯178 など）
③物理的な要因
（人工弁，血栓性血小板減少性紫斑病 ◯160
など）

例えば，①赤血球の形態や膜の構造に異常があると，脾臓のフィルター ◯30 を通過できずに壊されます．また，②免疫の異常により，自己の赤血球に対する抗体（自己抗体）がつくられてしまうことがあります．これと結合した赤血球は脾臓で捕捉され，破壊されます．このように脾臓などの臓器の中で起こる溶血を
• **血管外溶血**
といいます．

一方，補体 ◯123 の活性化などによって，血管内で②の免疫反応による溶血が生じる場合もあります．このほか，赤血球が血管内の構造物（人工弁や血栓）にぶつかったり，血管に過剰な圧力がかかったりするなど，③の物理的な要因でも溶血は生じます．このように血管内で生じる溶血を
• **血管内溶血**
といいます．

溶血性貧血では，貧血に共通する症状 ◯96 に加え，溶血による特徴的な症状がみられます．

症状・検査所見
溶血により赤血球から血液中へ漏出した④ヘモグロビンは，主に肝臓で処理されます．この過程で，血中から肝臓へとヘモグロビンを運ぶのは，⑤ハプトグロビンという蛋白質です．溶血性貧血ではハプトグロビンを消費するため
⑥血中ハプトグロビン値は低下
し，ほとんど検出できなくなります．

脾臓で破壊された赤血球中のヘモグロビンは，ビリルビンへと代謝されるため，血液中の
⑦間接ビリルビンが増加
します．これが全身の組織に沈着し
⑧黄疸（眼球・皮膚などが黄色く染まる）
を呈します．
肝臓で処理され，胆汁中に排出されるビリルビンも増加するため，一部は胆汁に溶けきれずに結晶化して
⑨胆石（黒色石）◯200
を生じます．

破壊された赤血球を補おうとして，骨髄では赤血球の産生が増加します．これを反映して末梢血中の
⑩網赤血球の増加
がみられます．

血管内溶血の特徴
血管内溶血では多量のヘモグロビンが血液中に漏出するため，ハプトグロビンが枯渇してしまいます．
ハプトグロビンと結合しきれなかったヘモグロビンは遊離ヘモグロビンの状態で腎臓に到達し，腎糸球体をすり抜けて尿中へ漏出するため
⑪ヘモグロビン尿（褐色尿）
が出現します（発作性夜間ヘモグロビン尿症 ◯122 など）．

56 溶血性貧血

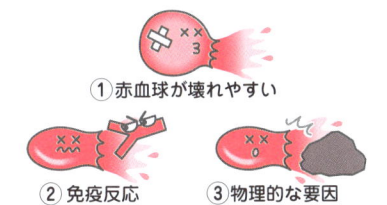

① 赤血球が壊れやすい

② 免疫反応　③ 物理的な要因

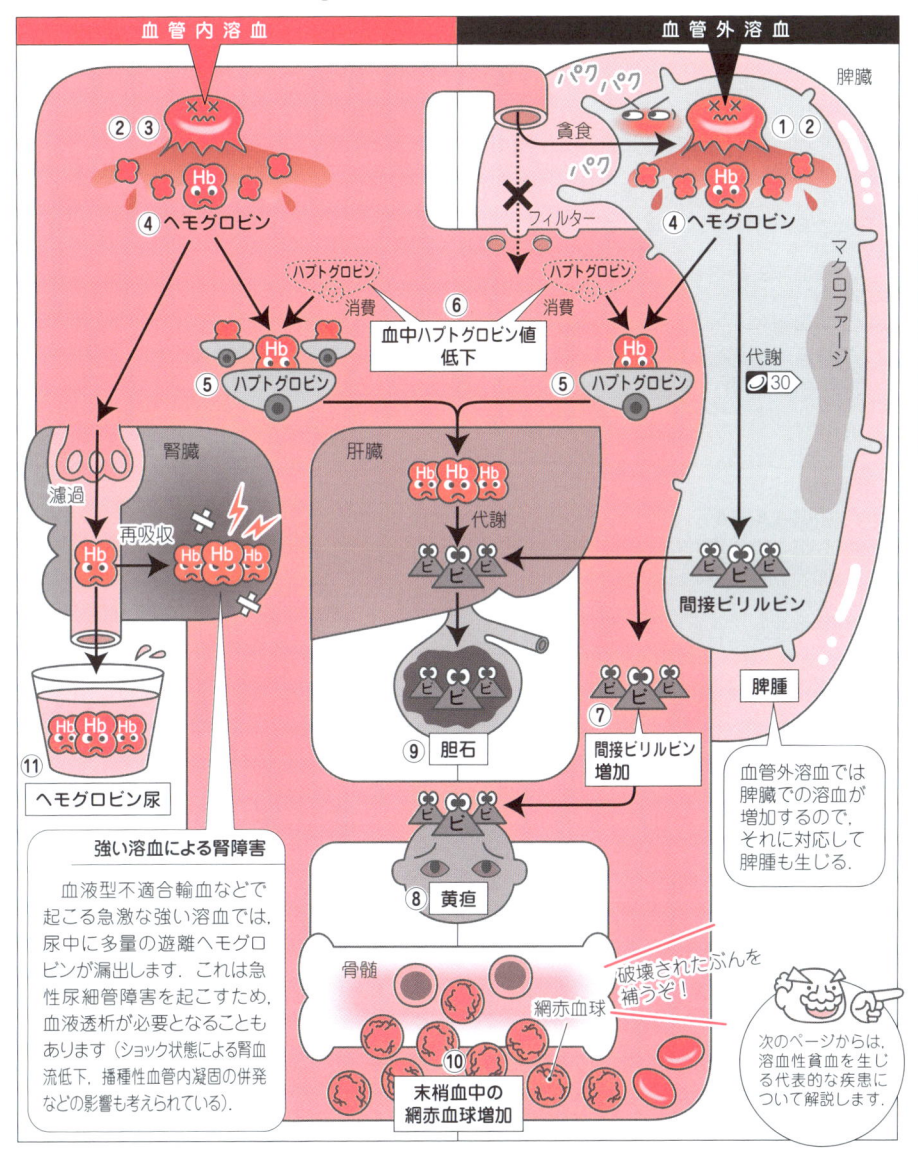

血管内溶血　　　　　　　　　　　　　　血管外溶血

脾臓

② ③

パクパク

貪食

パク

フィルター

④ ヘモグロビン

① ②

④ ヘモグロビン

マクロファージ

ハプトグロビン　　　　　　ハプトグロビン

消費　⑥　消費

血中ハプトグロビン値
低下

⑤ ハプトグロビン

⑤ ハプトグロビン

代謝
30

腎臓

肝臓

濾過

再吸収

Hb Hb Hb

代謝

間接ビリルビン

脾腫

⑨ 胆石

⑦ 間接ビリルビン
増加

血管外溶血では
脾臓での溶血が
増加するので，
それに対応して
脾腫も生じる.

⑪ ヘモグロビン尿

強い溶血による腎障害

血液型不適合輸血などで
起こる急激な強い溶血では，
尿中に多量の遊離ヘモグロ
ビンが漏出します. これは急
性尿細管障害を起こすため，
血液透析が必要となることも
あります（ショック状態による腎血
流低下, 播種性血管内凝固の併発
などの影響も考えられている）.

⑧ 黄疸

骨髄

破壊されたぶんを
補うぞ！

網赤血球

次のページからは,
溶血性貧血を生じ
る代表的な疾患に
ついて解説します.

⑩ 末梢血中の
網赤血球増加

理解を深める疾患編

自己免疫性溶血性貧血（AIHA）
▶ 温度で異なる溶血

　ここからは，溶血性貧血を生じる代表的な疾患をみてみましょう．

病態
　自己免疫性溶血性貧血（AIHA: autoimmune hemolytic anemia）は，赤血球に対する自己抗体（以下「抗体」と表記）が産生される疾患です．抗体と結合した赤血球が脾臓などで捕捉され，

　• 血管外溶血

が生じるため，貧血の症状に加え脾腫や黄疸が出現します．

　赤血球に結合している抗体を検出する

　• 直接クームス試験が陽性 88⟩

になるのが特徴です．

　AIHAは抗体の性質により2つに分けられます．

分類
　①温式AIHA

は，抗体が体温（37℃付近）で最もよく赤血球と結合するものです．AIHAの大半（約90%）を占め，単にAIHAという場合はこれを指します．治療は

　• 副腎皮質ステロイドの投与
　　（抗体産生を抑制する作用がある）

を行います．

　②冷式AIHAは

　• 寒冷凝集素症
　• 発作性寒冷ヘモグロビン尿症

の総称です．ウイルスなどの感染症に続いて発症することがあります．どちらも抗体が寒冷環境（0〜4℃）で最もよく赤血球と結合するため，手足の末梢や耳たぶなどの毛細血管内で結合しやすいです．結合した抗体は補体 123 も活性化し，溶血が生じます．寒冷凝集素症は血管外溶血，発作性寒冷ヘモグロビン尿症は血管内溶血が主です．保温し寒冷環境を避けることで発症を予防します．

57 自己免疫性溶血性貧血（AIHA）

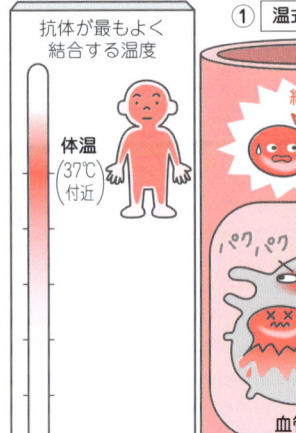
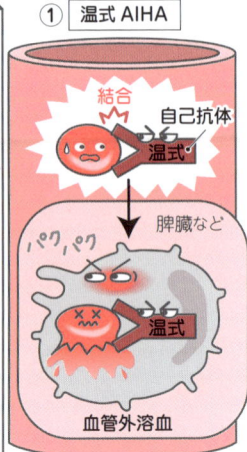

抗体が最もよく結合する温度
① 温式 AIHA
体温（37℃付近）
結合
自己抗体
温式
脾臓など
パクパク
温式
血管外溶血

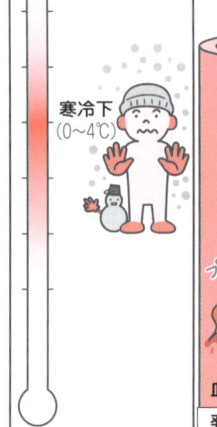
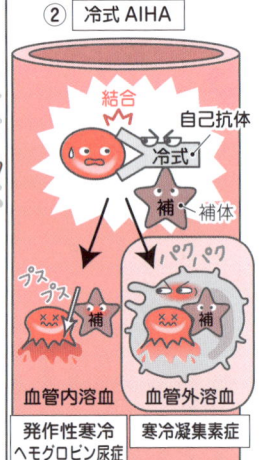

② 冷式 AIHA
寒冷下（0〜4℃）
結合
自己抗体
冷式
補・補体
プスプス
補
パクパク
補
血管内溶血　血管外溶血
発作性寒冷ヘモグロビン尿症　寒冷凝集素症

　自己抗体の一部は赤血球に結合しない形で血清中に存在するため，半数以上で間接クームス試験も陽性となります．

　何らかの疾患や薬剤が原因で，AIHA が発症することもあります（続発性 AIHA）．背景となる疾患は全身性エリテマトーデスなどの膠原病や悪性リンパ腫が多いです．AIHA を契機に原疾患の存在が明らかになることもあります．

遺伝性球状赤血球症
▶ まんまるな赤血球は溶血しやすい

遺伝性球状赤血球症は，赤血球が球状になってしまう疾患です．球状の赤血球は脾臓で捉えられやすいため，溶血性貧血を生じます．

原因

正常の赤血球は真ん中がへこんだ形をしていますが，この疾患では
- **赤血球膜を補強**する蛋白の異常

により，赤血球はへこんだ形を保てず，球状になります.

本症は
- **常**染色体**優**性遺伝 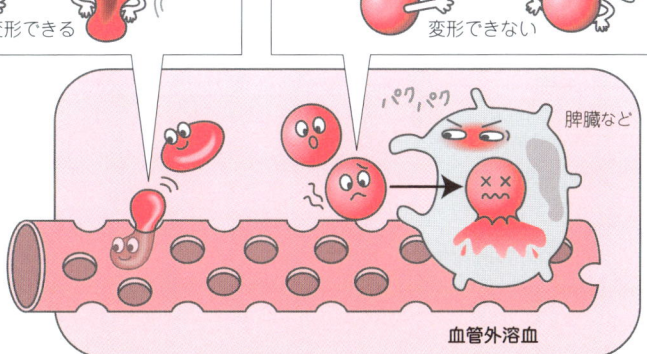163〉

を呈するため，家族歴の把握が重要です（家族歴がない孤発例もある）.

病態

赤血球の変形能が損なわれるため，狭い毛細血管の内腔を通ることができません．そのため，球状赤血球は脾臓のフィルターで捕捉されやすく，主に
- 血管**外**溶血

を起こします.

なお，赤血球の主要な役割である酸素運搬やガス交換などの機能は正常です.

理解を深める疾患編

58 遺伝性球状赤血球症

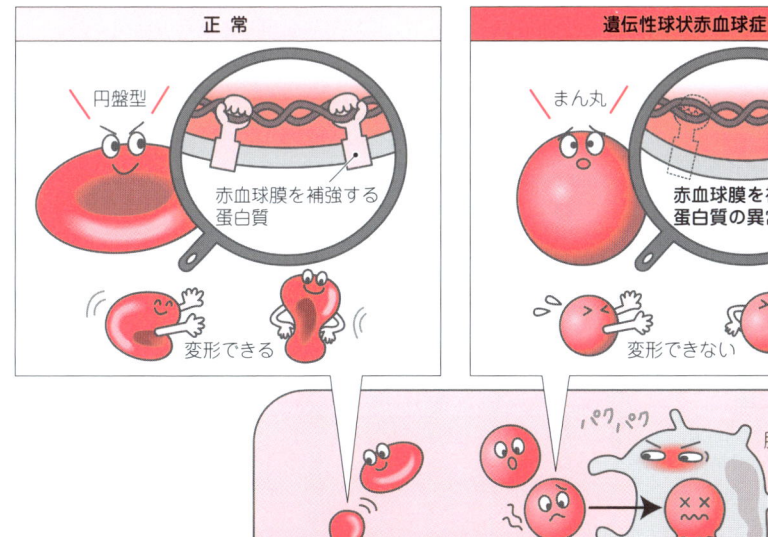

正常
円盤型
赤血球膜を補強する蛋白質
変形できる

遺伝性球状赤血球症
まん丸
赤血球膜を補強する蛋白質の異常
変形できない

パクパク
脾臓など
血管外溶血

発作性夜間ヘモグロビン尿症（PNH）
▶ 補体による溶血性貧血

発作性夜間ヘモグロビン尿症（PNH：paroxysmal nocturnal hemoglobinuria）は，造血幹細胞の遺伝子異常により生じる疾患です．赤血球の表面に蛋白質をつなぎ留められなくなることで，免疫反応による攻撃を受けやすくなり，溶血が生じます．

病因
PNHは，造血幹細胞に後天的な遺伝子異常が起こることで，赤血球膜にある
- GPIアンカー（アンカーはいかりのことで，細胞表面に蛋白質をつなぎ留める役割をもつ）

という糖脂質がつくられなくなることで発症します．

造血幹細胞の遺伝子異常のため，赤血球だけではなく，ほかの血球にも同様の構造異常があります（血球の外観は正常）．

病態
病態の中心は，補体による溶血反応です．補体は血液中を循環しており，赤血球などの細胞にも一定の割合で結合していますが，正常ではGPIアンカーが補体制御蛋白をつなぎ留めているため，溶血は起こりません．

一方，PNHの赤血球にはGPIアンカーがないため，補体制御蛋白をつなぎ留めておくことができません．このため
- 補体が活性化

して，赤血球を攻撃します．こうして
- 血管内溶血

が起こります．

PNHの病態に赤血球に対する抗体は関与しないため，クームス試験 ⊘88〉 は陰性です．

症状
溶血性貧血の症状 ⊘118〉 がみられます．特に感染症や手術などのストレスが加わると補体がさらに活性化され，溶血が平常時よりも高度になります．このため尿中に多量のヘモグロビンが漏出して
- ヘモグロビン尿（褐色尿）

が出現します．

また，PNHでは
- 血栓症 ⊘106〉

をきたしやすいです．溶血で生じる遊離ヘモグロビンが血管内皮障害を起こしたり，一酸化窒素（NO）と結合して抗血栓作用 ⊘66〉 を妨げたりすることが一因と考えられています．

治療
溶血に対しては，補体に結合して活性化を抑える人工的な抗体による治療を行います．
造血不全がある場合は造血幹細胞移植や免疫抑制療法など，再生不良性貧血と同じような治療を行います ⊘116〉．

再生不良性貧血との共通点
PNH では溶血のほかに
・造血不全
も生じます．診断時に汎血球減少となっていることもあり，溶血よりも造血不全が主体のタイプもあります．PNH の造血不全は何らかの免疫学的機序により生じるものと考えられており，再生不良性貧血と似た病態と考えられています（PNH と再生不良性貧血は相互に移行することもある）．

59 発作性夜間ヘモグロビン尿症（PNH）

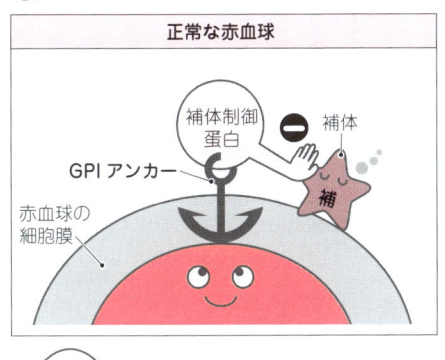

正常な赤血球

補体制御蛋白
補体
GPI アンカー
赤血球の細胞膜

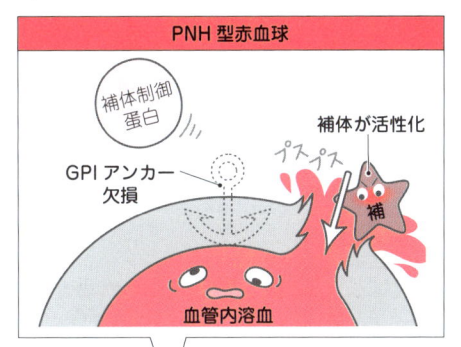

PNH 型赤血球

補体制御蛋白
補体が活性化
プスプス
GPI アンカー欠損
血管内溶血

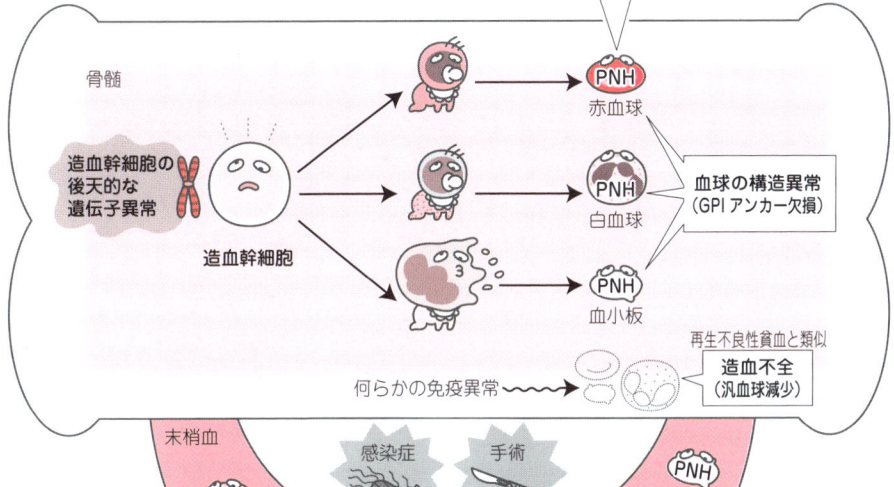

骨髄

造血幹細胞の後天的な遺伝子異常

造血幹細胞

PNH 赤血球
PNH 白血球
PNH 血小板

血球の構造異常（GPI アンカー欠損）

何らかの免疫異常

再生不良性貧血と類似
造血不全（汎血球減少）

末梢血

感染症　手術

PNH
PNH
PNH
血栓症
PNH

プスプス
PNH 血管内溶血

補

w.c

Hb

Hb

腎臓

Hb

病名の由来

睡眠中に補体が活性化され，起床時に一時的にヘモグロビン尿が出現することからこの病名がつきました（ただし実際に起床時にヘモグロビン尿を認める頻度は高くない）．睡眠中に補体が活性化する機序については未解明です．

ヘモグロビン尿

補体

補体は，抗体や白血球を補助することで免疫反応を促進する蛋白質です．約 20 種類あり，代表的なものには C1〜C9 の番号がついています［C は Complement（補体）の頭文字］．活性化した補体は標的に穴を開けたり，白血球の貪食作用を助けたり，白血球を呼び寄せたりします．

巨赤芽球性貧血
▶ 栄養不足による成熟障害

特定の栄養素が欠乏すると，骨髄では巨大な赤芽球（赤血球になる直前の段階の細胞）がつくられます．栄養素の欠乏にもかかわらず，なぜ巨大になるのでしょうか．

病態
巨赤芽球性貧血は
①ビタミンB$_{12}$または②葉酸の欠乏
で生じます．これらはいずれも核の中身である③DNAの合成に不可欠で，全ての細胞の成熟に必要です．

これらの栄養素のいずれかが欠乏すると，④赤芽球の核の成熟が遅延して赤血球へと分化できず，通常よりも長い間，骨髄に留まります．その間も細胞質は成長し続けるため，
⑤巨赤芽球（細胞質が正常赤芽球よりも大きい）
となります．
こうして生じた巨赤芽球の多くは，骨髄中で⑥アポトーシス（プログラムされた細胞死）を生じ，末梢血に出る前に死んでしまいます（無効造血という）．このため末梢血中の赤血球は減少し，貧血となります．
一部の巨赤芽球は赤血球へと成熟しますが，大きな赤芽球から分化した赤血球はやはり大型化しています．このため
⑦大球性正色素性貧血
となるのです．

そのほかの血液細胞でも，DNAの合成ができず成熟障害が起こるため
⑧汎血球減少
をきたします．

巨赤芽球性貧血の多くは，ビタミンB$_{12}$の欠乏で生じます．原因は吸収障害や摂取不足です．ただし，健常な成人は体内に約3〜6年分のビタミンB$_{12}$を貯蔵しているため，数年は欠乏症状が現れず，発見が遅れてしまうことがあります．

ビタミンB$_{12}$欠乏の原因
ビタミンB$_{12}$は，胃の壁細胞が分泌する内因子 ▶64 という蛋白質と結合しないと，吸収されません．このため，内因子をつくれない
⑨萎縮性胃炎
⑩胃切除後
などでは吸収障害が生じます．特に萎縮性胃炎による巨赤芽球性貧血を
⑪悪性貧血
といいます．悪性貧血では内因子や壁細胞に対する自己抗体産生がみられ，これによってビタミンB$_{12}$吸収障害が起こると考えられています．

また，ビタミンB$_{12}$は主に肉や魚，乳などの動物性食品に含まれるため
⑫菜食主義者で欠乏しやすい
ことが知られています．

ビタミンB$_{12}$欠乏では，あらゆる細胞の成熟や機能の維持に障害が生じます．

ビタミンB$_{12}$欠乏による症状
汎血球減少により⑬貧血の症状 ▶96，⑭易感染性 ▶100，⑮出血傾向 ▶104 がみられます．これに加え
⑯年齢不相応の白髪
⑰舌乳頭萎縮による舌炎（ハンター舌炎）
などを認めます．

ビタミンB$_{12}$は神経の機能維持にも必要で，欠乏すると脊髄の障害（感覚障害など）や認知症などが生じます（⑱）．ビタミンB$_{12}$欠乏により神経の変性を生じたものを亜急性脊髄連合変性症といいます．

葉酸欠乏の原因・症状
葉酸は十二指腸〜空腸で吸収されます．ビタミンB$_{12}$欠乏と比べて葉酸欠乏は少なく
⑲慢性的なアルコール多飲（吸収障害）
⑳薬剤（葉酸代謝拮抗作用をもつ抗がん剤や抗リウマチ薬）
などに注意が必要です．ビタミンB$_{12}$欠乏と同様の症状を呈しますが，神経障害は生じません．

60 巨赤芽球性貧血

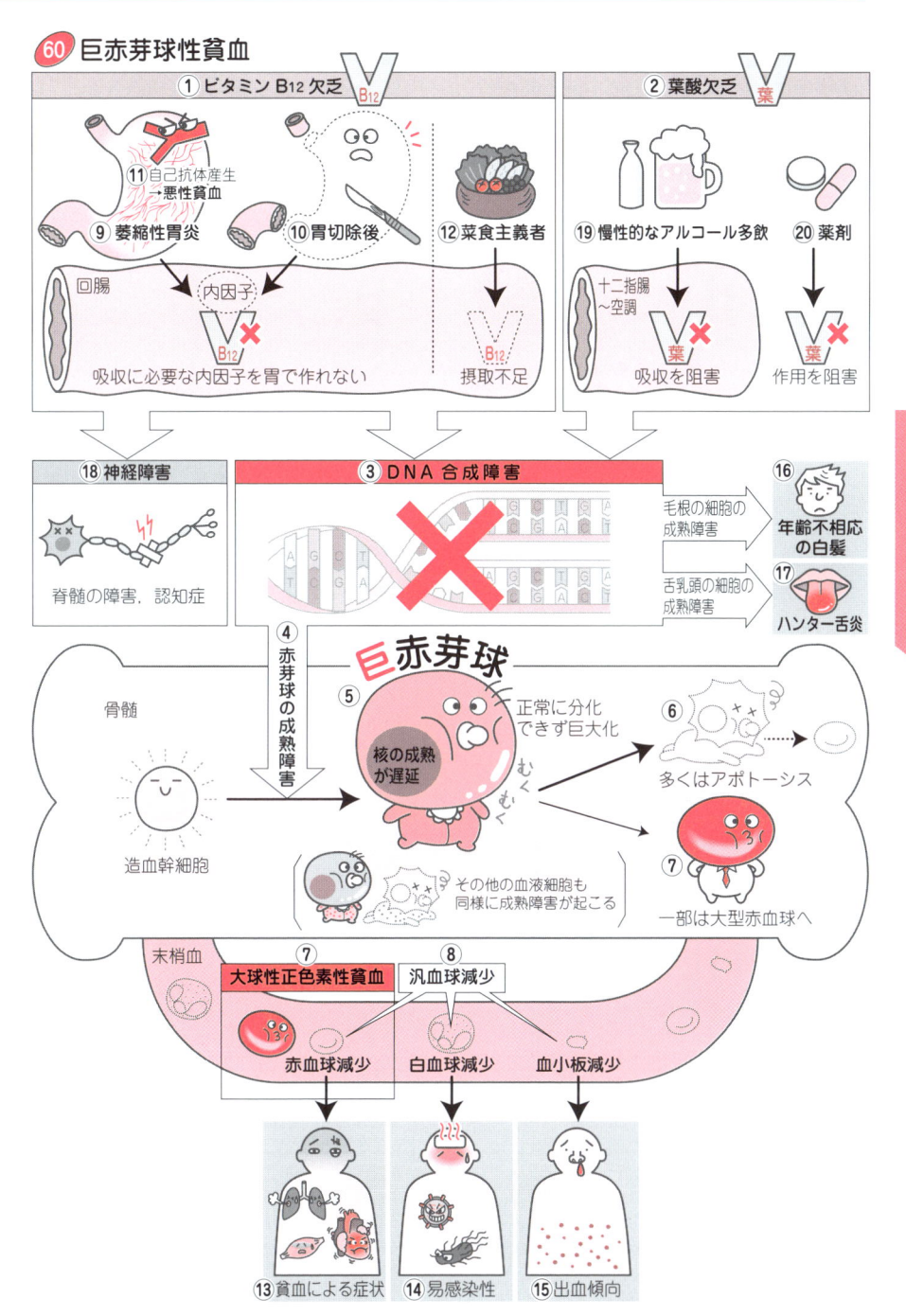

① ビタミン B12 欠乏

⑪ 自己抗体産生
→悪性貧血

⑨ 萎縮性胃炎　⑩ 胃切除後　⑫ 菜食主義者

回腸

内因子

B12 ✕

吸収に必要な内因子を胃で作れない

B12 ✕

摂取不足

② 葉酸欠乏

⑲ 慢性的なアルコール多飲　⑳ 薬剤

十二指腸
～空調

葉 ✕

吸収を阻害

葉 ✕

作用を阻害

⑱ 神経障害

脊髄の障害，認知症

③ DNA合成障害

毛根の細胞の
成熟障害

⑯ 年齢不相応
の白髪

舌乳頭の細胞の
成熟障害

⑰ ハンター舌炎

④ 赤芽球の成熟障害

骨髄

造血幹細胞

巨赤芽球

⑤ 核の成熟が遅延

むくむく

正常に分化
できず巨大化

⑥ 多くはアポトーシス

⑦ 一部は大型赤血球へ

その他の血液細胞も
同様に成熟障害が起こる

末梢血

⑦ 大球性正色素性貧血　⑧ 汎血球減少

赤血球減少　白血球減少　血小板減少

⑬ 貧血による症状　⑭ 易感染性　⑮ 出血傾向

理解を深める疾患編

腫瘍の基礎知識
▶ 腫瘍とは何か，どうしてできるのか

ここから先は，血球をもとに生じた腫瘍である造血器腫瘍についてみていきます．

腫瘍は全身のどこからでも発生する可能性があり，血液も例外ではありません．まずは「腫瘍とは何か」「がんの特徴」など，あらゆる腫瘍に共通する内容から始めましょう．

腫瘍の定義

身体の中には数十兆個もの細胞が共存していますが，通常ならばこの中の特定の種類の細胞だけが増え続けることはありません．これは，過剰な細胞分裂が起こらないように細胞内外から調節されているからです．

腫瘍とは，細胞がこの調節を受けず勝手に増殖し，周囲の正常組織や全身に悪影響を及ぼすようになったものを指します．このような腫瘍のふるまいを
・自律的増殖
とよびます．

腫瘍の良性・悪性

腫瘍の性質は，身体に及ぼす影響の大きさにより，良性と悪性に分けられます．

良性腫瘍は，周囲の正常組織との境界がはっきりしていて，大きくなる過程で周囲の正常組織を破壊することはなく，全身状態にも影響しません．したがって，致命的になることはほとんどありません．

一方，悪性腫瘍は身体に大きな害を及ぼし，致命的となります．良性腫瘍と異なり，周囲の組織に浸みこむように広がる
・浸潤
や，遠く離れた臓器へ転々と飛び火する
・転移
により病巣を広げ，正常構造を破壊します．

悪液質

また，悪性腫瘍は代謝の異常もひき起こします．このため栄養バランスが乱れ，全身が衰弱します．これを
・悪液質
といい，具体的には体重減少や筋力低下，食欲不振などの形で現れます．

腫瘍の形と性質

腫瘍では，細胞の形や組織の構造に異常が現れます．悪性腫瘍については，腫瘍細胞が元の正常細胞と似た形を保っていたり，腫瘍組織が正常組織と似た構造を保っていることを「高分化」，元の特徴を失っていることを「低分化」と表現します．一般的に
・低分化の腫瘍ほど悪性度が高い
です．つまり形態からある程度，腫瘍の性質が推測できるといえます．

病理組織学検査 80 は，主に形態の特徴から腫瘍の性質を見きわめるものです．

発生母地による分類

腫瘍は発生母地（最初にできる場所）の種類から
・上皮性腫瘍
　（このうち悪性のものを癌という）
・非上皮性腫瘍
　（このうち悪性のものを肉腫という）
・その他（造血器腫瘍など）
に分けられます．上皮組織とは身体の表面を覆う皮膚，粘膜などの構造や，そこから派生した構造（分泌腺など）を指します．非上皮性腫瘍とは，上皮組織以外から生じた腫瘍を指します．

「癌」と漢字で表記する場合は上皮性悪性腫瘍のみを指し，「がん」と平仮名で表記する場合は発生母地にこだわらず，すべての悪性腫瘍を指す，と使い分けることもあります．

造血器腫瘍は分類上，特別扱いされていますね．他の腫瘍にはない特徴があるのですか．

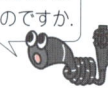

造血器腫瘍の性質

まず腫瘍の形ですが，造血器腫瘍の多くはかたまり（腫瘤）を形成しません（悪性リンパ腫を除く）．この特徴から，悪性腫瘍を固形がん（癌と肉腫）と造血器腫瘍，と分けることもあります．

腫瘍細胞のふるまいも特徴的です．先に述べたように，腫瘍は浸潤や転移の有無に基づいて良性と悪性に分けられますが，造血器腫瘍は必ず浸潤します．このため，造血器腫瘍はすべて悪性腫瘍といえます．

しかし全身への影響には造血器腫瘍の間でも差があることから，「低悪性度〜高悪性度」と段階づけされることもあります．

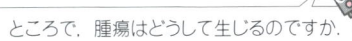

ところで，腫瘍はどうして生じるのですか．

腫瘍の発生と遺伝子異常

　腫瘍は元をたどれば，1つの細胞から生じたものです．細胞分裂の調節にかかわる
・**遺伝子** 13 **に異常が生じる**
ことで異常な機能をもつ蛋白質がつくられたり，蛋白質が本来の機能を失ったりすると，細胞分裂を制御できなくなります．こうして腫瘍が生じると考えられています．

　とはいえ，1つの遺伝子の異常がすぐに腫瘍の発生につながるわけではありません．正常細胞が腫瘍細胞となるには
・**細胞分裂を** 促進 **する遺伝子の過剰な発現**
・**細胞分裂を** 抑制 **する遺伝子の変異や欠損**
の，両方の異常が生じる必要があります．特に，がんはいくつもの遺伝子異常が積み重なって発生すると考えられています．

発がんを未然に防ぐしくみ

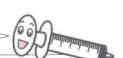

　正常の細胞は，傷ついた遺伝子を速やかに修復するしくみを備えています．また，遺伝子に傷がつくと自然に細胞死（アポトーシス）を迎えるしくみもあります．いずれにせよ，通常は遺伝子が傷ついたまま細胞分裂が進むことはありません．

　また，遺伝子異常が積み重なった細胞は，リンパ球などの免疫細胞により異常な細胞と認識され，排除されます．

　こうして発がんは未然に防がれています．

悪性腫瘍（がん）

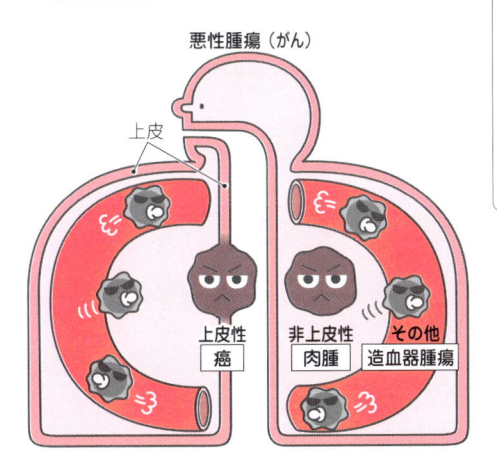

しかし遺伝子が傷つきやすい要因があると，発がんの確率は高くなります．現在までに発がんとの関連が明らかになっているものをみてみましょう．

物理・化学的因子と発がん

・**放射線や紫外線などの物理的因子**
・**特定の化学物質**
などは，がんが生じる原因となります．発がんに関連する化学物質を発がん性物質といい，現在までに 200 種類以上が特定されています．造血器腫瘍ではベンゼンと白血病の関連が明らかであるほか，喫煙が一部の急性骨髄性白血病の発症に関与すると考えられています．

　疾患の治療に用いる薬剤や放射線が，発がんの原因となってしまうこともあります．これを
・**二次性発がん**
といい，造血器腫瘍では
・**治療関連白血病** 130
・**治療関連骨髄異形成症候群** 134
などがあります．

感染と発がん

　慢性感染は日本人の発がんの原因の約20%を占めると考えられています．特に数が多いのは肝炎ウイルスによる肝臓癌，ヒトパピローマウイルスによる子宮頸癌，ヘリコバクター・ピロリ（ピロリ菌）による胃癌などです．
　造血器腫瘍では
・**エプスタイン・バー（EB）ウイルスと**
　悪性リンパ腫 142
・**ヘリコバクター・ピロリと**
　MALT リンパ腫 145
・**ヒト T 細胞白血病ウイルス 1 型（HTLV–1）と**
　成人 T 細胞白血病 148
の関連が知られています．

造血器腫瘍の全体像
▶ 腫瘍細胞の性質と発育の場で分類

造血器腫瘍とは，血液細胞に異常が生じて腫瘍化したものです．正常の血液細胞が多種多様であるように，造血器腫瘍にも多くの種類がありますが，大きくは2つのグループに分けられます．

骨髄系腫瘍とリンパ系腫瘍
血球の分化の過程では，造血幹細胞の進む道はまず骨髄系とリンパ系に分かれます ❷8〉．造血器腫瘍もこれと同様に，腫瘍細胞の性質から
①骨髄系腫瘍（顆粒球系，赤血球系，血小板系などの細胞が増殖）
②リンパ系腫瘍（リンパ系細胞が増殖）
に分けられます．

まずは骨髄系腫瘍をみてみましょう．

骨髄増殖性腫瘍 ❷136-140〉
③骨髄増殖性腫瘍は造血幹細胞の異常により生じます．
• 骨髄系細胞が形態を保ったまま腫瘍性に増殖する
ため，正常な血球の過剰産生に見えることがあります．

骨髄異形成症候群 ❷134〉
④骨髄異形成症候群は造血幹細胞の異常により，
• 骨髄系細胞の形態や機能に異常をきたして増殖する（異形成）
ことが特徴です．

急性白血病には骨髄系のものとリンパ系のものがあり，前者は骨髄系腫瘍，後者はリンパ系腫瘍に含まれます．

急性白血病 ❷130〉
⑤急性白血病は造血前駆細胞の異常が原因で生じ，腫瘍細胞は
• 分化する能力を失った
• 単一の幼若細胞（芽球）
です．

続いて，リンパ系腫瘍です．

悪性リンパ腫 ❷142〉
⑥悪性リンパ腫は
• リンパ球が腫瘍化して
• リンパ組織で腫瘤を形成
したものです．

慢性リンパ性白血病 ❷146〉
⑦慢性リンパ性白血病は
• リンパ球が腫瘍化して
• 骨髄や末梢血中で増殖
したものです．

多発性骨髄腫 ❷150〉
⑧多発性骨髄腫は
• 形質細胞が骨髄中で腫瘍化
したものです．

リンパ系腫瘍の分類

従来，リンパ系腫瘍は
• 腫瘍細胞の局在に基づいて分類
されており，骨髄中で増殖し末梢血に現れるものは白血病，リンパ組織中で増殖するものはリンパ腫とされてきました．しかし，WHO分類では造血器腫瘍を
• 腫瘍細胞の由来に基づいて分類
しており，白血病とリンパ腫を区別していません．WHO分類では，腫瘍細胞が末梢血中にもリンパ組織中にも現れるという両方の性質を示しうる病型を「○○白血病／リンパ腫」としており，本書で扱う疾患の中では，急性リンパ性白血病とリンパ芽球性リンパ腫（ALL/LBL），慢性リンパ性白血病と小リンパ球性リンパ腫（CLL/SLL），成人T細胞白血病／リンパ腫（ATL）などがこれに該当します．

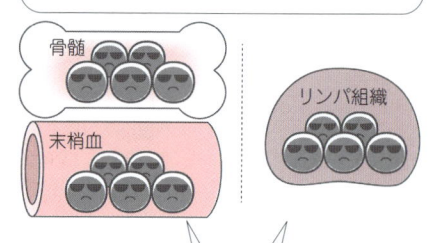

骨髄　末梢血　リンパ組織
白血病／リンパ腫

61 造血器腫瘍の全体像

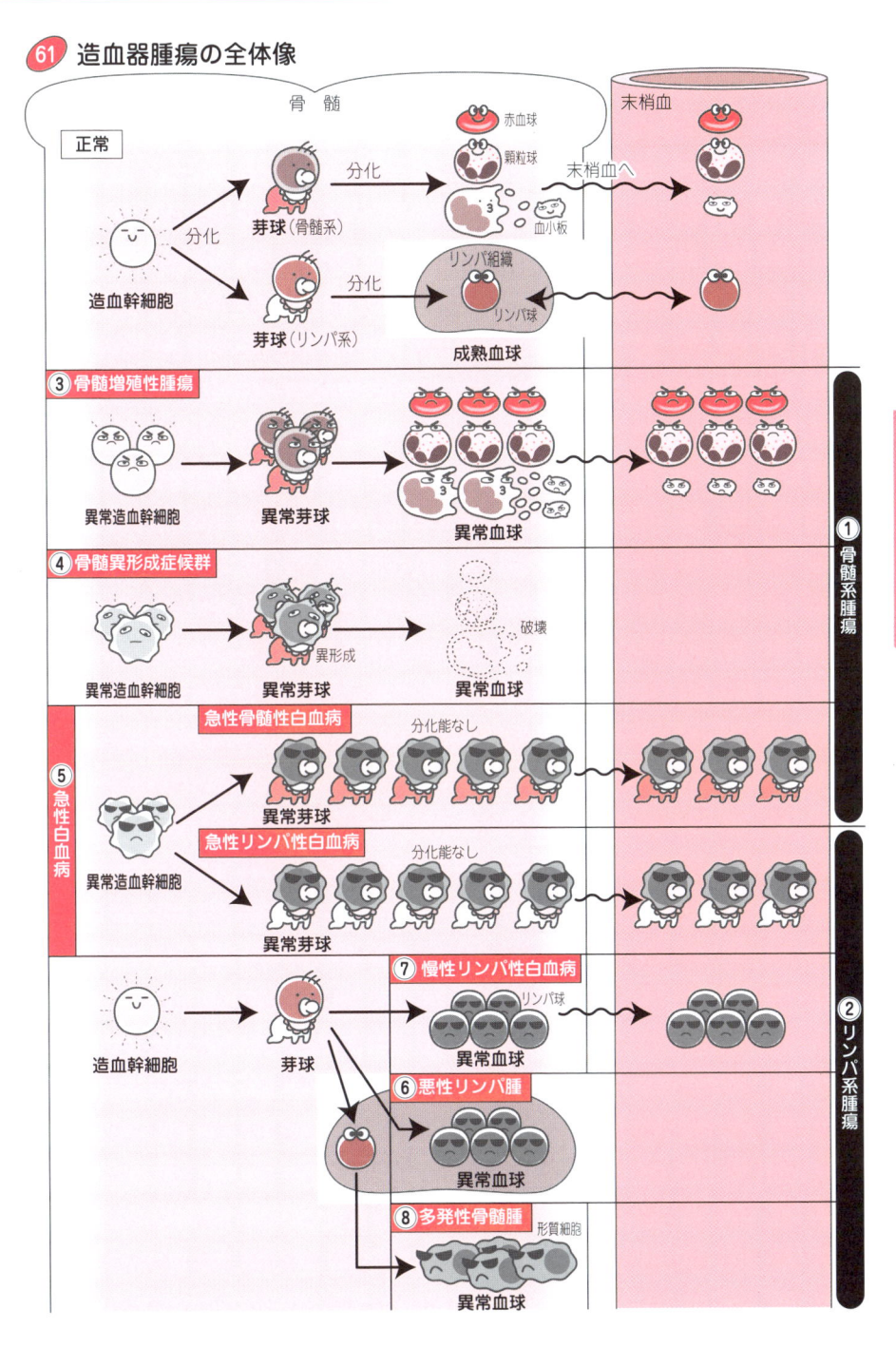

急性白血病1（症状，分類，診断）
▶ 分化能を失った芽球の増殖

急性白血病は，造血の初期段階にある細胞（芽球）が分化能を失い，腫瘍化したものです．この腫瘍細胞（白血病細胞）が骨髄中で増殖して造血を妨害したり，リンパ組織や臓器に浸潤したりすることにより，症状が出現します．

急性白血病の症状

骨髄中で白血病細胞が増殖し，これが末梢血中にも流出するため
- **見かけ上の白血球増加** ◁102▷
をきっかけに発見されることが多いです．正常の造血は抑制されるため
- **汎血球減少**
をきたし，貧血 ◁96▷，易感染性 ◁100▷，出血傾向 ◁104▷ が生じます．

白血病細胞が骨髄以外の臓器に浸潤すると，その部位に応じて
- **リンパ節腫脹** ◁108▷
- **肝腫大や脾腫** ◁110▷
などが生じます．

全身症状としては
- **発熱，全身倦怠感**
などが生じます．

類白血病反応

白血病を示唆する所見である
・**末梢血中の白血球数の著増および芽球の出現**
を白血病以外で認めることを，類白血病反応とよびます．重症感染症などで白血球の需要が急速に高まった場合や，骨髄の病変（悪性腫瘍の骨髄転移など）がある際にみられる症候です．このとき末梢血中でみられるのは，芽球も含め，全て正常な血球です．

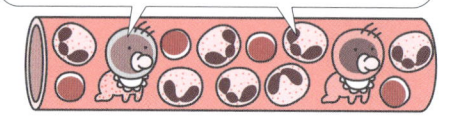

急性白血病は，もとの芽球の性質に基づき2つに分けられます．

急性骨髄性白血病（AML）

①急性骨髄性白血病（AML：acute myeloid leukemia）は
- **骨髄系の芽球**が腫瘍化
したもので，成人に多いです（発症年齢の中央値は60歳位）．

AMLの10～30％は抗がん剤や放射線などが原因で生じ，これは
- **治療関連白血病**
とよばれます．

骨髄異形成症候群 ◁134▷ からAMLに移行することもあります．

急性リンパ性白血病（ALL）

②急性リンパ性白血病（ALL：acute lymphocytic leukemia）は
- **リンパ系の芽球**が腫瘍化
したもので，小児（6歳未満）が全体の75％を占めます．

ALLは，中枢神経への浸潤を生じやすいのが特徴です．

ALLと同一の腫瘍細胞がリンパ組織中で発育して，悪性リンパ腫 ◁142▷ のような病態をとる場合は
- **リンパ芽球性リンパ腫**
  （LBL：lymphoblastic lymphoma）
とよばれます．

診断

骨髄検査 ◁78▷ にて
- **骨髄の過形成**（細胞の密度が高い状態）
がみられ，かつ骨髄中の細胞のうち
- **芽球が一定の割合以上を占める**
場合は急性白血病と診断します（形態から正常の芽球と白血病細胞を区別することはできないが，芽球は本来なら非常に少ないため「芽球が増加している＝病的な状態」と判断できる）．

骨髄性かリンパ性か見分けるには
- **ミエロペルオキシダーゼ（MPO）染色**
（MPOは骨髄系の細胞がもつ酵素で，MPO陽性ならば骨髄系細胞といえる）や，表面マーカー検査 ◁82▷ などを行います．

62 急性白血病1

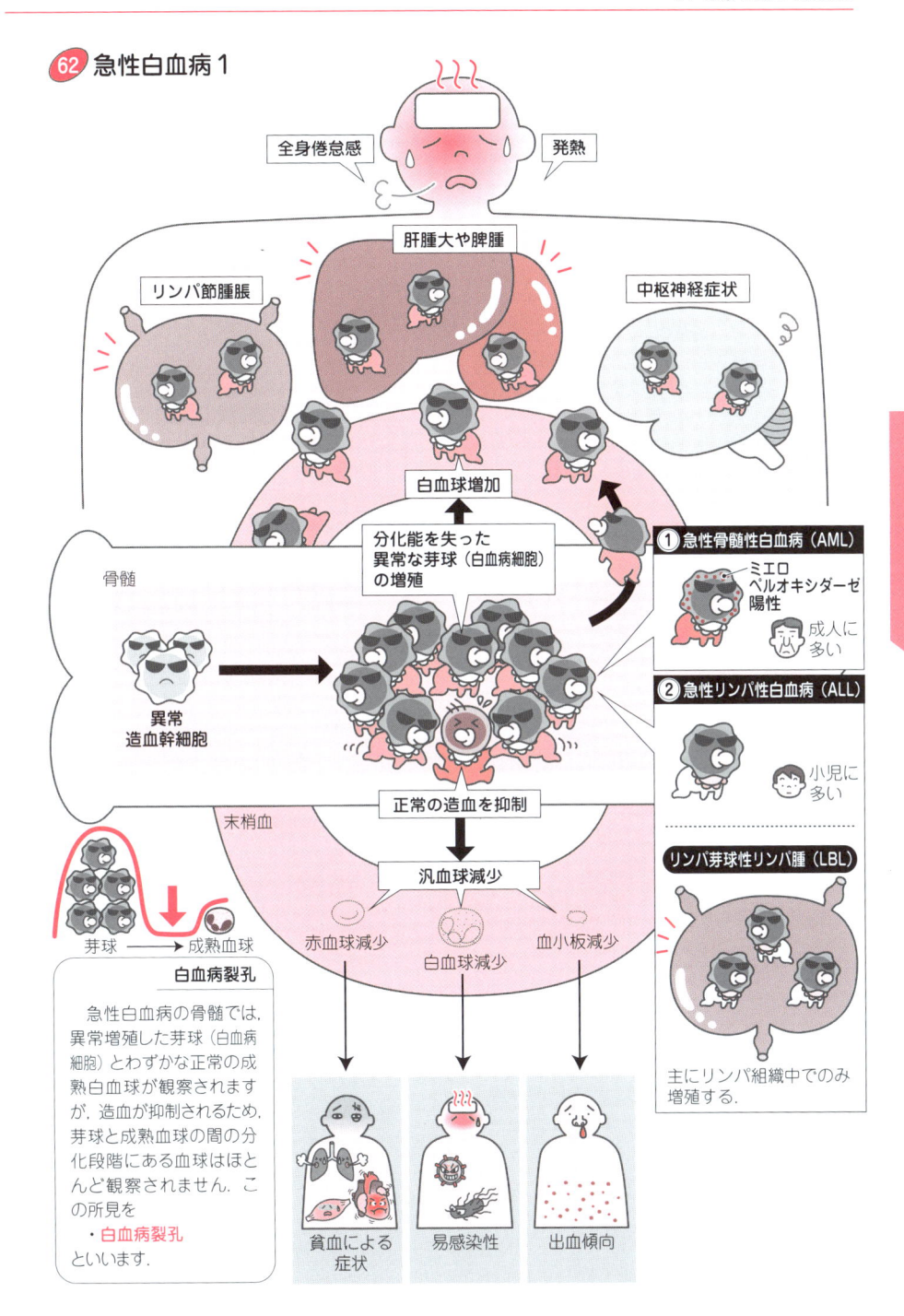

全身倦怠感

発熱

肝腫大や脾腫

リンパ節腫脹

中枢神経症状

白血球増加

分化能を失った異常な芽球（白血病細胞）の増殖

骨髄

異常造血幹細胞

①急性骨髄性白血病（AML）
ミエロペルオキシダーゼ陽性

成人に多い

②急性リンパ性白血病（ALL）

小児に多い

リンパ芽球性リンパ腫（LBL）

主にリンパ組織中でのみ増殖する.

末梢血

正常の造血を抑制

汎血球減少

芽球 → 成熟血球

赤血球減少　白血球減少　血小板減少

白血病裂孔

　急性白血病の骨髄では，異常増殖した芽球（白血病細胞）とわずかな正常の成熟白血球が観察されますが，造血が抑制されるため，芽球と成熟血球の間の分化段階にある血球はほとんど観察されません．この所見を
・**白血病裂孔**
といいます．

貧血による症状　易感染性　出血傾向

理解を深める疾患編

急性白血病2（治療）
▶ 段階的な治療を行う

急性白血病の治療の中心は，薬剤を用いる化学療法 ⏺152 です．全ての白血病細胞を一度に根絶することは難しく，治療は段階的に行われます．

治療の流れ
最初に行う治療は
- **寛解導入療法**

です．寛解とは症状や検査値異常が見かけ上消失した状態を指します．急性白血病では造血能が回復し，なおかつ末梢血中に白血病細胞が見られない状態 (血液学的完全寛解) を最初の治療目標とします．

しかし，血液学的完全寛解に至っても，まだ体内には約10億個もの白血病細胞が残っています．このままでは残存した白血病細胞が増殖し，いずれ再発してしまいます．そこで次の段階では
- **地固め療法**

という，白血病細胞の更なる排除を目的とした治療を行います．

最終的な到達目標は，分子学的完全寛解です．これは遺伝子検査において，白血病細胞がもつ遺伝子異常が検出できない状態を指します．このとき，白血病細胞は約100万個以下まで減少しています．

寛解導入療法や地固め療法は，いずれも身体に大きな負担がかかる治療で，入院して行われます．必要に応じ，これらの治療に続いて，通院で可能な化学療法 (維持療法) を追加します．再発の可能性が高い患者さんでは，造血幹細胞移植 ⏺154 を追加することもあります．

急性骨髄性白血病（AML）の治療
AMLの治療方針は，患者さんの年齢，全身状態，臓器障害，白血病細胞の染色体異常や遺伝子異常の種類，寛解に至るまでの治療経過などを考慮して決定します．

慢性骨髄性白血病の急性転化 ⏺136 で生じたAMLや，治療関連白血病は，一般に化学療法が効きにくい傾向があります．

急性リンパ性白血病（ALL）の治療
ALLの治療方針もAMLと同様ですが，特に染色体異常（Ph染色体 ⏺137 ）の有無や年齢を考慮して決定します．必要に応じて，地固め療法後に，
- **維持療法**

を追加することがあります．

若年者では
- **中枢神経浸潤の予防**

のために，頭蓋への放射線照射や脳脊髄液への薬物投与も行います．

治療の副作用
薬剤の副作用として，正常の造血が抑制される
- **骨髄抑制** (治療に起因する汎血球減少)

が生じます．特に，白血球減少による易感染性 ⏺100 に注意します．

このほか，消化器症状 (悪心・嘔吐，口内炎，下痢) や脱毛などもみられます．

これに加え，治療開始期には
- **腫瘍崩壊症候群**

に注意が必要です．

副作用の予防や緩和，症状の軽減などを目的とした治療を
- **支持療法**

といいます．治療を円滑に進めるためには，こちらも重要です．

63 急性白血病2

治療の基本的な流れです.

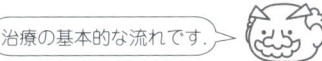

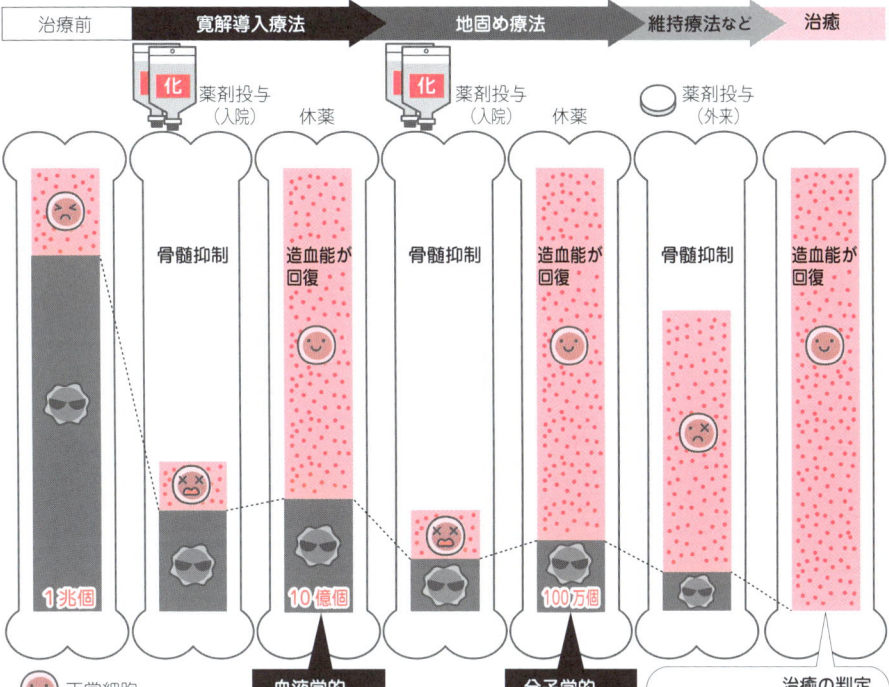

| 治療前 | 寛解導入療法 | 地固め療法 | 維持療法など | 治癒 |

薬剤投与（入院）　休薬　　薬剤投与（入院）　休薬　　薬剤投与（外来）

骨髄抑制　造血能が回復　骨髄抑制　造血能が回復　骨髄抑制　造血能が回復

1兆個　　10億個　　100万個

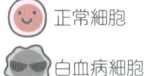正常細胞

白血病細胞

血液学的完全寛解

白血病細胞が顕微鏡で検出できない.

分子学的完全寛解

白血病細胞の遺伝子が検出できない.

治癒の判定

白血病細胞が体内から消失した状態を治癒といいますが, 現在の最も精度の高い検査でも, 白血病細胞が完全に消失したかどうかはわかりません. もし白血病細胞が残っている場合は, 再発すると考えられています. このため, 治療終了から一定の期間（通常5年以上）は経過観察を行います. この期間に再発がなければ, ようやく「治癒した」と判定できるのです.

腫瘍崩壊症候群

化学療法により大量の腫瘍細胞が壊れると, 細胞内の成分が血中に大量に流出します. これが原因で生じる病態を, 腫瘍崩壊症候群といいます. 細胞内に多く含まれるカリウムや核酸の流出により

- **高カリウム血症による不整脈**
- **高尿酸血症による腎障害**（尿酸は核酸の代謝産物）

などが起こることがあります.

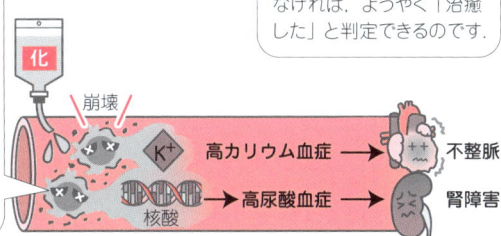

崩壊　K^+　高カリウム血症　→　不整脈

核酸　高尿酸血症　→　腎障害

骨髄異形成症候群（MDS）
▶ 異常血球がつくられては壊される

骨髄異形成症候群 (MDS：myelodysplastic syndromes) は，造血幹細胞の異常により，本来の役割を果たせない異常な血球がつくられる疾患です．病態は未解明の部分が多いですが，高齢での発症が中心であることから，造血幹細胞の老化が一因と考えられています．抗がん剤や放射線治療が誘因になる場合もあります (治療関連MDSという).

病態

MDSでは血球の多くに
- **異形成** (正常ではみられない形になること)

が生じます．例えば，好中球の分葉が少なくなる，顆粒がなくなる，巨核球が小さくなるなどがあります．また形の異常はなくても，正常に機能しない血球も多いと考えられています．急性白血病 🔵130 のように
- **芽球の増加**

を認めることもあります (急性白血病よりは少ない).

骨髄でつくられる血球の総数は，正常ないし増加するため，
- **骨髄は正～過形成** (密度が高い状態)

となります．しかし，その大半は異常な血球であるため，末梢血に出る前に骨髄中で壊れてしまいます (アポトーシス)．これを
- **無効造血**

といいます．
このため実際に末梢血に出られる血球は，ごく一部となり
- **末梢血中の血球減少**

がみられます．汎血球減少となることもあれば，1種類の血球 (1系統) の減少から始まり，徐々にほかの系統も減少する場合，1〜2系統の減少にとどまる場合などがあります．

症状

MDSに特徴的な症状はなく，血球減少による貧血 🔵96，易感染性 🔵100，出血傾向 🔵104 などを認めます．進行がゆっくりであるため，無症状のこともあります．

MDSは症例により臨床経過が大きく異なるため，治療方針も症例ごとに検討します．重症化が懸念されたり，症状が出現していたりする場合には，積極的な治療の対象となります．

治療

MDSのうち
- **多くの系統で血球減少がある**
- **骨髄中の芽球の割合が高い**

などの特徴を有する症例や，染色体検査 🔵84 で特定の染色体異常を認める症例は，未治療では短期間のうちに急性骨髄性白血病に移行する危険性の高い
- **前白血病状態**

と考えられます．このため化学療法 🔵152 や，
- **造血幹細胞移植 🔵154**

を行います．

血球減少による症状がみられる場合は，輸血などの支持療法を行います．輸血が長期にわたる場合には鉄過剰症 🔵180 を防ぐため，鉄キレート療法 (薬物により過剰な鉄を胆汁中に排出できる形にする治療) も併せて行います．

これらの特徴をもたない場合は，治療の必要性は低く，経過観察とすることもあります．

⑥④ 骨髄異形成症候群（MDS）

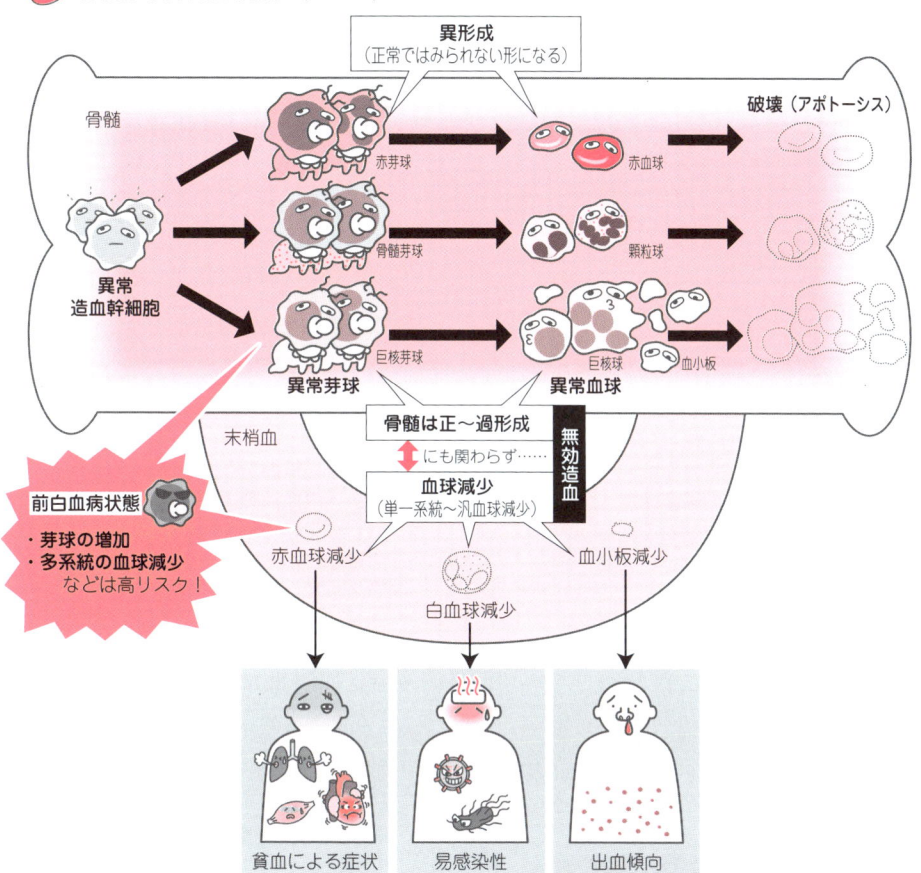

理解を深める疾患編

MDS はいくつかの疾患の寄せ集め？

　MDS とは, 血球の異形成と末梢血中の 1 系統以上の血球減少を特徴とする病態の総称のようなものです. MDS の中身はさらにいくつもの疾患に分かれると考えられており,「骨髄異形成症候群（syndrome**s**）」という名称がついています.

　実際, MDS は複数の血液疾患と重複する性質をもちます. 急性骨髄性白血病への移行のほか, 骨髄低形成を示す MDS は再生不良性貧血 ⦿116〉の性質, 1 系統以上の血球増加を示す MDS は骨髄増殖性腫瘍 ⦿128〉の性質を併せもち, 明確に区別できない場合もあります.

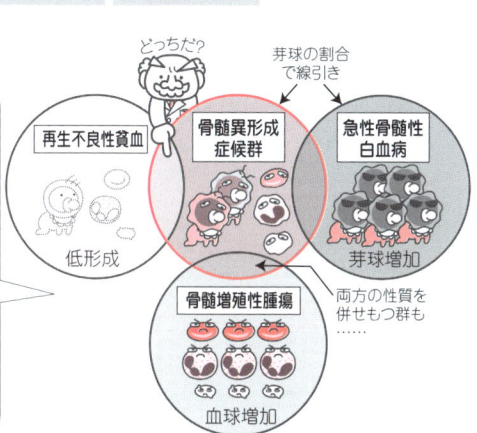

慢性骨髄性白血病（CML）
▶ 多段階の顆粒球系細胞が増殖する

慢性骨髄性白血病 (CML : chronic myeloid leukemia) は，骨髄増殖性腫瘍の代表的なもので，造血幹細胞の異常が原因で生じます．「慢性」とありますが急性骨髄性白血病が慢性化したものではなく，病態，臨床経過とも異なります．

> **病態**
> CMLは骨髄増殖性腫瘍のうち
> ①顆粒球系細胞の増加が主体
> である疾患です．
>
> ヒトの常染色体は22種類あり，CMLはそのうち
> ②9番と22番の染色体が
> 部分的に入れ替わる（相互転座）
> ことで発症します．このとき形成される異常な染色体のうち，短い方を
> ③フィラデルフィア(Ph)染色体
> といいます．Ph染色体上には
> ④BCR-ABL遺伝子
> という異常遺伝子が形成され，これをもとに活性型チロシンキナーゼという，細胞死（アポトーシス）を抑制し，細胞増殖を促進する物質がつくられます．このため，
> • BCR-ABL遺伝子をもつ造血幹細胞は
> • 正常の造血幹細胞を上回る増殖能を獲得
> します．こうして，骨髄は異常な造血幹細胞と，そこから生じた血液細胞で占められるようになり，
> ⑤骨髄の過形成（血液細胞の密度が高い状態）
> がみられます．
>
> 異常な造血幹細胞の分化能は保たれており，そこから生じた血球の形態や機能も，ある程度は保たれますが，幼若な血液細胞を含む
> ⑥様々な成熟段階の顆粒球が
> 末梢血に流出
> します．

CMLの病態はゆっくり進行するため，症状を認めないことが多いです．

> **症状**
> CMLは自覚症状に乏しく，検診などで発見されることが多いです．
>
> 処理する血球数の増加などのため
> ⑦脾腫 ◯110〉
> を生じます．肝腫大を認めることもあります．

CMLは数年を経て急性期とよばれる状態に移行し，これを⑧急性転化といいます．

> **急性転化**
> 急性期は
> ⑨異常血球が分化能を失い
> 急性白血病のようになった
> 状態です．検査所見としては
> • 骨髄および末梢血中の芽球の増加
> を認めます．
> 血球減少により貧血 ◯96〉，易感染性 ◯100〉，出血傾向 ◯104〉などの症状も出現します．

現在のところ，遺伝子異常そのものを修復することはできませんが，異常遺伝子からつくられる物質のはたらきを抑えることで，異常な造血幹細胞を制御する治療が行われています．

> **治療**
> BCR-ABL遺伝子の産物の作用を抑える
> • チロシンキナーゼ阻害薬
> を用います．
> 急性期では，急性白血病に準ずる化学療法や造血幹細胞移植を行うこともあります．

65 慢性骨髄性白血病（CML）

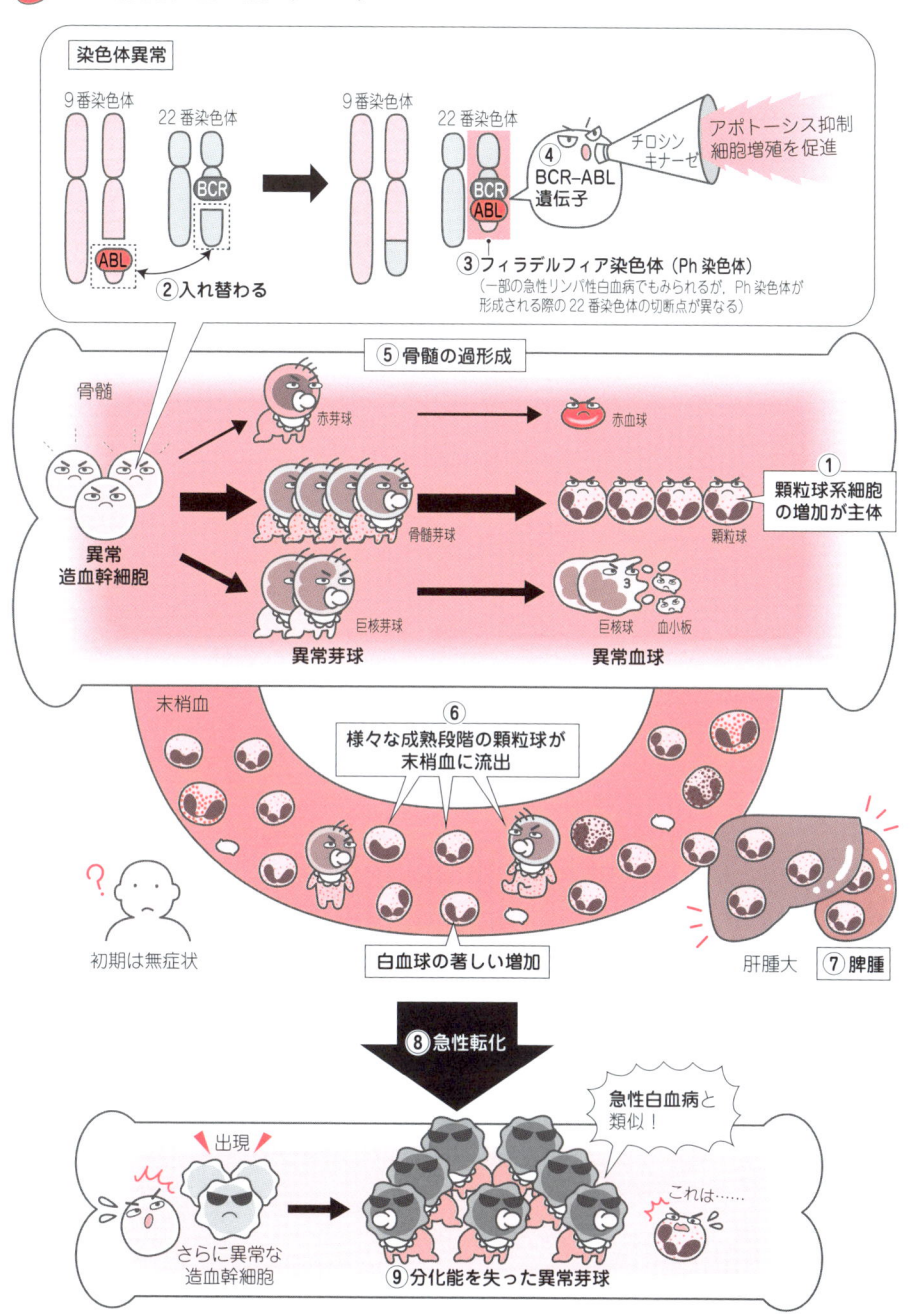

染色体異常

9番染色体　22番染色体　→　9番染色体　22番染色体

BCR
ABL

② 入れ替わる

④ BCR–ABL 遺伝子

チロシンキナーゼ

アポトーシス抑制
細胞増殖を促進

③ フィラデルフィア染色体（Ph染色体）
（一部の急性リンパ性白血病でもみられるが、Ph染色体が
形成される際の22番染色体の切断点が異なる）

⑤ 骨髄の過形成

骨髄

異常
造血幹細胞

赤芽球　→　赤血球

骨髄芽球　　顆粒球

① 顆粒球系細胞
の増加が主体

巨核芽球　　巨核球　血小板

異常芽球　　**異常血球**

末梢血

⑥ 様々な成熟段階の顆粒球が
末梢血に流出

? 初期は無症状

白血球の著しい増加

肝腫大　⑦ 脾腫

⑧ 急性転化

急性白血病と
類似！

▶出現◀
さらに異常な
造血幹細胞

⑨ 分化能を失った異常芽球

これは……

真性多血症（PV）
▶ 赤血球増加が主体の骨髄増殖性腫瘍

多血症とは，赤血球が異常に増加した状態です ⦿98 ⟩．このうち真性多血症（PV:polycythemia vera）は骨髄増殖性腫瘍であり，造血幹細胞の異常により生じます．

病態

PVは，骨髄増殖性腫瘍のうち
- **赤血球系細胞の増加**が**主体**

である疾患です．

PVの95％以上で，JAK2遺伝子の変異がみられます．JAK2はチロシンキナーゼという物質の一種で，細胞増殖を促す作用があります．遺伝子変異によりJAK2が過剰に活性化し，細胞増殖が制御できなくなるため，
- **骨髄の過形成**(血液細胞の密度が高い状態)

がみられます．

末梢血では
- **赤血球の著しい増加**

を認めます．

症状

赤ら顔や血栓症など，多血症の症状が現れます．

処理する血球数の増加などにより
- **脾腫** ⦿110 ⟩

が生じるほか，肝腫大もみられることがあります．

治療

合併症として
- **血栓症** ⦿106 ⟩

が起こりやすいため，予防が重要です．抗血小板薬などを用いるほか，血液を体外に捨てる治療である瀉血や，薬物による細胞減少療法により，赤血球数を調節します．

> **多血症の鑑別**
>
> 真性多血症と鑑別を要するのが，エリスロポエチンの過剰な分泌により生じる二次性多血症です．真性多血症では赤血球が過剰につくられるため，二次性多血症とは逆にエリスロポエチンの分泌は低下します（負のフィードバック ⦿20 ⟩）.

66 真性多血症（PV）

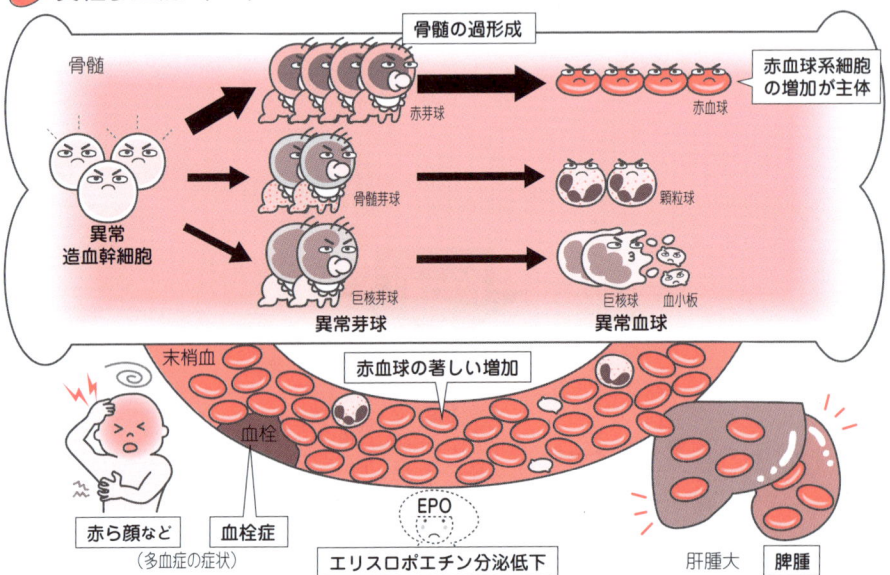

骨髄の過形成 / 骨髄 / 異常造血幹細胞 / 赤芽球 / 赤血球 / 赤血球系細胞の増加が主体 / 骨髄芽球 / 顆粒球 / 巨核芽球 / 巨核球 / 血小板 / 異常芽球 / 異常血球 / 末梢血 / 赤血球の著しい増加 / 血栓 / 赤ら顔など（多血症の症状）/ 血栓症 / EPO / エリスロポエチン分泌低下 / 肝腫大 / 脾腫

本態性血小板血症 (ET)
▶ 血小板増加が主体の骨髄増殖性腫瘍

本態性血小板血症 (ET:essential thrombocythemia) は骨髄増殖性腫瘍であり，造血幹細胞の異常により血小板が異常に増加する疾患です．

病態

ETは，骨髄増殖性腫瘍のうち
• 血小板系細胞の増加が主体
である疾患です．

ETの半分程度の症例でJAK2遺伝子の変異がみられ，病態と関連していると考えられています．
造血亢進を反映し
• 骨髄の過形成 (血液細胞の密度が高い状態)
がみられます．

末梢血では
• 血小板の著しい増加
および血小板の形態異常がみられます．

症状と治療

合併症として
• 血栓症 ⬮106〉
が起こりやすいため，予防が重要です．抗血小板薬を用いるほか，薬物による細胞減少療法を行うこともあります．

血小板の機能に異常があることや，大量の血小板にフォンヴィレブランド因子 ⬮60〉が吸着されることなどにより，一次止血が正常に進まず
• 出血傾向 ⬮104〉
を認めることもあります．

理解を深める疾患編

67 本態性血小板血症 (ET)

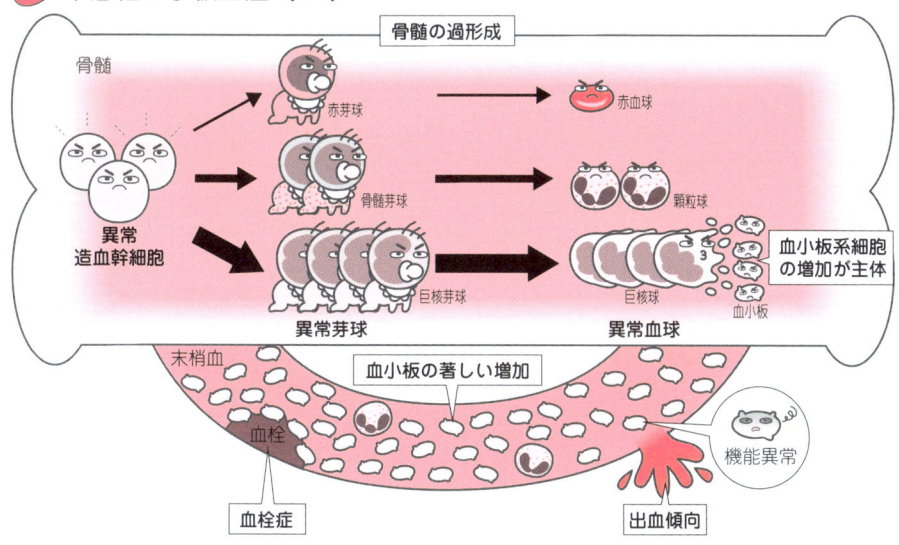

原発性骨髄線維症（PMF）
▸ 骨髄が線維で埋めつくされる

骨髄線維症とは，骨髄の広い範囲で線維成分の増加がみられる疾患です．このうち原発性骨髄線維症（PMF：primary myelofibrosis）は骨髄増殖性腫瘍であり，造血幹細胞の異常が原因で生じます．

初期の病態
PMFは，骨髄増殖性腫瘍のうち
①**巨核球および顆粒球の増加が主体**
である疾患です．

半分程度の症例で，JAK2遺伝子の変異がみられます．

発症早期の骨髄では線維化は目立たず，造血幹細胞の異常による
②**骨髄の過形成**（血液細胞の密度が高いこと）
がみられます．巨核球は数の増加だけでなく，形態の異常もみられます．

末梢血では白血球，血小板は増加しますが，赤血球産生は抑制され
• **貧血** ⨀96〉
を呈します．

増加した巨核球の活動により，骨髄の中では次第に線維化が進行します．

骨髄の線維化
巨核球はサイトカイン ⨀114〉を産生して
③**骨髄中の線維芽細胞を刺激**
します．線維芽細胞は，コラーゲンなどの線維成分を産生する細胞です．巨核球が増加すると線維芽細胞が過剰に刺激され，必要以上の線維成分が産生されます．この結果，
④**骨髄中の線維成分の増加**
が起こります．

こうして骨髄腔内が線維組織に置き換わると，骨髄穿刺 ⨀78〉では
⑤**ドライタップ**（骨髄液が吸引できないこと）
がみられます．このため，骨髄生検により骨髄の状態を評価します．

骨髄の線維化が進むと，造血能力は低下していきます．

造血不全
造血の場である骨髄が線維成分で占められると
⑥**骨髄での造血不全**
が生じ，白血球や血小板も減少します．このため易感染性 ⨀100〉，出血傾向 ⨀104〉が出現することもあります．

居場所を失った造血幹細胞は，骨髄に代わる造血の場を探します．

髄外造血
骨髄での造血が困難になると，造血幹細胞は胎生期の造血器官であった肝臓や脾臓に移動して造血を行うようになります ⨀10〉．これを
⑦**髄外造血**
といいます．

髄外造血による症状として
⑧**肝腫大や脾腫** ⨀110〉
が出現します．

髄外造血の場である肝臓や脾臓には，骨髄のような成熟血球を選別する構造がありません．このため，異常な血球や未熟な血球も末梢血に流出してしまい，末梢血検査では
⑨**血球の変形**（巨大血小板，涙滴赤血球）
⑩**顆粒球系の芽球および赤芽球の出現**（白赤芽球症という）
がみられます．

治療
根治のためには
• **造血幹細胞移植** ⨀154〉
を行います．困難な場合は化学療法や，輸血などの対症療法を行います．

二次性骨髄線維症

ほかの疾患に続発して，骨髄の線維化が起こることもあります．PMF以外の骨髄増殖性腫瘍や骨髄異形成症候群など，造血器腫瘍によるものが多いです．

68 原発性骨髄線維症（PMF）

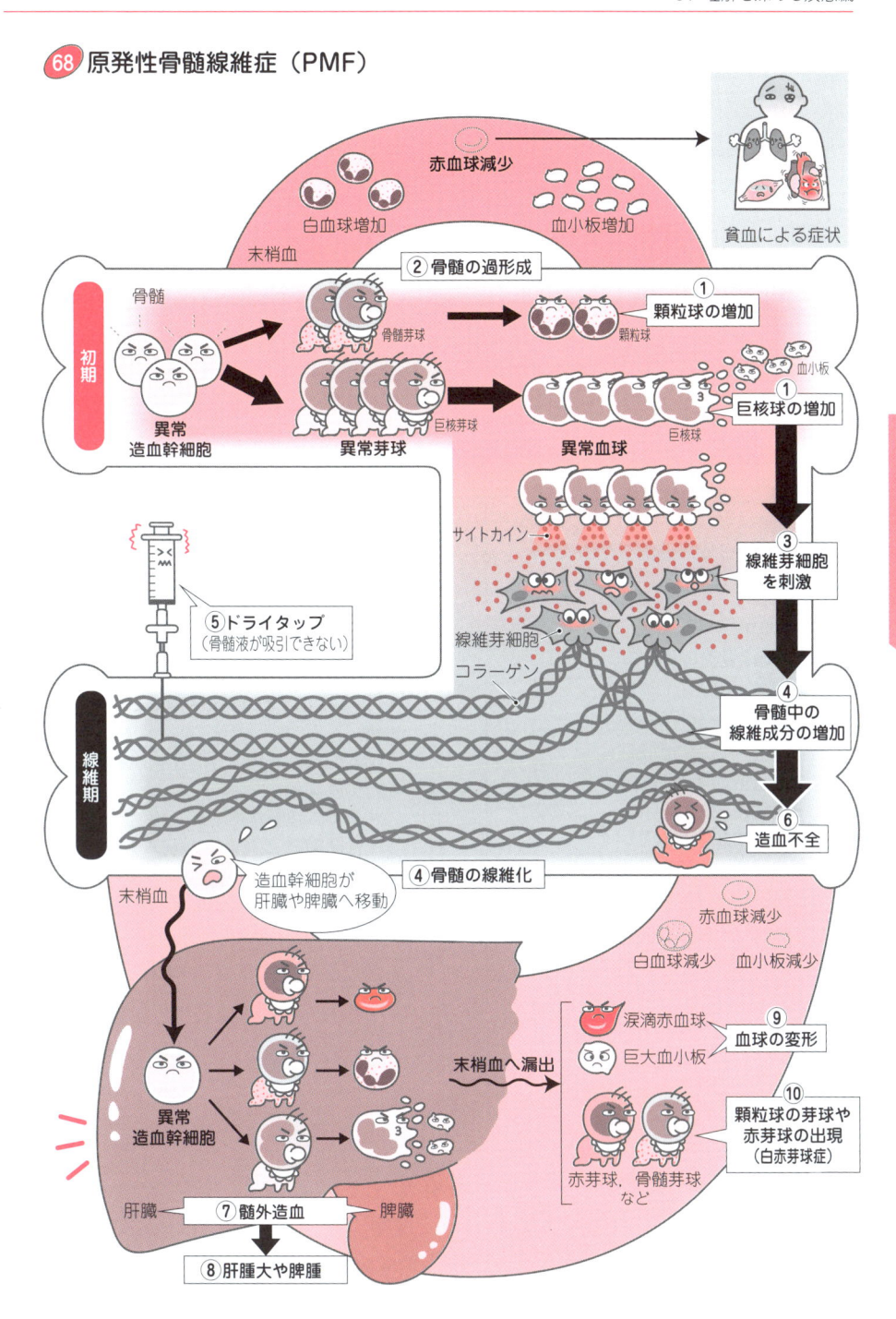

悪性リンパ腫 1
▶ リンパ組織で増殖する悪性腫瘍

悪性リンパ腫はリンパ系の造血器腫瘍で，組織中で腫瘤を形成するものです．

病態
悪性リンパ腫は
- **リンパ組織中**のリンパ球が**腫瘍化**

したものです．全身のリンパ組織のどこからでも生じる可能性がありますが，病変の部位は大きく
- **リンパ節**
- **リンパ節以外**(消化管粘膜, 甲状腺など)

に分けられます．

一部の病型では特徴的な染色体異常や遺伝子異常，HTLV-1 ⟨◐148⟩などの微生物との関連が明らかになっています．

体表に近いリンパ組織に生じた病変は，異常なかたまりとして触知されます．

症状
悪性リンパ腫の初発症状は
- **リンパ節腫脹** ⟨◐108⟩

であることが多く，触診では
- **無痛性，弾性硬**(消しゴムくらいの硬さ)
- **可動性が保たれている**

ことが特徴です．

全身症状としては
- **発熱**，**大量の寝汗**(盗汗)，**体重減少**

の3つが関係の深い症候と考えられています．

診断
病変の一部を，手術で摘出して検査します(生検)．病変部のリンパ組織の構造や，細胞の形態を顕微鏡で観察する
- **病理組織学検査** ⟨◐80⟩

のほか，病変部の細胞を用いて表面マーカー検査 ⟨◐82⟩，染色体検査 ⟨◐84⟩などを行います．これらの結果から，病型を特定します．

悪性リンパ腫と診断がついたら，次にどのくらい進行しているのか調べます．

病期分類
病期とはがんの進行度を示す指標です．悪性リンパ腫の病期は
- **腫瘍の広がり**
- **全身症状**

に基づき分類します．

腫瘍の広がりはⅠ(限局)～Ⅳ(広範)の4段階に分けられます．CT検査，核医学検査などの画像検査により，全身を調べて判定します．

骨髄に広がることがあるため，骨髄穿刺 ⟨◐78⟩も行います．

全身症状については，先述の発熱，盗汗および体重減少の3つを，特に
- **B症状**

といいます．これらの症状がない場合をA，ある場合をBとします．

治療方針は，病型と病期に基づいて決定します．

治療
複数の薬剤を組み合わせる化学療法を行います．
注意すべき副作用に
- **骨髄抑制**(正常の造血が抑制されること)

があり，白血球減少のため易感染性 ⟨◐100⟩を呈します．

限局した症例では，化学療法に放射線療法を併用することもあります．

69 悪性リンパ腫1

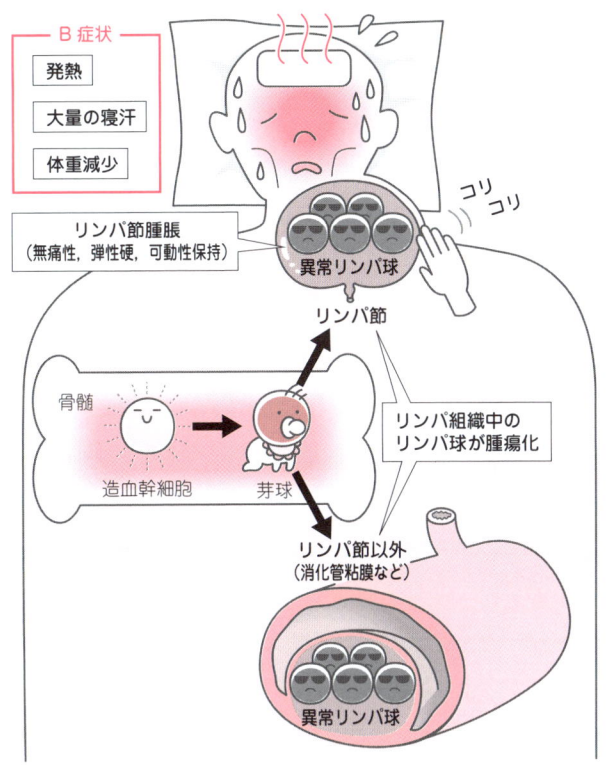

B症状
- 発熱
- 大量の寝汗
- 体重減少

リンパ節腫脹
（無痛性，弾性硬，可動性保持）

異常リンパ球

コリ
コリ

リンパ節

骨髄

造血幹細胞 → 芽球

リンパ組織中の
リンパ球が腫瘍化

リンパ節以外
（消化管粘膜など）

異常リンパ球

病理組織型分類（リンパ節生検→顕微鏡で観察など）

ホジキンリンパ腫	非ホジキンリンパ腫
📖144	📖145

病期分類（CT検査など）

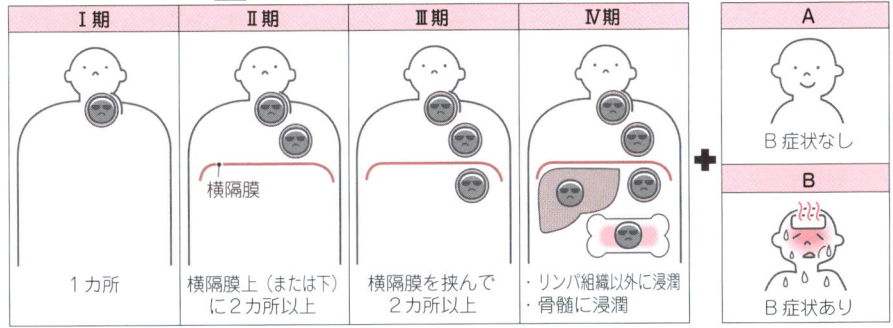

Ⅰ期	Ⅱ期	Ⅲ期	Ⅳ期	A
	横隔膜			B症状なし
				B
1カ所	横隔膜上（または下）に2カ所以上	横隔膜を挟んで2カ所以上	・リンパ組織以外に浸潤 ・骨髄に浸潤	B症状あり

理解を深める疾患編

悪性リンパ腫 2（ホジキンリンパ腫）
▶ 巨大な腫瘍細胞が特徴

　悪性リンパ腫は，ホジキンリンパ腫と非ホジキンリンパ腫に分けられます．

　ホジキンリンパ腫は，B細胞に由来する疾患です．ほかの悪性リンパ腫とは区別され，独立した病型として扱われています．

疫学
　ホジキンリンパ腫はわが国では少なく，悪性リンパ腫の10％未満に過ぎませんが，欧米では悪性リンパ腫の30％程度を占めます．

　好発年齢は，15〜35歳および50歳以上と，2つのピークがあります．

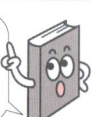

> ホジキンリンパ腫の病名は，最初の報告者である英国人医師トーマス・ホジキン氏に由来します．

症状
　最初は上半身に生じやすく，特に
- **頸部リンパ節**の無痛性腫脹

をきっかけに発見されることが多いです．病変の進行とともに
- **隣接するリンパ節に連続的に広がる**

という特徴があります．また，
- **B症状** ⬤142 が出現しやすい

ことが知られています．熱が出たり，下がったりする症状が，不規則に繰り返されます（ペル-エプスタイン熱型）．

検査
　リンパ節生検で採取した組織中に
- **ホジキン細胞**
- **リードステルンベルグ**（RS）**細胞**

とよばれる，巨大な腫瘍細胞を認めることで診断がつきます．

治療
　化学療法が中心です．放射線療法を組み合わせることもあります．

70 ホジキンリンパ腫

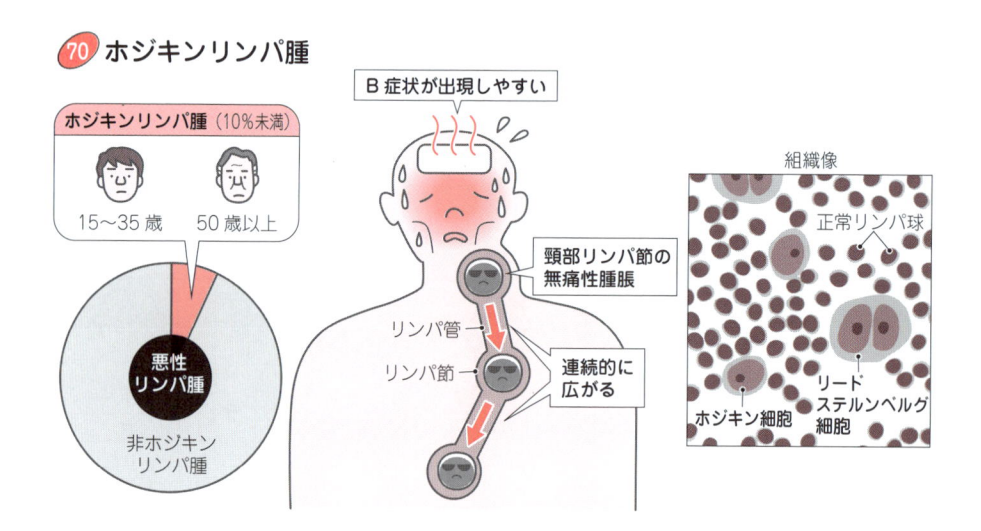

悪性リンパ腫3（非ホジキンリンパ腫）
▶ 多彩な病型と臨床経過

ホジキンリンパ腫以外の悪性リンパ腫をまとめて，非ホジキンリンパ腫といいます．

疫学
非ホジキンリンパ腫は，日本では
• **悪性リンパ腫の90%以上**
を占め，60〜70歳代に好発します．

特徴
リンパ節腫脹のほか
• **リンパ節以外の病変**
も生じやすいです．消化管や頭頸部が多いですが，全身のどこにでも生じる可能性があります．連続的に広がるとは限りません．

治療
化学療法が中心です．特にB細胞リンパ腫には
• **抗CD20モノクローナル抗体**
が有効です（CD20はB細胞系の表面マーカー）．

非ホジキンリンパ腫はB細胞系由来のものと，T細胞もしくはNK細胞系由来のものに分けられ，B細胞系が約7割を占めます．代表的なものをみてみましょう．

代表的な病型
• **びまん性大細胞型B細胞リンパ腫**
は，非ホジキンリンパ腫の中で最も頻度が高く，月単位での急速な進行が特徴です．

• **MALTリンパ腫**
は，消化管などの粘膜関連リンパ組織（MALT）⟨◯51⟩から発生し，ゆっくりと進行するB細胞リンパ腫です．
慢性的な炎症が背景にあることが多く，胃ではヘリコバクター・ピロリ感染との関連が深いです⟨▶161⟩．甲状腺にも生じることがあり，慢性甲状腺炎⟨🔖134⟩などの自己免疫疾患との合併もみられます．

• **濾胞性リンパ腫**
は，年単位でゆっくりと進行するB細胞リンパ腫です．わが国では増加傾向で，欧米型の生活習慣との関連が指摘されています．

71 非ホジキンリンパ腫

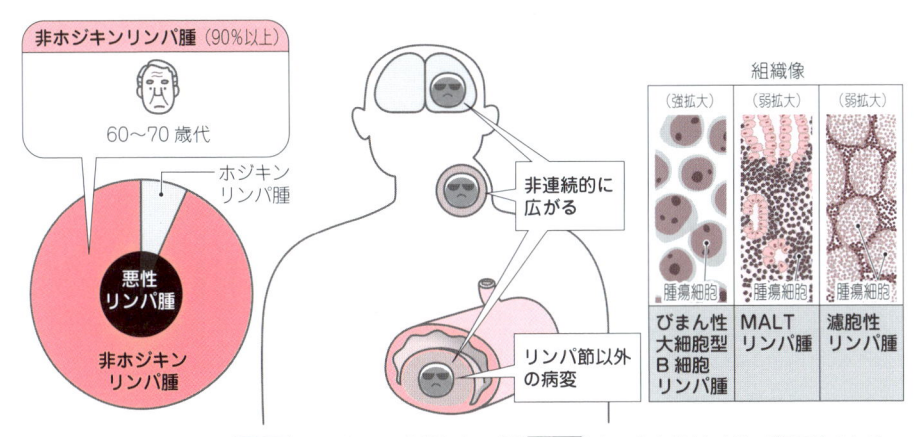

※リンパ芽球性リンパ腫⟨◯130⟩や，小リンパ球性リンパ腫⟨◯146⟩も 非ホジキンリンパ腫に含まれる．

慢性リンパ性白血病（CLL）
▶ 悪性リンパ腫の顔も併せもつ白血病

慢性リンパ性白血病 (CLL:chronic lymphocytic leukemia) は，わが国ではまれな疾患ですが，欧米では最も頻度の高い白血病です．

病態
CLLは
- B細胞が腫瘍化して
- 末梢血や骨髄中で増殖する

疾患です．

CLLの腫瘍細胞は小型のリンパ球の形をしており，末梢血中のリンパ球数増加をきっかけに発見されることが多いです．

一方，これと全く同じ腫瘍細胞がリンパ組織の中でのみ増殖して，悪性リンパ腫の病態を示すこともあります．このような場合は
- 小リンパ球性リンパ腫
(SLL:small lymphocytic lymphoma)

とよばれます．

症状
大半は無症状ですが，特徴的な症状として
- 免疫の異常

を生じやすいです．自己免疫性溶血性貧血 ⏀120〉や免疫性血小板減少性紫斑病 ⏀158〉などの
- 自己免疫疾患の合併

が多くみられるほか，免疫能の低下により易感染性を呈します．

腫瘍細胞がリンパ組織へ浸潤すると
- リンパ節腫脹 ⏀108〉
- 肝腫大や脾腫 ⏀110〉

をきたすことがあります．

治療
根治は難しく，症状の緩和を目的として治療を行います．そのため
- 無症状の症例は経過観察

とすることが多いです．

病期が進行し，臓器の腫大や血球減少などの症状がみられる場合は
- 化学療法 ⏀152〉

を行います．

72 慢性リンパ性白血病（CLL）

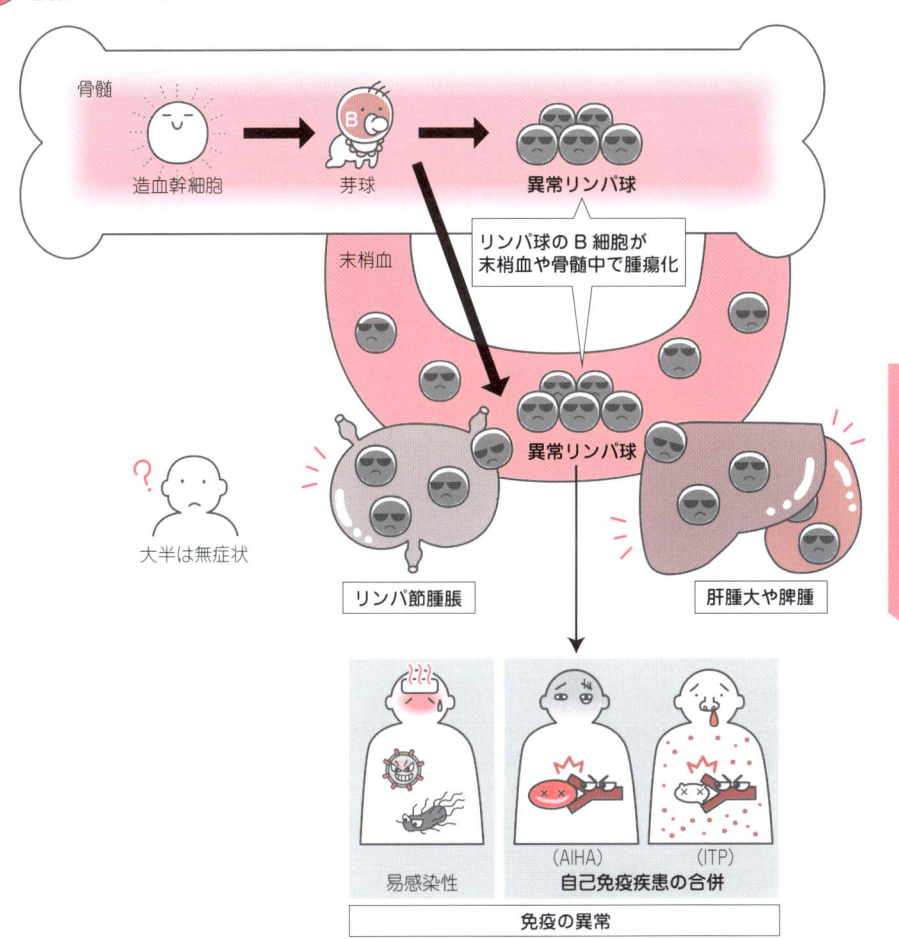

骨髄

造血幹細胞　→　芽球　→　**異常リンパ球**

末梢血

リンパ球の B 細胞が
末梢血や骨髄中で腫瘍化

異常リンパ球

大半は無症状

リンパ節腫脹

肝腫大や脾腫

（AIHA）　（ITP）

易感染性　　**自己免疫疾患の合併**

免疫の異常

理解を深める疾患編

小リンパ球性リンパ腫（SLL）

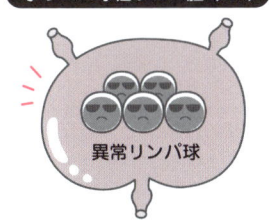

異常リンパ球

主にリンパ組織中でのみ
増殖する.

成人T細胞白血病/リンパ腫（ATL）
▶ HTLV-1感染による造血器腫瘍

成人T細胞白血病/リンパ腫(ATL:adult T-cell leukemia/lymphoma) は，ウイルス感染が原因で生じる造血器腫瘍です．白血病と悪性リンパ腫,両方の臨床像を呈しうる疾患です．

HTLV-1
ATLの原因は
- **ヘルパーT細胞**
  (表面マーカーのCD4が陽性のT細胞) **に**
①**ヒトT細胞白血病ウイルス1型**
  (HTLV-1:human T-cell leukemia virus type 1)
が感染することです．

HTLV-1感染者の分布域は狭く，
②**日本の南西部**(九州地方～沖縄)
のほか，カリブ海沿岸部～南米，中央アフリカなどの地域に集中しています．近年，わが国では人口の移動により，関東地方や近畿地方の大都市圏にも分布が拡大しています．

③**感染者の母乳や血液，体液**
を介して，生きた感染T細胞が正常T細胞と接触することでのみ感染するため (④)，日常生活で感染する機会は非常に少ないです．

ウイルス感染～発症まで
日本におけるHTLV-1感染は
- **母乳**を介する感染
が大部分を占めます．

感染者のほとんどは症状なく経過しますが(キャリア) (⑤)，2～5％は
⑥**HTLV-1に感染してから30～50年後**
  にATLを発症
します．

ATLの発症は高齢者が中心で．若年者はまれです．これは，ATLはHTVL-1に感染しただけでは発症せず，長い年月を経てさらに遺伝子変異が加わることで発症するためと考えられています．

病型分類
臨床像から，白血病の形をとる⑦くすぶり型，⑧慢性型，⑨急性型と，悪性リンパ腫の形をとる⑩リンパ腫型の4つに分けられます．このうち急性型とリンパ腫型は進行が速く，くすぶり型はゆっくりと進行します．慢性型は症例により異なります．

症状・検査所見
発熱，全身倦怠感などの全身症状に加え，腫瘍リンパ球の浸潤による
⑪**リンパ節腫脹** 🔗108
⑫**肝腫大や脾腫** 🔗110
⑬**皮膚病変**(赤褐色の腫瘤，紅皮症など)
が生じます．

免疫能が低下するため
⑭**易感染性** 🔗100
を呈します．

血液検査では，HTLV-1感染を示す
⑮**抗HTLV-1抗体が陽性**
を示します．

腫瘍細胞が産生する副甲状腺ホルモン関連ペプチド(PTHrP) 🔗139 により
⑯**高カルシウム血症**
が生じます．

白血病の形をとる症例では，末梢血中に
⑰**花弁状の核をもつ異型リンパ球**
  (花細胞)
が出現します．

治療
急性型，リンパ腫型など進行の速い病型では
- **化学療法** 🔗152
- **造血幹細胞移植** 🔗154
を行います．

くすぶり型では，積極的な治療は行わず経過観察とします．慢性型は症例ごとに治療方針を検討します．

73 成人T細胞白血病/リンパ腫

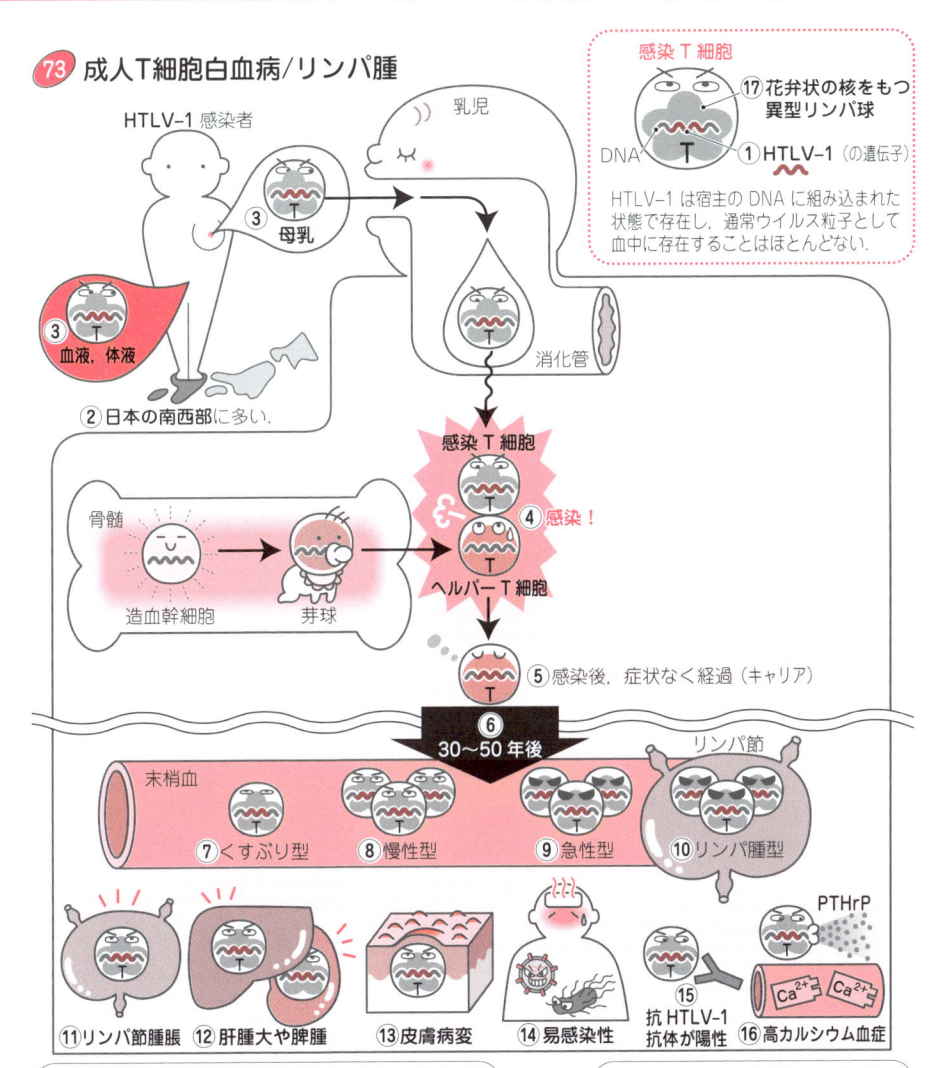

感染T細胞

⑰花弁状の核をもつ異型リンパ球

DNA ①HTLV-1（の遺伝子）

HTLV-1は宿主のDNAに組み込まれた状態で存在し，通常ウイルス粒子として血中に存在することはほとんどない．

HTLV-1感染者

乳児

③母乳

③血液，体液

②日本の南西部に多い．

消化管

感染T細胞

④感染！

ヘルパーT細胞

骨髄

造血幹細胞　芽球

⑤感染後，症状なく経過（キャリア）

⑥30〜50年後

末梢血　　　　　　　　　　　　　　リンパ節

⑦くすぶり型　⑧慢性型　⑨急性型　⑩リンパ腫型

⑪リンパ節腫脹　⑫肝腫大や脾腫　⑬皮膚病変　⑭易感染性　⑮抗HTLV-1抗体が陽性　⑯高カルシウム血症

PTHrP

Ca^{2+}　Ca^{2+}

理解を深める疾患編

HTLV-1 の感染予防

　母親がHTLV-1に感染している場合であっても，母乳を与えないことで子への感染を高率に予防できます．そのため我が国の妊婦健診では
・**HTLV-1抗体のスクリーニング検査**（酵素免疫測定法）
を行い，陽性の場合は
・**確認検査**（ウェスタンブロット法）
によってHTLV-1感染の有無を判定することで，母子感染の予防が行われています．HTLV-1に有効な予防接種や抗ウイルス薬はまだ存在せず，体内にウイルスを侵入させないことが重要です．

HTLV-1 キャリア

　HTLV-1に感染していても，無症状ならば治療や経過観察は不要です．ただし主治医に伝えておくことで，ATLが発症した際の早期発見につながります．
　日常生活にも支障はなく，周知の必要はありません．ただしHTLV-1は性行為で感染するため，パートナーへの配慮が必要です．

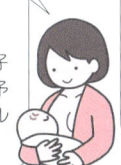

多発性骨髄腫
▶ 形質細胞が腫瘍化する

多発性骨髄腫は，抗体 (免疫グロブリン) を産生する細胞である形質細胞が腫瘍化したものです．

病態
多発性骨髄腫は
①形質細胞が腫瘍化して骨髄で増殖
する疾患です．この腫瘍細胞 (骨髄腫細胞) は単一の異常なグロブリンである
②M蛋白 (Mはモノクローナルの頭文字)
を大量に産生します．

骨髄腫細胞は体内に様々な形で悪影響を及ぼすため，多彩な症状を呈します．

造血不全
骨髄が骨髄腫細胞に占拠され，正常の造血が妨げられるため
③貧血 ⌀96〉
が生じます．④易感染性 ⌀100〉，
⑤出血傾向 ⌀104〉となることもあります．

骨病変
骨髄腫細胞が放出するサイトカイン ⌀114〉により
⑥破骨細胞 🔖188〉が活性化し
⑦溶骨や病的骨折
が生じます．椎体骨折による腰背部痛や身長低下を認めることが多いです．単純X線，CTなどの画像検査で
• 骨打ち抜き像 (溶骨の所見)
• 腰椎の変形
を認めます．
骨髄腫細胞は造血の場である赤色髄 ⌀10〉で増殖するため，骨病変は
• 頭蓋骨，椎骨，肋骨，骨盤
など赤色髄のある骨に生じやすいです．

骨の成分が血中に溶け出して
⑧高カルシウム血症
を生じるため，倦怠感や悪心などの症状が現れます．

骨髄腫細胞が産生するM蛋白は，正常の抗体と異なり，免疫機能をもたないばかりでなく，身体に有害でもあります．

M蛋白血症
M蛋白の存在により
⑨血中総蛋白が増加
しますが，正常の蛋白 (アルブミン，グロブリン) は逆に減少します．血清蛋白の電気泳動では，特定の分子量の蛋白が大量に存在することを示す
⑩Mピーク
がみられます．

M蛋白などの高分子物質には赤血球の集合を促進する作用があるため
⑪赤血球連銭形成
(赤血球同士が硬貨を重ねたように集まる像)
がみられます．

M蛋白の一部は糸球体や尿細管などを障害するため
⑫腎尿細管障害 (骨髄腫腎) 🔖130〉
を引き起こします．

治療
年齢や全身状態などを考慮して方針を決定します．若年者では
• 造血幹細胞移植 ⌀154〉
を行い，高齢者では
• 化学療法 ⌀152〉
を行うことが多いです．

骨病変に対する支持療法として，溶骨を抑制する作用があるビスホスホネートの投与や，痛みを取り除くことを目的とした放射線照射などを行います．

MGUS
無症状で少量の M 蛋白のみがみられるものを
• MGUS (エムガス)
(monoclonal gammopathy of undetermined significance,
意義不明の単クローン性免疫グロブリン血症)
といいます．こちらは治療を必要としませんが，多発性骨髄腫に移行する可能性があるため，慎重に経過観察します．

74 多発性骨髄腫

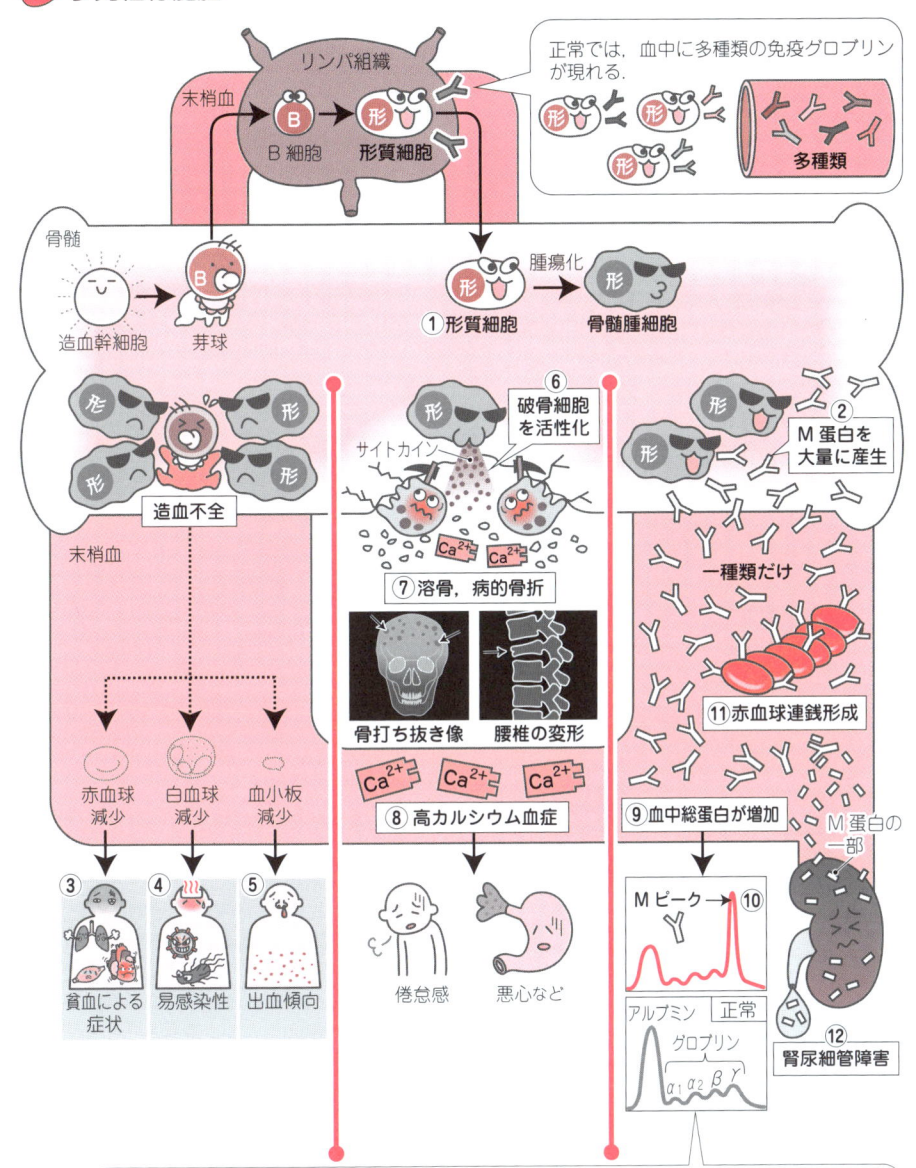

正常では，血中に多種類の免疫グロブリンが現れる．

電気泳動による血清蛋白のふるい分け

血清蛋白は電気を帯びているため，通電すると電流の方向に沿って移動します．その移動距離は蛋白の重さ（分子量）や帯びている電気の強さにより異なるため，この性質を用いて血清蛋白をふるい分けることができます．このように電気を利用して蛋白質を泳がせるので電気泳動といいます ▶122 .

理解を深める疾患編

造血器腫瘍の化学療法
▶ 様々な薬物を用いて根治を目指す

悪性腫瘍の治療法は3種類あります．この中から，造血器腫瘍の特徴を考慮して治療を選択します．

悪性腫瘍の治療方針
悪性腫瘍の治療の基本は
- **化学療法**（薬物を用いて腫瘍の分裂を止める）
- **放射線療法**（放射線をあてて腫瘍細胞を壊す）
- **外科療法**（手術で腫瘍を物理的に取り除く）

です．このうち化学療法のみが全身に作用し，放射線療法と外科療法は対象とする部位にのみ作用します．

造血器腫瘍の多くはかたまりをつくらず，また腫瘍細胞が全身をめぐることから，全身療法が適します．このため
- **造血器腫瘍の治療の中心は**
  化学療法

です．放射線療法も補助的に行う場合がありますが，外科療法は行いません．

造血器腫瘍の化学療法では，細胞分裂中の細胞を攻撃する細胞障害性抗がん薬（従来型の抗がん剤）や，腫瘍細胞の特徴を狙う分子標的薬を用います．

細胞障害性抗がん薬の特徴
細胞障害性抗がん薬は
- **細胞分裂を直接阻害**

することで腫瘍細胞の増殖を抑える薬です．具体的にはDNAの合成や複製，RNAへの転写，微小管のはたらきなどを阻害することで，細胞分裂の進行を妨げます．

細胞の種類を問わず作用するため，血液や皮膚，粘膜の細胞などの細胞分裂が盛んな正常細胞にも大きなダメージを与えます（低選択性という）．

細胞障害性抗がん薬による治療には，重篤な副作用が伴います．近年はこれを克服すべく，腫瘍細胞を狙い撃ちできる分子標的薬の開発が進んでいます．

分子標的薬の特徴
分子標的薬は，
- **腫瘍細胞がもつ特徴的な分子に**
  作用する薬

です．分子生物学の進歩により，腫瘍細胞の特徴が分子レベルで解明され，これを標的（ターゲット）に開発された薬です．標的分子のない細胞には作用しないため，正常細胞へのダメージを低減しながら，腫瘍細胞の増殖を効率的に抑えることができます（高選択性という）．

分子標的薬は，さらに抗体薬（高分子薬）と低分子薬に分けられます．
①抗体薬はその名の通り，腫瘍細胞に作用する抗体を人工的につくり，製剤としたものです．
②**腫瘍細胞の表面にある**
特徴的な分子（抗原）**に結合**
して作用します（モノクローナル抗体＝monoclonal antibodyの頭文字から，薬剤名の末尾が**mab**）．
③低分子薬は抗体薬と比べて分子量が小さいため，細胞の表面だけでなく，細胞の内部にも入りこんで作用することができます．その多くは
④**腫瘍特有の酵素反応を阻害する**
はたらきにより，細胞分裂の進行を妨げます（阻害薬＝inhibitorの頭文字から，薬剤名の末尾が**ib**）．

75 造血器腫瘍の化学療法

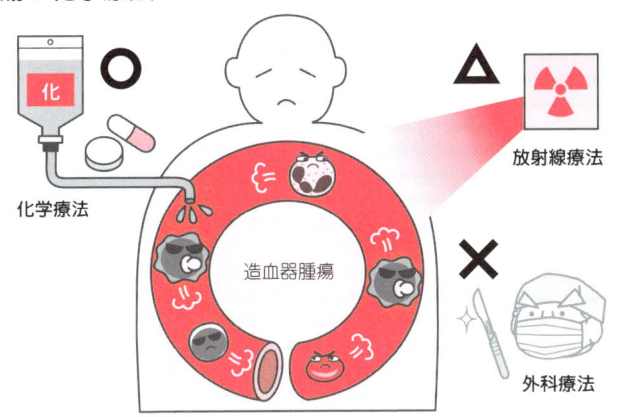

化学療法

放射線療法

造血器腫瘍

外科療法

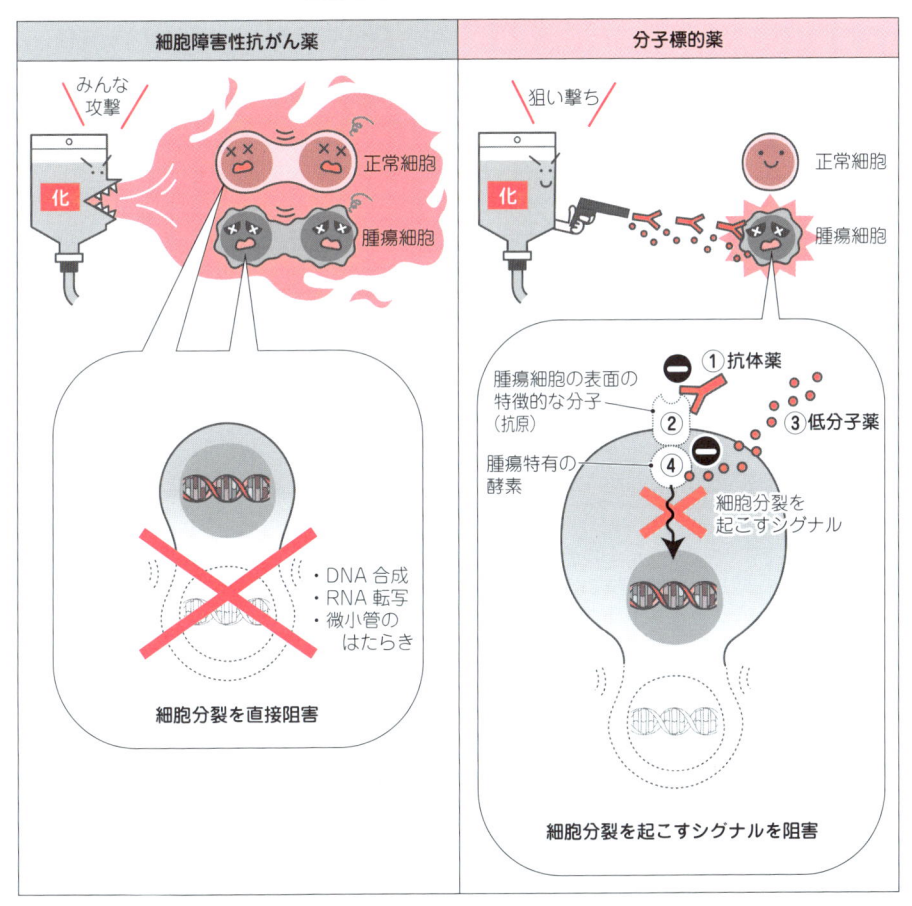

細胞障害性抗がん薬	分子標的薬

細胞障害性抗がん薬

みんな攻撃

正常細胞

腫瘍細胞

・DNA 合成
・RNA 転写
・微小管のはたらき

細胞分裂を直接阻害

分子標的薬

狙い撃ち

正常細胞

腫瘍細胞

腫瘍細胞の表面の特徴的な分子（抗原）

① 抗体薬

③ 低分子薬

腫瘍特有の酵素

細胞分裂を起こすシグナル

細胞分裂を起こすシグナルを阻害

造血幹細胞移植 1
▶ 血球を根こそぎ入れ替える

造血幹細胞移植は，通常の治療では十分な効果が期待できない場合に行う，強力な治療法です．

適応

ほかの方法では治療が困難，または再発しやすいと考えられる場合に限り行います．再生不良性貧血や造血器腫瘍などの血液疾患が対象です．
疾患の根治が期待できますが，患者さんに大きな負担となるため，状態を慎重に考慮して行います．

造血幹細胞移植は，幹細胞の提供者の違いにより大きく2つに分けられます．

分類

• 同種移植 (他人からの移植のこと．同種とは「同じヒトという生物種」という意味)
では，HLAが一致する提供者 (ドナー)を見つける必要があります．兄弟間では25%の確率で一致します．
一致する血縁者がいない場合は，骨髄バンクや臍帯血バンクを利用してドナーを探します．これらの機関は，HLAが一致するドナーと患者さんを仲介しますが，非血縁者間でHLAが一致する確率は数百〜数万分の一と低いため，患者登録から移植までは平均3〜5カ月程かかります．

• 自家移植
は，あらかじめ患者さん自身の造血幹細胞を採取し，化学療法後に体内へ戻す方法です．同種移植と比べると合併症の危険性は低いですが，再発が多いです．

同種移植に際して，選定されたドナーから造血幹細胞を採取する方法は，2つあります．

造血幹細胞の採取

① 骨髄移植
では，腸骨から骨髄液を骨髄穿刺 ◯78 とほぼ同様の方法で採取します．ただし，検査とは異なり，移植に十分な量の骨髄液を採取するため長時間かかることもあり (数十回吸引する)，全身麻酔下で行います．

② 末梢血幹細胞移植
では，末梢血中の造血幹細胞を採取します．造血因子であるG-CSF ◯10 を投与すると，骨髄から末梢血中へと造血幹細胞の一部が流出します．これを利用して，末梢血から造血幹細胞を分離して採取します．

③ 臍帯血幹細胞移植

臍帯血とは，胎児と母体を結ぶ臍帯 (へその緒) および胎盤に含まれる胎児の血液です．これを分娩後に採取し冷凍保存したものも，造血幹細胞移植に用いることができます．臍帯血の量は少ないですが，造血幹細胞の密度が高く，そしてこの造血幹細胞が成人の造血幹細胞以上の造血能をもつためです．
臍帯血中のリンパ球は胎児のものなので免疫学的に未熟で，ほかの造血幹細胞移植と異なり
・HLA が厳密に一致していなくても移植可能
な特徴があります．
ただし，造血幹細胞の絶対数が少なく，生着までに時間がかかること，生着不全が起こりやすいことなどが難点です．

HLA （ヒト白血球抗原）

自分と他人を区別する目印となる分子です．自分の HLA と異なる HLA をもつ細胞は，免疫のはたらきで排除されます．発見当初は「白血球の血液型」を決める分子と考えられていましたが，実際は白血球に限らず，ほぼ全ての細胞で HLA が発現しています．

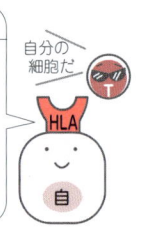
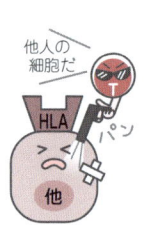

76 造血幹細胞移植1

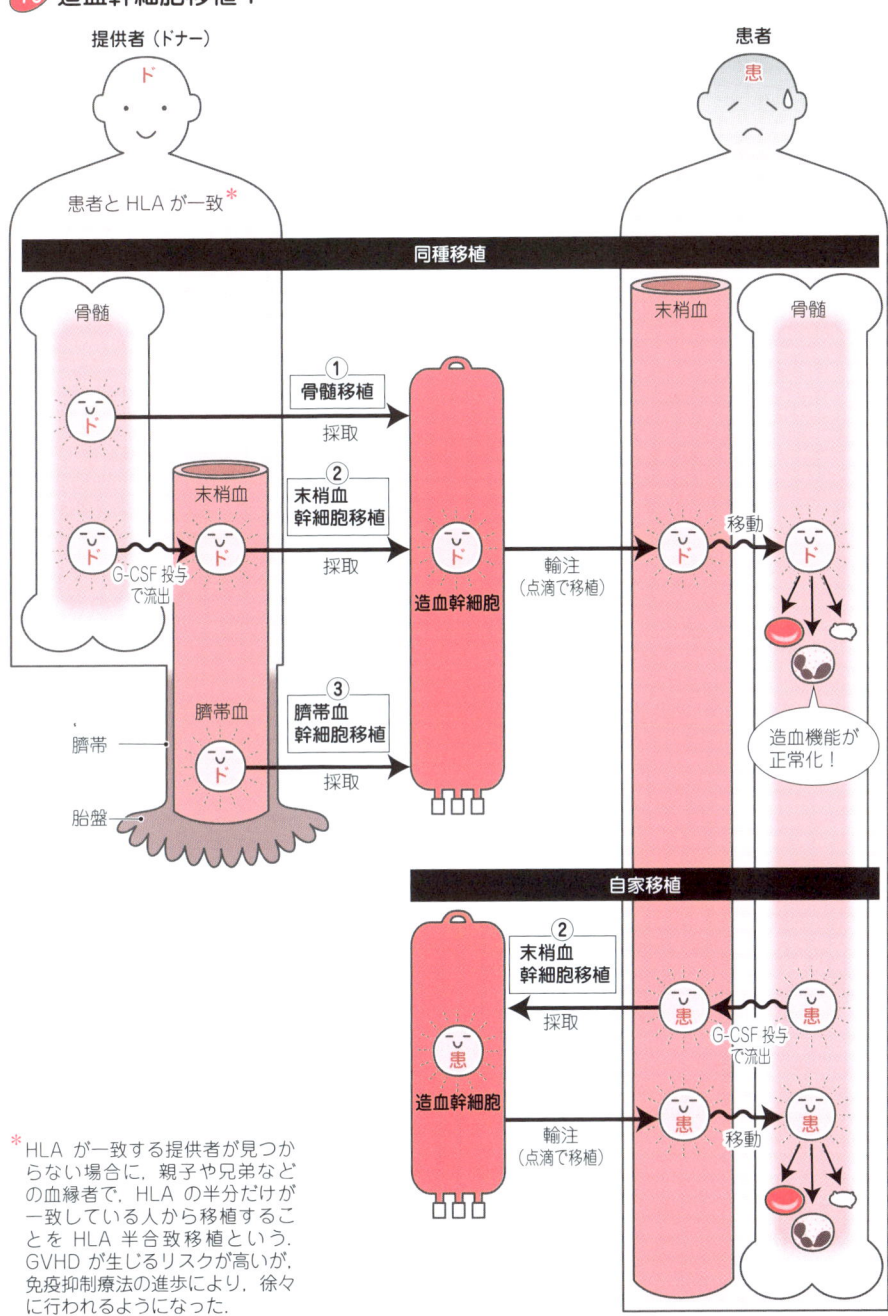

＊HLA が一致する提供者が見つからない場合に，親子や兄弟などの血縁者で，HLA の半分だけが一致している人から移植することを HLA 半合致移植という．GVHD が生じるリスクが高いが，免疫抑制療法の進歩により，徐々に行われるようになった．

造血幹細胞移植 2
▶ 移植の流れと合併症

実際の造血幹細胞移植の流れです.

造血幹細胞移植の流れ

①移植前処置 (移植の約1週間前〜)
強力な化学療法と全身放射線照射により,患者さんの体内の血液細胞を全て (腫瘍細胞のほか正常な血液細胞も含めて)死滅させます.この時点で,患者さんは造血機能を完全に失います.

②移植
造血幹細胞を輸血と同様の方法で患者さんの体内に輸注します.
GVHD (後述) の予防のため,免疫抑制剤の投与を開始します.

③生着 (移植の2〜4週間後)
移植した造血幹細胞が,骨髄で新しく造血を始めることを生着といいます.前処置以降,末梢血白血球はほぼゼロですが,生着すると検出できるようになります.末梢血好中球数>500/μLとなれば生着と判断します.

④退院
造血機能がある程度回復して,合併症がコントロールできる範囲であれば退院できます.

移植期間中の入院生活

①前処置〜③生着までの期間は免疫機能が極度に低下するため,感染症に特に注意します.クリーンルーム (特殊な空気清浄機を用い,室外から空気が流入しない部屋) で過ごし,生ものを避け殺菌済み食品を選ぶなど,生活にも制限が設けられます.面会者や医療従事者も清潔を心がけ,手洗いや消毒などの手指衛生を徹底します.抗菌薬の予防投与も行われます.

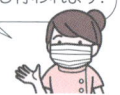

前処置,移植,免疫抑制などは身体に大きな負担となり,合併症も生じます.特に重症化し致命的となりうるものをみてみましょう.

移植片対宿主病 (GVHD)
移植片対宿主病 (GVHD:graft versus host disease) は同種移植,特にHLA型が不一致の場合に生じやすいです.

⑤急性GVHD (移植後100日以内に多い)
は,移植した造血幹細胞 (graft=移植片) にまぎれ込んだリンパ球 (T細胞) が,患者さんの身体を異物と認識して攻撃する病態です.症状は皮膚,消化管,肝臓などの部位に現れます.

⑥慢性GVHD (移植後100日以降に多い)
は,生着した造血幹細胞から分化したリンパ球により生じると考えられています.症状は皮膚・粘膜や眼球,肺などの部位に現れます.

生着不全 (拒絶)
移植した細胞が患者さんの免疫で攻撃されるなど,移植から生着までの間に何らかの異常があり,造血が回復できない状態です (⑦).HLAの不一致や移植細胞数が少ないことなどが危険因子で,臍帯血幹細胞移植で生じやすいです.

感染症
GVHDの予防を目的として免疫抑制剤を用いるため,生着後も感染症にかかりやすい状態が長く続きます (⑧).移植後,免疫機能が十分に回復するまでには数カ月から数年を要します.

このほかにも,移植後は長期にわたり内分泌・代謝の障害や不妊など,様々な影響が現れます.また,強力な化学療法と長期の免疫抑制により二次性発がんの危険性も高まります.造血幹細胞移植は疾患の根治が見込める反面,大きな危険も伴う治療法なのです.

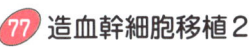

77 造血幹細胞移植2

移植前	①移植前処置	②移植	③生着	④退院～

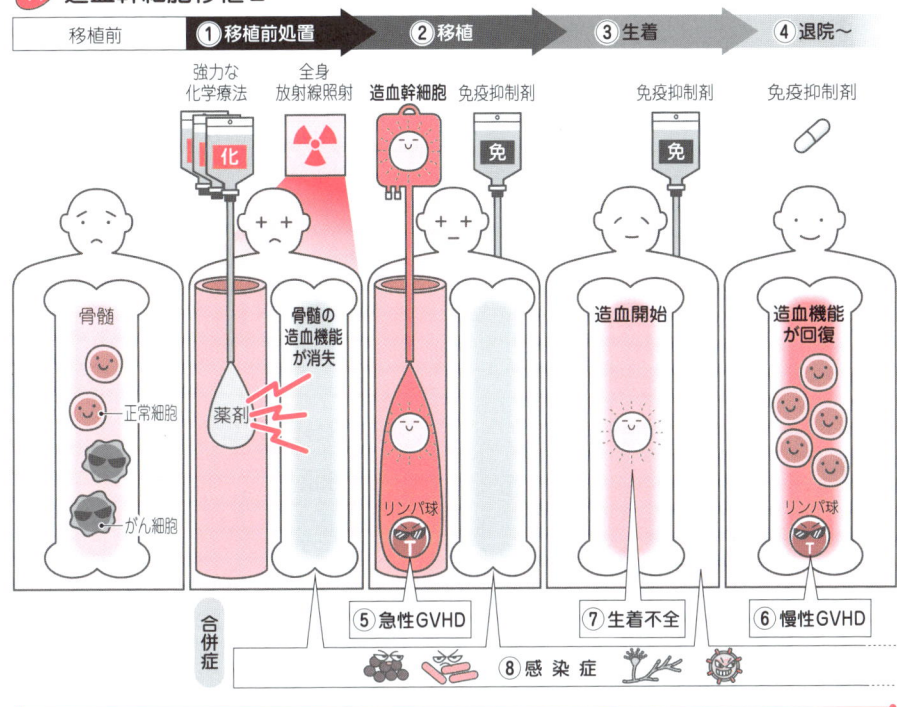

強力な
化学療法　全身
放射線照射　造血幹細胞　免疫抑制剤　免疫抑制剤　免疫抑制剤

骨髄

骨髄の
造血機能
が消失

造血開始

造血機能
が回復

骨髄

正常細胞

薬剤

がん細胞

リンパ球

リンパ球

合併症

⑤急性GVHD

⑦生着不全

⑥慢性GVHD

⑧感染症

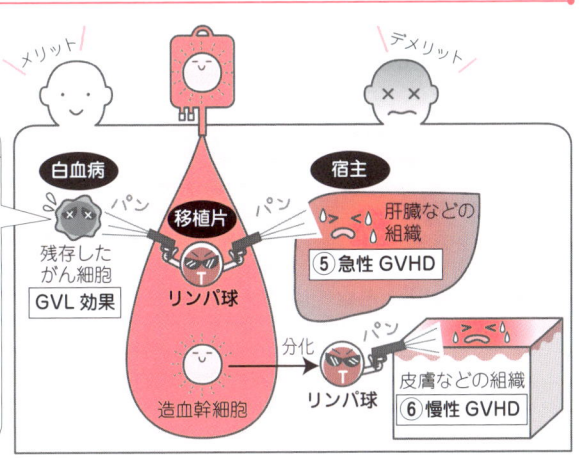

移植片対白血病効果

メリット　　　　　　　　　デメリット

GVHDは移植片が患者さんの
身体を攻撃してしまう合併症ですが，
同時に白血病細胞を攻撃してくれ
る効果もあり

白血病　　　　　宿主

パン　移植片　パン　肝臓などの
組織

残存した
がん細胞　リンパ球

GVL効果

⑤急性GVHD

・移植片対白血病効果（GVL効果）
（GVL：graft versus leukemia）

といいます．前処置でも根絶できず，
いずれ再発につながる白血病細胞
を攻撃してくれる，非常に有用な
ものです．

造血幹細胞

分化　パン

リンパ球

皮膚などの組織

⑥慢性GVHD

ミニ移植

前処置の強度を少し弱めた方法をミニ移植といいます．白血病細胞が残存する可能性は高まりますが
・残存した白血病細胞がGVL効果で排除される
ことを期待して行われます．身体の負担は比較的軽く，より多くの人に移植ができます．

免疫性（特発性）血小板減少性紫斑病（ITP）
▶ 免疫の異常により血小板が壊される

免疫性（特発性）血小板減少性紫斑病（ITP:immune (idiopatic) thrombocytopenic purpura）は，免疫の異常により血小板の数が減る疾患です．一次止血が十分に行われず，出血傾向〔📖104〕が出現します．

病態
ITPでは
- **血小板に対する抗体（自己抗体）の産生**

が起こります．この抗体が血小板に結合することで，
- **脾臓での血小板破壊が亢進**

してしまいます．

血小板のもととなる骨髄の巨核球は，数，形とも正常です（軽度増加することもある）．しかし，
- **自己抗体が巨核球にも結合し，骨髄での血小板産生を抑制**

するため，壊された血小板を補いきれず，血小板数が減少します．

自己抗体産生の原因は不明ですが，ITPと
- **ヘリコバクター・ピロリ（ピロリ菌）感染〔📖168〕**

を合併している症例の半分以上で，除菌によって血小板数が増加します．このことから，何らかの関連があると考えられています．

ITPでは，どのような症状がみられるのでしょうか．

症状
- **血小板数の減少**

のため，体表近くの出血である
- **点状出血**（小さな紫斑）
- **粘膜出血**（鼻や歯肉の出血，過多月経など）

などで気づかれることがあります．症状がなく，健康診断などで発見されることもあります．

検査所見
血小板数減少のため，出血時間が延長します．

ほかの血球や凝固因子に異常はなく，またITPを特徴づける（特異度が高い）検査所見はないため，血小板減少をきたす他の疾患と注意深く見分ける必要があります．

末梢血検査では，血小板に結合した抗体の総量を示す**血小板関連免疫グロブリン G（PAIgG）**が高値を示します．しかし，PAIgG はほかの自己免疫疾患や肝疾患などでも高値となりうる（＝特異度が低い）点に注意が必要です．

自己抗体

ITPには急性型と慢性型があります．

病型分類
急性型は急速に発症し，強い出血傾向がみられますが，6カ月以内に自然治癒します．
- **5歳以下の幼児**

に起こりやすく，
- **ウイルス感染のあとに発症**

することが多いのが特徴です．

慢性型は，血小板減少がゆっくり進むものです．発症のきっかけは，はっきりしません．20〜40代の女性に多くみられるほか，60〜80代（男女問わず）の高齢期にも多いです．

治療
ピロリ菌感染がある場合は，まず
- **ピロリ菌除菌療法**

を行います．

ピロリ菌感染がなかったり，除菌後も改善しなかったりする場合は，自己抗体を産生するリンパ球のはたらきを抑えるため，
- **副腎皮質ステロイド投与**

を行います．

それでも改善しない場合には，
- **脾臓の摘出**

を行い，脾臓で血小板が破壊されるのを阻止します．

78 免疫性（特発性）血小板減少性紫斑病（ITP）

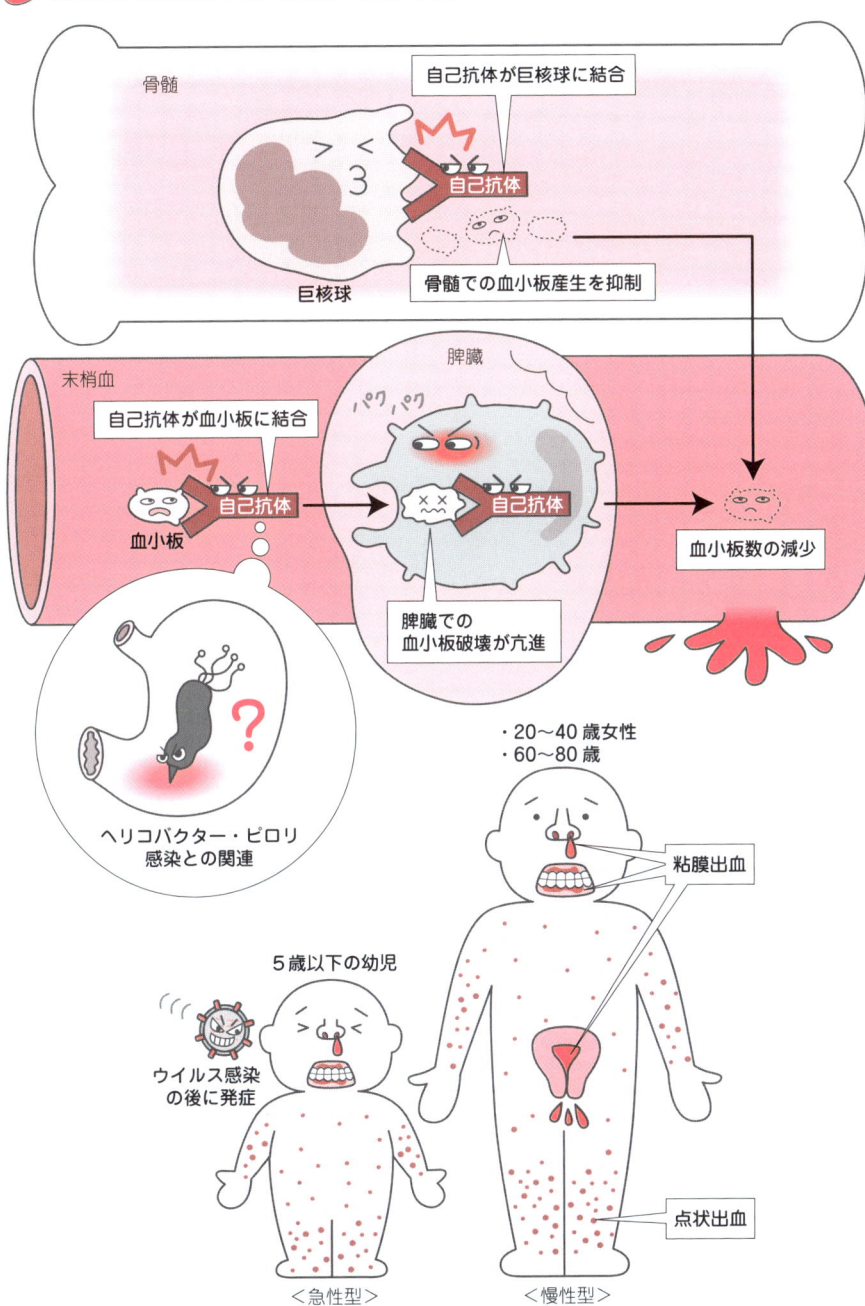

骨髄

自己抗体が巨核球に結合

自己抗体

巨核球

骨髄での血小板産生を抑制

末梢血

脾臓

自己抗体が血小板に結合

パクパク

自己抗体

血小板

自己抗体

血小板数の減少

脾臓での
血小板破壊が亢進

ヘリコバクター・ピロリ
感染との関連

・20～40歳女性
・60～80歳

粘膜出血

5歳以下の幼児

ウイルス感染
の後に発症

点状出血

＜急性型＞

＜慢性型＞

血栓性血小板減少性紫斑病（TTP）
▶ 血小板血栓の多発により溶血も生じる

血栓性血小板減少性紫斑病（TTP：thrombotic thrombocytopenic purpura）では，全身に不要な血小板血栓が形成され（血栓傾向 ⌀106〉），血栓形成で血小板を消費するため出血傾向 ⌀104〉も現れます．

病態

血管壁と血小板を結合するフォンヴィレブランド因子（vWF）⌀60〉は
- **大きいほど活性が強く，血小板血栓を形成しやすい**

性質をもちます．
vWFは産生時には大きな分子ですが，①ADAMTS13という酵素により適度に切断されるため，正常な状態では過剰な血栓は生じません．

TTPでは，この
- **ADAMTS13のはたらきが不十分（②）**

であるため，③巨大vWFが産生され
- **細い血管**（細動脈～毛細血管）**に**
- **④血小板血栓が多発する**

と考えられています．

巨大vWFは，ずり応力が大きいと血小板と結合しやすくなります．細い血管では大きなずり応力がかかるため，巨大vWFによる血栓が生じやすいのです．

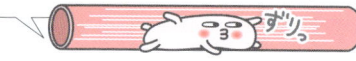

TTPには，先天性のものと後天性のものがあります．

分類

先天性TTPは，ADAMTS13の産生にかかわる遺伝子の異常により，
- **ADAMTS13の活性が低下**

するために発症します．

後天性TTPは，薬剤や妊娠などが誘因となり，
- **ADAMTS13に対する抗体**（自己抗体）**の産生**

が起こることで発症します．ただし誘因が明らかでないこともあります．

症状・検査所見

血栓形成に血小板が消費され
- **⑤血小板数の減少**

をきたします．このため
- **点状出血**（小さな紫斑）
- **粘膜出血**（鼻出血，歯肉出血など）

など体表近くの出血が生じます．

血栓に赤血球がぶつかることで，物理的に赤血球が壊され
- **⑥溶血性貧血 ⌀118〉**

が生じます．血液像では，壊れた赤血球（破砕赤血球）が観察できます．

血栓により脳や腎臓の血流障害が生じることで
- **⑦精神神経症状**（意識障害，けいれんなど）
- **⑧腎機能障害**（血尿，蛋白尿）

をきたします．

機序は不明ですが，多くの症例で
- **⑨発熱**

がみられます．

上記の血小板減少，溶血性貧血，精神神経症状，腎機能障害，発熱を
- **TTPの五徴**

といい，特に血小板減少と溶血性貧血がある場合はTTPを疑います．

同じく多発血栓（こちらは凝固血栓）を生じる播種性血管内凝固 ⌀166〉とは異なり，原則としてFDPやD-ダイマーは正常のことが多いです．

治療

先天性TTPには，
- **新鮮凍結血漿投与**

によりADAMTS13を補充します．

後天性TTPには
- **血漿交換療法**

により自己抗体と巨大vWFの除去，およびADAMTS13の補充を行います．自己抗体の産生を抑えるため
- **副腎皮質ステロイド**

の投与も行います．

血小板輸血は血栓形成を助長するため，行ってはいけません．

79 血栓性血小板減少性紫斑病（TTP）

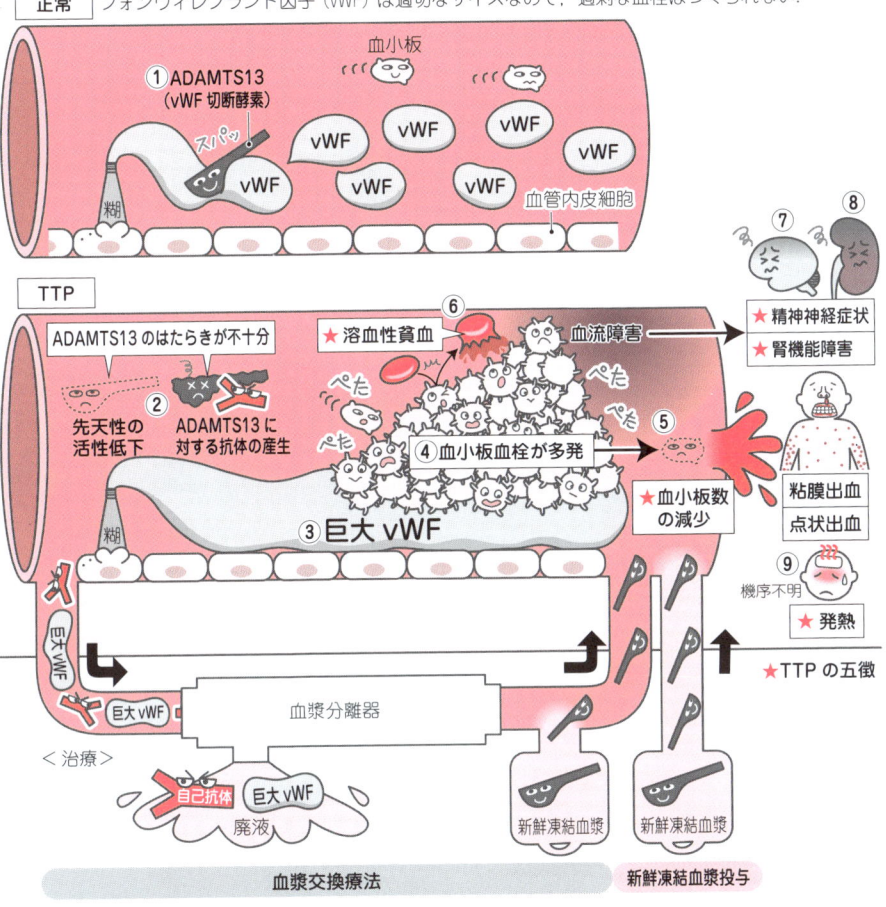

正常 フォンヴィレブランド因子（vWF）は適切なサイズなので，過剰な血栓はつくられない．

TTP

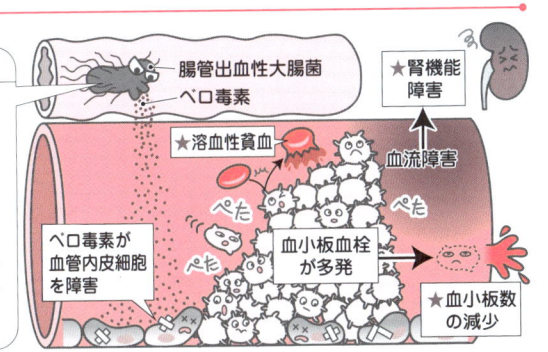

溶血性尿毒症症候群（HUS）

TTP と類似の病態に溶血性尿毒症症候群（HUS：hemolytic uremic syndrome）があります．これは
・腸管出血性大腸菌が産生する毒素（ベロ毒素）などにより血管内皮細胞が傷害され，
・細い血管に血小板血栓が多発する
ものです．血小板減少，溶血性貧血および腎機能障害の三徴（★）を特徴とします（ADAMTS13 に対する自己抗体は出現しない）．

血友病
▶ 凝固因子を正常につくれない

血友病は，特定の凝固因子の活性（はたらき）が不十分なために，二次止血が進まず出血傾向 📖104 を呈する疾患です．

病態
• **先天的な遺伝子異常**
により，凝固因子を正常につくれないことが原因です．活性が低下する凝固因子により分類されています．
• **血友病Aは第Ⅷ因子の活性低下**
• **血友病Bは第Ⅸ因子の活性低下**
を認めるものです（8割以上が血友病A）．このため内因系凝固が進まなくなります．

症状・検査所見
深部出血が生じやすく
• **関節内出血**
• **筋肉内出血**
などがみられます．関節内出血を繰り返すと
• **関節の変形や拘縮**（血友病性関節症）
を生じることがあります．
• **斑状出血，血腫**（大きな皮下出血）
• **止血困難**（外傷，抜歯，手術時など）
により発見されることもあります．

第Ⅷ因子，第Ⅸ因子は，いずれも内因系の凝固因子であるため
• **APTT** 📖75 **が延長**
します．PTや出血時間は正常です．

治療
活性が低下した凝固因子を
• **凝固因子製剤投与**
により補充します（反復する補充療法の結果，凝固因子に対する抗体が産生されることがある点に注意する）．
軽症の血友病Aでは，第Ⅷ因子を安定化する作用があるフォンヴィレブランド因子の放出を促す
• **デスモプレシン**（DDAVP）**投与**
も有効です．

80 血友病

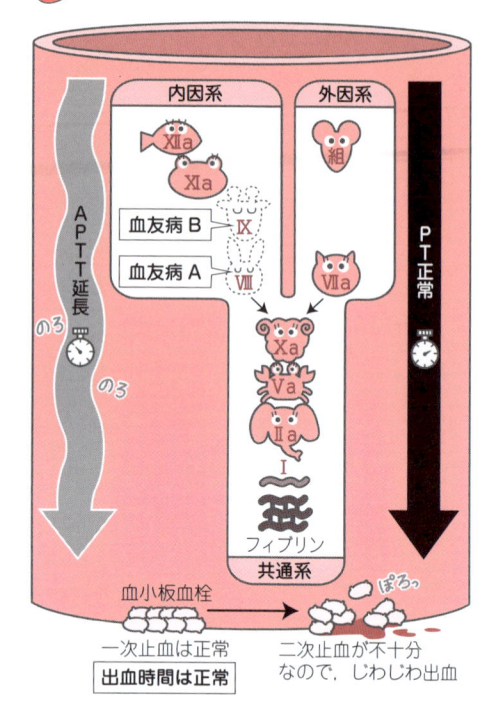

一次止血は正常
出血時間は正常

二次止血が不十分なので，じわじわ出血

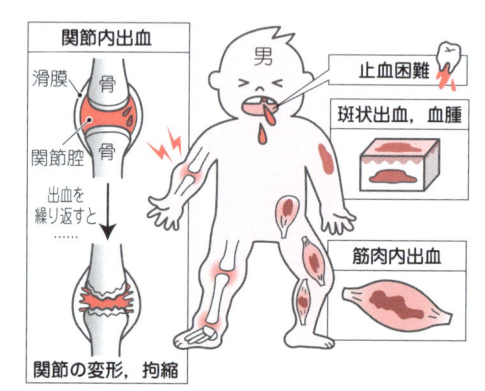

関節内出血

滑膜　骨
関節腔　骨
出血を繰り返すと……
関節の変形，拘縮

男
止血困難
斑状出血，血腫
筋肉内出血

後天性血友病
• **第Ⅷ因子や第Ⅸ因子に対する自己抗体の産生**
により凝固異常を生じるものを，後天性血友病といいます．関節内出血はほとんどなく，皮下出血や筋肉内出血が主症状です．悪性腫瘍や自己免疫疾患の合併が多いです．

先天性の血友病の発症者はほとんどが男性で，女性はまれです．その理由を，遺伝性疾患の分類と併せて説明します．

血友病の遺伝子異常と遺伝形式

血友病は

・ **X連鎖劣性**遺伝（**伴性劣性**遺伝）

という遺伝形式をとります．これは，

①原因遺伝子がX染色体上に存在し
（X連鎖性遺伝）

②正常遺伝子を失うことで発症する
（劣性遺伝）

という意味です．

血友病の原因となる第Ⅷ因子および第Ⅸ因子の遺伝子は，性染色体であるX染色体上に存在します．

血友病は遺伝性疾患であるため，家族歴の問診が重要です．特に男性家族については父親，兄弟に加え，母方の祖父や叔父についても聞き取ります．但し，先天性血友病の3割程度は遺伝関係が明らかでない孤発例です．

血友病発症率の男女差

男性はX染色体を1本しかもたず（③），これに異常遺伝子があれば凝固因子を正常に産生できなくなるため，血友病を発症します（④）．

女性はX染色体を2本もつため（⑤），片方のX染色体上に異常遺伝子があっても，もう一方のX染色体上の遺伝子が正常なら，そこから正常な凝固因子を産生できます．このように，2本のX染色体のうちの1本にだけ異常遺伝子がある女性は，保因者とよばれます（⑥）．

女性も，2本のX染色体の両方に異常遺伝子がある場合は血友病を発症しますが，これは父と母の双方から異常遺伝子を受け継いだ場合に限られるため，非常にまれです（⑦）．

理解を深める疾患編

81 遺伝子異常と遺伝形式

遺伝性の疾患の遺伝形式には様々な種類があります．

■正常遺伝子
■異常遺伝子

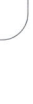
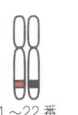
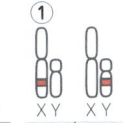
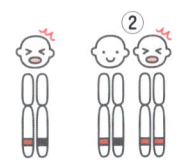

1～22番

常染色体遺伝	X連鎖性 Y連鎖性
	伴性遺伝

異常遺伝子が常染色体上にあるタイプを**常染色体遺伝**，性染色体上にあるタイプを**伴性遺伝**（X連鎖性遺伝とY連鎖性遺伝）といいます．

優性遺伝	劣性遺伝

対となる染色体の一方だけでも異常遺伝子があれば発症するタイプを**優性遺伝**（顕性遺伝），異常遺伝子があっても正常遺伝子も保っていれば発症が抑えられるタイプを**劣性遺伝**（潜性遺伝）といいます．

常染色体 **優性** 遺伝
遺伝性球状赤血球症 ◎121
フォンヴィレブランド病 ◎164

常染色体 **劣性** 遺伝
ファンコニ貧血 ◎117

X連鎖 **劣性** 遺伝
血友病

■ 第Ⅷ因子（または第Ⅸ因子）の遺伝子 Ⅷ

■ 異常遺伝子 Ⅷ

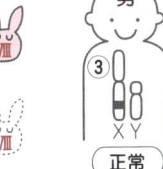
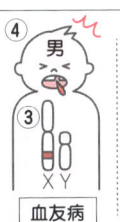
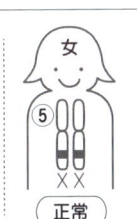
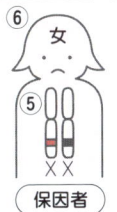
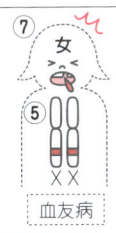

男 ③ X Y	男 ④ ③ X Y	女 ⑤ X X	女 ⑥ ⑤ X X	女 ⑦ ⑤ X X
正常	血友病	正常	保因者	血友病

フォンヴィレブランド病（vWD）
▶ 血小板と血管壁を結ぶ「糊」の異常

フォンヴィレブランド病 (vWD：von Willebrand disease) は，一次止血にかかわるフォンヴィレブランド因子 (vWF) 🔵60〉の先天的な異常により出血傾向 🔵104〉となる疾患です．

病態
vWDはvWF遺伝子の変異により，
- **vWFの産生低下または機能異常**

が生じることで発症します．

vWFには，出血の際に血小板と血管内皮下のコラーゲン線維を結びつける糊の役割がありますが，この機能が果たせないことで
- **血小板粘着の障害**

をきたし，出血傾向が現れます．

vWFは，第Ⅷ因子に結合して安定化する作用もあります．これが失われるため，vWDでは第Ⅷ因子が不安定になり，血中濃度が低下します．

先天性疾患で，多くは常染色体優性遺伝 🔵163〉を呈するため，家族歴の聞き取りが重要です．

症状
一次止血の異常のため
- **点状出血**（小さな紫斑）
- **粘膜出血**（鼻出血，歯肉出血など）

がみられます．

検査所見
一次止血の異常を反映し
- **出血時間の延長** 🔵75〉

がみられます．

第Ⅷ因子の血中濃度が低下するため
- **APTT延長**

がみられます．

治療
不足しているvWFと不安定な第Ⅷ因子を補う
- **血漿由来第Ⅷ因子製剤**（vWFも含まれる）

の投与を出血時に行います．遺伝子組換え第Ⅷ因子製剤はvWFが含まれないため無効です．

vWFがわずかでも産生できる患者さんでは，血友病 🔵162〉と同様，
- **デスモプレシン（DDAVP）投与**
  （血管内皮細胞からvWFを放出させる作用がある）

も行います．

82 フォンヴィレブランド病（vWD）

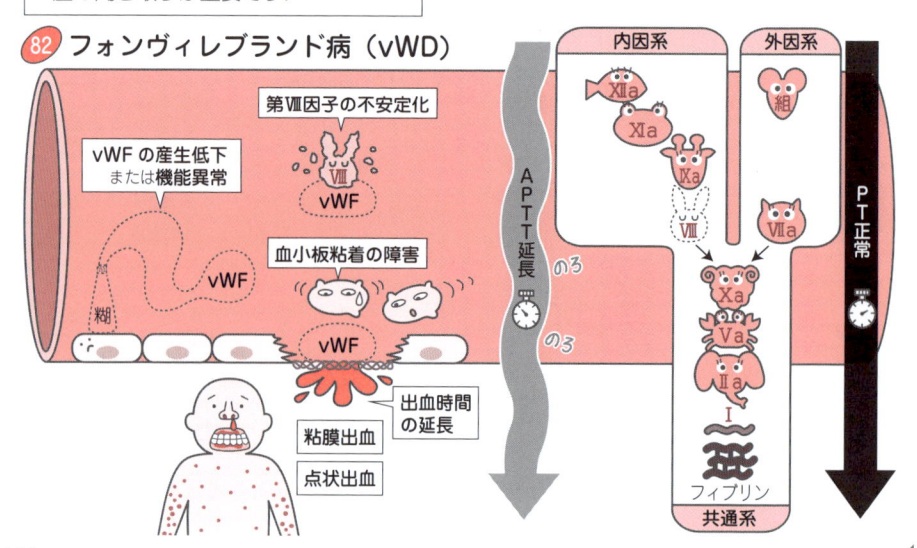

ビタミンK欠乏症
▶ 栄養不足による凝固因子の合成障害

一部の凝固因子の合成には，脂溶性ビタミンであるビタミンKが必要です（ビタミンK依存性凝固因子 🔵64）．

病態

ビタミンKは，肝臓における第Ⅶ因子，第Ⅸ因子，第Ⅹ因子，第Ⅱ因子の合成に必須の成分です．ビタミンK欠乏症では，これらの凝固因子がつくれず，出血傾向 🔵104 が現れます．

ビタミンKは
• **腸内細菌により産生される**
ため，健常な成人では積極的に摂取しなくても欠乏することはありません．しかし，
• **腸内細菌叢が未発達の乳幼児**
• **腸内細菌に影響を与える抗菌薬投与**
• **肝胆道系疾患による胆汁分泌不全**
（胆汁は脂溶性ビタミンの吸収を助ける）
• **摂食量低下**
などの状況では欠乏しやすいです．

症状

出血傾向，特に乳幼児期の
• **消化管出血**
• **頭蓋内出血**
が問題となります．

検査所見

内因系，外因系いずれも進まず，
• **APTT延長，PT延長** 🔵75
がみられます．特にⅦ因子は半減期が短く初期から欠乏するため，PTは初期から延長します．

このほか，ビタミンK依存性凝固因子の前駆体である
• **PIVKA**（protein induced by vitamin K absence:ビタミンK欠乏で誘導される蛋白）
が増加します．PIVKA-Ⅱは，肝細胞癌の腫瘍マーカーとしても知られています 🔵114．

治療

• **ビタミンK投与**
を行います．新生児には予防的に投与されています．

理解を深める疾患編

83 ビタミンK欠乏症

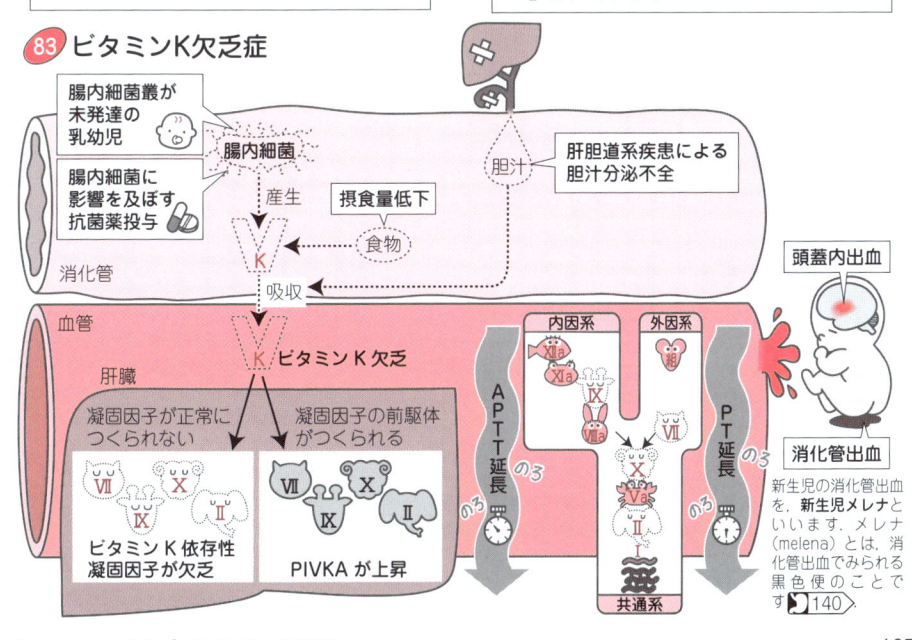

新生児の消化管出血を，**新生児メレナ**といいます．メレナ（melena）とは，消化管出血でみられる黒色便のことです 🔵140．

播種性血管内凝固（DIC）
▶ 異常な凝固活性化に続き線溶も亢進

播種性血管内凝固（DIC：disseminated intravascular coagulation）は何らかの基礎疾患を背景に、凝固と線溶がいずれも異常に亢進するものです。このため血栓傾向 *106>と出血傾向 *104>の両方が起こり得ます。

病態
DICを生じる基礎疾患としては
- **悪性腫瘍**（固形がんや急性白血病など）
- **感染症**（敗血症など）
- **産科領域の異常**（常位胎盤早期剥離など）

が代表的です。

基礎疾患の影響で、外因系凝固の起点となる
- **組織因子** *62>**が過剰に産生**

されます。これが血管内に流入すると
①**全身で持続的に**
　凝固系が著しく活性化して
②**播種性に血栓が多発**（血栓傾向）

します。これに対抗して
③-1**生じた血栓を溶かすべく、**
　線溶が亢進（過剰になると出血傾向）

します。一方、
③-2**血小板**および凝固因子が
　血栓形成で消費され不足（出血傾向）

します。こうして、血栓傾向でありながら、出血傾向も起こる可能性があるのです。

基礎疾患により、血栓傾向と出血傾向のどちらが強く現れるかが異なります。例えば、急性白血病を原因とするDICでは出血傾向が、敗血症を原因とするDICでは血栓傾向が、より強く現れます。

「播種性」とは、種をまいたように全身に散らばることを指します。

症状
全身の細い血管内に血栓が多発するため、各臓器への血流が障害され
④**多臓器障害**（腎不全、呼吸・循環不全、脳虚血など複数臓器にまたがる機能障害）

を生じます。

一方で⑤出血傾向も現れ、
- **皮下出血、粘膜出血**（消化管、尿路など）
- **肺出血、脳出血**

などを認めます。

検査所見
血小板や凝固因子の消費により、
⑥**出血時間延長**（但し、DICの診断を目的に出血時間の検査を行うことはない）
⑦**APTTおよびPT延長**
⑧**フィブリノゲン低下**

がみられます *75>。

血栓形成および線溶亢進を反映し
⑨**FDP、D-ダイマー上昇**

がみられます。

血栓に赤血球がぶつかることで赤血球が壊れるため、血液像では破砕赤血球がみられます。

凝固と線溶のバランスは症例により異なり、これに応じて治療を選択します。

治療
DICの原因となっている
- **基礎疾患の治療**

が最優先です。

並行して凝固・線溶に関する治療を行います。血栓形成を抑制する
- **抗凝固療法**

として、トロンビンを阻害するアンチトロンビン *66>製剤や、アンチトロンビンを活性化するヘパリン *170>を投与します。またトロンビンはプロテアーゼ（蛋白分解酵素）であるため、合成プロテアーゼ阻害薬を用いることもあります。

必要に応じて、新鮮凍結血漿（凝固因子補充）や血小板の輸血を行います。

84 播種性血管内凝固（DIC）

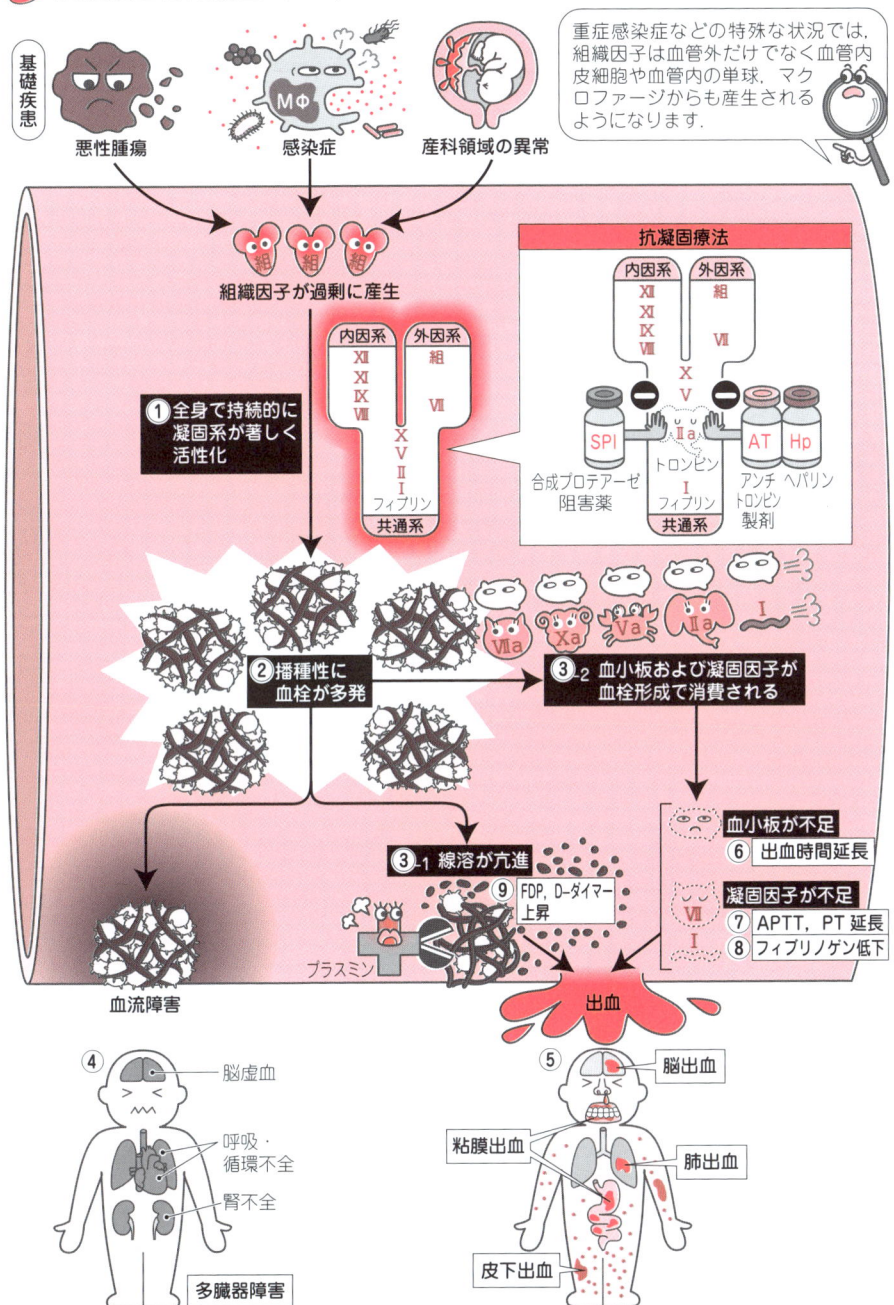

基礎疾患

悪性腫瘍　　感染症　　産科領域の異常

重症感染症などの特殊な状況では，組織因子は血管外だけでなく血管内皮細胞や血管内の単球，マクロファージからも産生されるようになります．

組織因子が過剰に産生

抗凝固療法

内因系　外因系
XII　組
XI
IX　VII
VIII

X
V
IIa トロンビン
I フィブリン
共通系

SPI　合成プロテアーゼ阻害薬

AT　Hp　アンチトロンビン製剤　ヘパリン

内因系　外因系
XII　組
XI
IX　VII
VIII
X
V
II
I
フィブリン
共通系

① 全身で持続的に凝固系が著しく活性化

② 播種性に血栓が多発

VIIa　Xa　Va　IIa　I

③₂ 血小板および凝固因子が血栓形成で消費される

③₁ 線溶が亢進

⑨ FDP, D–ダイマー上昇

プラスミン

血小板が不足
⑥ 出血時間延長

凝固因子が不足
VII　⑦ APTT, PT 延長
I　⑧ フィブリノゲン低下

血流障害

出血

④ 脳虚血
呼吸・循環不全
腎不全

多臓器障害

⑤ 脳出血
粘膜出血
肺出血
皮下出血

理解を深める疾患編

IgA 血管炎
▶ 血管壁の炎症による出血傾向

IgA血管炎 (アレルギー性紫斑病, シェーンライン・ヘノッホ紫斑病ともよばれる) は, アレルギー反応により血管壁に炎症が生じる疾患です. 出血傾向 ⨂104〉が現れるため本書で扱いますが, 止血に関する血液の成分はほぼ正常です.

病態
IgA血管炎は,
- **細い血管** (小動脈〜毛細血管) の**血管壁**に**炎症**が生じる

疾患です. 血管壁に抗体の一種であるIgAの沈着がみられ, これが過剰な免疫応答 (アレルギー) と関連していると考えられています.

臨床的な特徴としては
- **上気道感染の先行**

が多く, その1〜3週間後に発症します.
- **10歳以下の小児** (特に男児)

に好発します.

症状
血管壁の炎症により, 血管内の成分が血管外に漏出しやすくなり
- **浮腫**
- **触知できる点状出血** (わずかに隆起した紫斑, 下肢や殿部に好発)
- **関節痛** (膝や足関節に好発)
- **腹痛**

を認めます. また約1/3の症例で
- **腎障害** (血尿, 蛋白尿)

が出現し, これはIgA腎症 ⬡114〉と同様の病理像を呈します.

治療
大半は
- **自然に治癒**

するため, 症状が軽い場合には経過観察とします.

対症療法として関節痛にはNSAIDs (非ステロイド性消炎鎮痛薬) 投与, 重篤な消化器症状には副腎皮質ステロイド投与などを行います.

腎障害を伴う場合は, IgA腎症に準じた治療を行います.

85 IgA血管炎

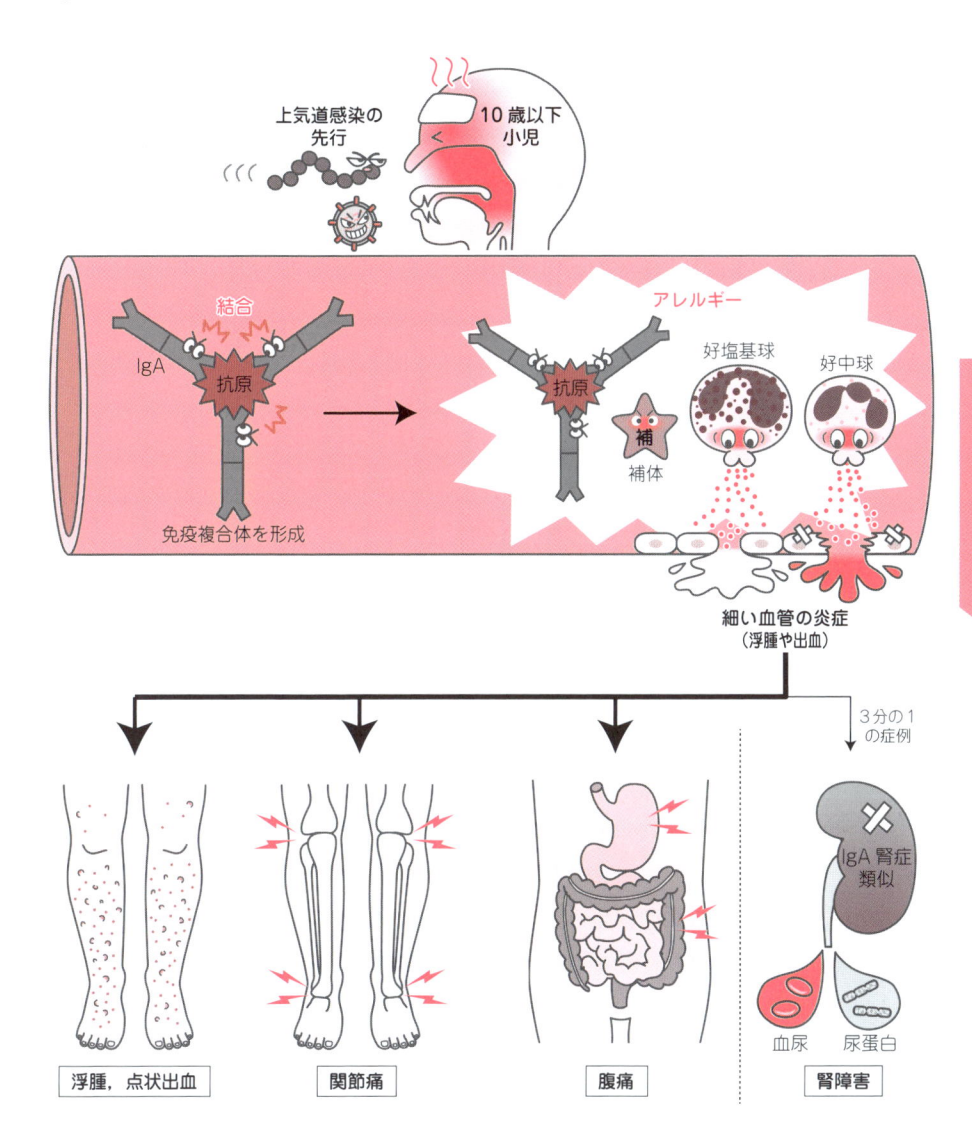

上気道感染の先行

10歳以下小児

IgA

結合

抗原

免疫複合体を形成

アレルギー

抗原

補体

好塩基球

好中球

細い血管の炎症
（浮腫や出血）

3分の1
の症例

| 浮腫，点状出血 | 関節痛 | 腹痛 | 腎障害 |

IgA腎症類似

血尿　尿蛋白

抗血栓療法
▶ 必要以上の血栓をつくらせない

血栓による高度の血流障害(血栓症や血栓塞栓症)では,閉塞部位より末梢の組織に酸素や栄養が行き届かず,組織の壊死が生じます(梗塞という).これは,しばしば不可逆的な変化であるため,発症の予防が重要です.予防したい血栓の種類や目的に応じて,治療方法を選択します.

抗血小板療法
一次止血のプロセスである,血小板凝集 ⊘60〉を阻害する方法です.具体的には,血小板の活性化や凝集に重要な物質であるトロンボキサンA$_2$(TXA$_2$)やアデノシン二リン酸(ADP)を標的とします.
血小板が主体の血栓である
• **動脈血栓** ⊘106〉
の予防や治療を目的に行われます.

①アスピリン
(非ステロイド性抗炎症薬(NSAIDs)の一種)
などのシクロオキシゲナーゼ(COX)阻害薬は,TXA$_2$の合成を阻害する作用があります.

②ADP受容体阻害薬
は,ADPの作用を阻害します.

③ホスホジエステラーゼ(PDE)阻害薬
は,血小板がTXA$_2$やADPを放出するのを抑制します.

抗血小板薬はいずれも経口薬です.

抗凝固療法
二次止血の中心となる凝固カスケード ⊘62〉をせき止め,フィブリンの合成を妨げる方法です.フィブリンが主体の血栓である
• **静脈血栓**
の予防を目的に行われます.

④ヘパリン
は,凝固を抑制するアンチトロンビン ⊘66〉の作用を強める物質です.

⑤ワルファリン
は,ビタミンK活性化を阻害することで,ビタミンK依存性凝固因子 ⊘64〉の合成を抑制します.

⑥直接経口抗凝固薬(DOAC)
は,トロンビンや活性型第X因子を直接阻害することで,抗凝固作用を発揮します.

ヘパリンは注射薬であり,経口投与できる抗凝固薬は長らくワルファリンのみでしたが,DOACの登場により抗凝固療法の選択肢がさらに広がりました.

病態に応じて抗血小板療法と抗凝固療法を使い分けることで,副作用である出血のリスクを抑えながら,血栓症を予防することができます.

なお,血栓形成には血小板と凝固因子のどちらも関わるため,病態によっては抗血小板療法と抗凝固療法を併用することもあります.

血栓溶解療法
脳梗塞や心筋梗塞 ♡120〉などに対して行う治療です.
線溶を担う蛋白質である
⑦プラスミノゲンアクチベーター
[組織型(t-PA),ウロキナーゼ型(u-PA)]
を合成した製剤を用いて,プラスミノゲン ⊘65〉をプラスミンに変換して血栓を溶解します.

血栓症の発症直後に,静脈内に投与します.

86 抗血栓療法

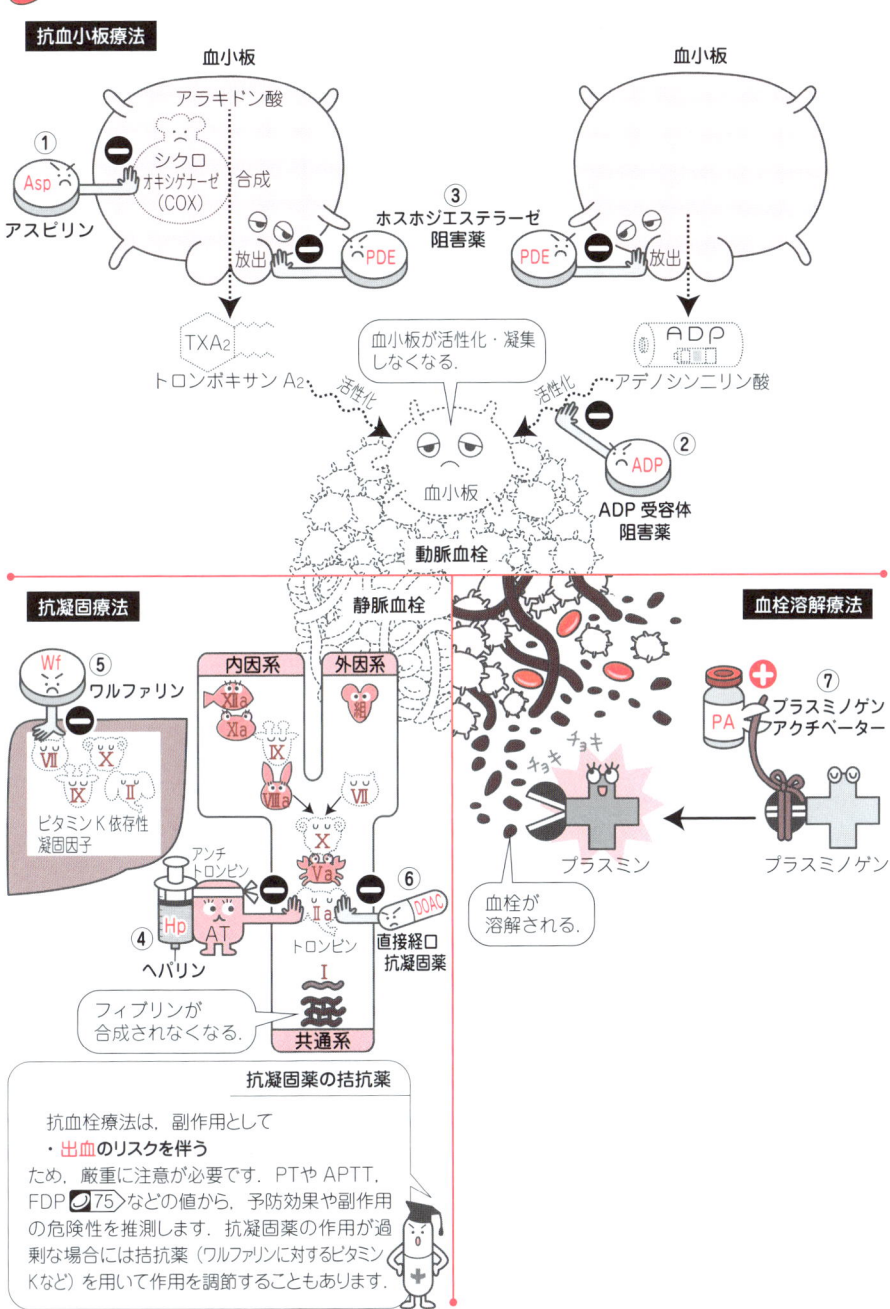

抗血小板療法

抗凝固療法

血栓溶解療法

抗凝固薬の拮抗薬

抗血栓療法は，副作用として
・**出血**のリスクを伴う
ため，厳重に注意が必要です．PTやAPTT，FDP⌒75などの値から，予防効果や副作用の危険性を推測します．抗凝固薬の作用が過剰な場合には拮抗薬（ワルファリンに対するビタミンKなど）を用いて作用を調節することもあります．

理解を深める疾患編

血球貪食症候群（HPS）
▶ マクロファージの暴走

血球貪食症候群 (HPS：hemophagocytic syndrome) は，マクロファージ ⊘42 が正常の血球を貪食してしまう病態です．血球貪食性リンパ組織球症 (HLH：hemophagocytic lymphohistiocytosis) ともよばれます（組織球とは組織中のマクロファージのこと）.

病態
免疫反応では，主にサイトカインとよばれる物質が白血球の機能を調節しています ⊘114 ．HPSはこの
- **サイトカインの過剰産生**

が原因で生じると考えられています．サイトカインに刺激されたマクロファージは過剰に活性化し，増殖します．本来は死んだ細胞や異物など生体に不要なものを貪食するマクロファージですが，過剰に活性化すると
- **正常の血球も貪食**

してしまいます．このため進行性の
- **汎血球減少**

が生じます．

HPSは，一次性と二次性に分けられます．大半は何らかの基礎疾患を背景として起こる二次性HPSで，原因として頻度が高いのは
- **ウイルス感染症**（特に**EBウイルス感染症**）
- **悪性リンパ腫**
- **自己免疫疾患**（全身性エリテマトーデスなど）

です．これらの基礎疾患によりサイトカイン産生が亢進します（ウイルス感染細胞や腫瘍細胞が，サイトカインを産生すると考えられている）．これに刺激されたT細胞やマクロファージが，さらにサイトカインを産生するという悪循環が生じます．
一次性HPSは先天的な免疫細胞の機能異常を背景とし，主に乳幼児期に感染がきっかけとなり発症します．遺伝性を認めることが多いです．

症状
- **持続する高熱**（1週間以上）
- **汎血球減少に伴う症状**（貧血 ⊘96 ，
易感染性 ⊘100 ，出血傾向 ⊘104 ）など）

が特徴的です．一次性HPSでは
- **全身性のリンパ節腫脹，肝脾腫**

も出現することがあります．

検査所見
骨髄や脾臓，リンパ節の生検では
- **血球を貪食するマクロファージ**

が観察できます．

末梢血検査では汎血球減少のほか
- **著明な高フェリチン血症**

が特徴的です．活性化したマクロファージによってフェリチン産生が亢進するためと考えられています．

肝機能障害や凝固異常をきたすこともあり，重症例では播種性血管内凝固 ⊘166 を合併することもあります．

治療
治療の基本は
- **基礎疾患の治療**

です．これに加え，必要に応じて
- **副腎皮質ステロイド**
- **免疫抑制剤**

の投与や血漿交換療法を行います．

一次性HPSおよび難治性の二次性HPSに対しては造血幹細胞移植を行うこともあります．

87 血球貪食症候群（HPS）

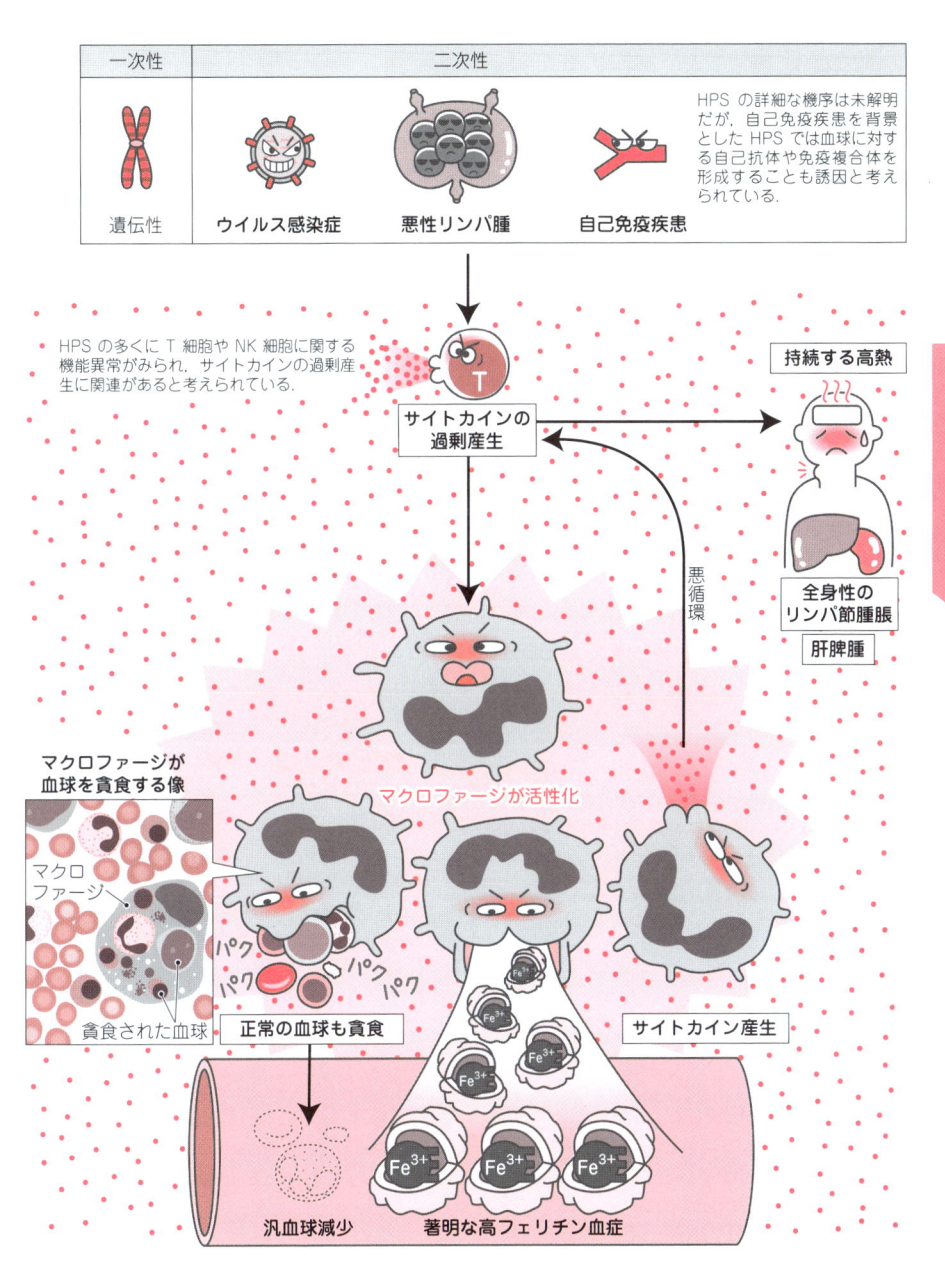

一次性	二次性		
 遺伝性	 ウイルス感染症	 悪性リンパ腫	 自己免疫疾患

HPS の詳細な機序は未解明だが，自己免疫疾患を背景とした HPS では血球に対する自己抗体や免疫複合体を形成することも誘因と考えられている．

HPS の多くに T 細胞や NK 細胞に関する機能異常がみられ，サイトカインの過剰産生に関連があると考えられている．

サイトカインの過剰産生

持続する高熱

全身性の
リンパ節腫脹

肝脾腫

悪循環

マクロファージが活性化

マクロファージが
血球を貪食する像

マクロ
ファージ

貪食された血球

パク
パク
パク

正常の血球も貪食

サイトカイン産生

Fe^{3+}

汎血球減少

著明な高フェリチン血症

理解を深める疾患編

輸血の種類
▶ 身近な臓器移植

輸血とは，健康な人から採取した血液成分を補う治療法で，臓器移植の一種といえます．血液成分を十分につくれなかったり，大量に出血したりした場合に行います．

輸血の種類
輸血には，採取した血液をそのまま用いる
①**全血輸血**
と，成分ごとに分けて用いる
②**成分輸血**
があります．必要な成分のみを輸血する成分輸血が主に行われます．

輸血で補うことができる成分は，赤血球，血小板，血漿などです．献血された血液から，それぞれの成分を分離して保存し，患者さんに必要なものを選んで輸血します．

同種血輸血と自己血輸血
輸血には，血液の提供者によって
③**同種血輸血**
④**自己血輸血**
の2種類があります．同種血輸血とは，他人からの輸血のことで，一般に輸血というとこちらを指します．自己血輸血とは，事前に採取して保存しておいた自分の血液を輸血する方法で，手術など大量出血が予測される際に行われます．自己血輸血では，成分分離は行わないことが多いです．

注意点
輸血に際しては，副作用や合併症に注意が必要です．これを可能な限り避けるために
• **必要最小限**の量
とするよう心がけます．輸血以外の方法で治療可能な場合には，輸血は行いません．また輸血は
• **一時的に不足を補うのみであり，造血を回復する根治療法ではない**
という点に留意します．

ヒトの血液からつくられる医薬品を血液製剤といいます．血液製剤の種類と，それぞれの特徴をみていきましょう．

赤血球製剤（RBC）
赤血球による全身への酸素の供給や，循環血液量を保つために投与します．例えば，
• **造血が強く抑えられているとき**
• **急な出血で造血が間に合わないとき**
などです．
• **血中ヘモグロビン濃度≦6～7g/dL**
• **循環血液量の20%以上**（おおよそ1L以上）**の出血**
が輸血を行う目安です．

血小板製剤（PC）
血小板数が極度に減少している，あるいは血小板の機能低下がある患者さんが出血を生じた際や，出血の予防を目的に投与します．
• **血小板数≦5000～2万/μL**
（あるいはこれが予測される場合）
が輸血を行う目安です．

新鮮凍結血漿（FFP）
血漿を分離して，凍結保存した製剤です．主に凝固因子の補充のために投与します．例えば，肝機能障害のため凝固因子がつくられなかったり，播種性血管内凝固 ◯166〉で凝固因子が大量に消費されたりしたときなどです．
フィブリノゲンやAPTT，PT ◯75〉の値を参考に投与します．

白血球のうち顆粒球は，造血幹細胞移植時などの特殊な状況に限り，輸血を行うことがあります（血液製剤はつくられていない）．リンパ球の輸血はGVHD ◯156〉のおそれがあるため，行いません．

88 輸血の種類

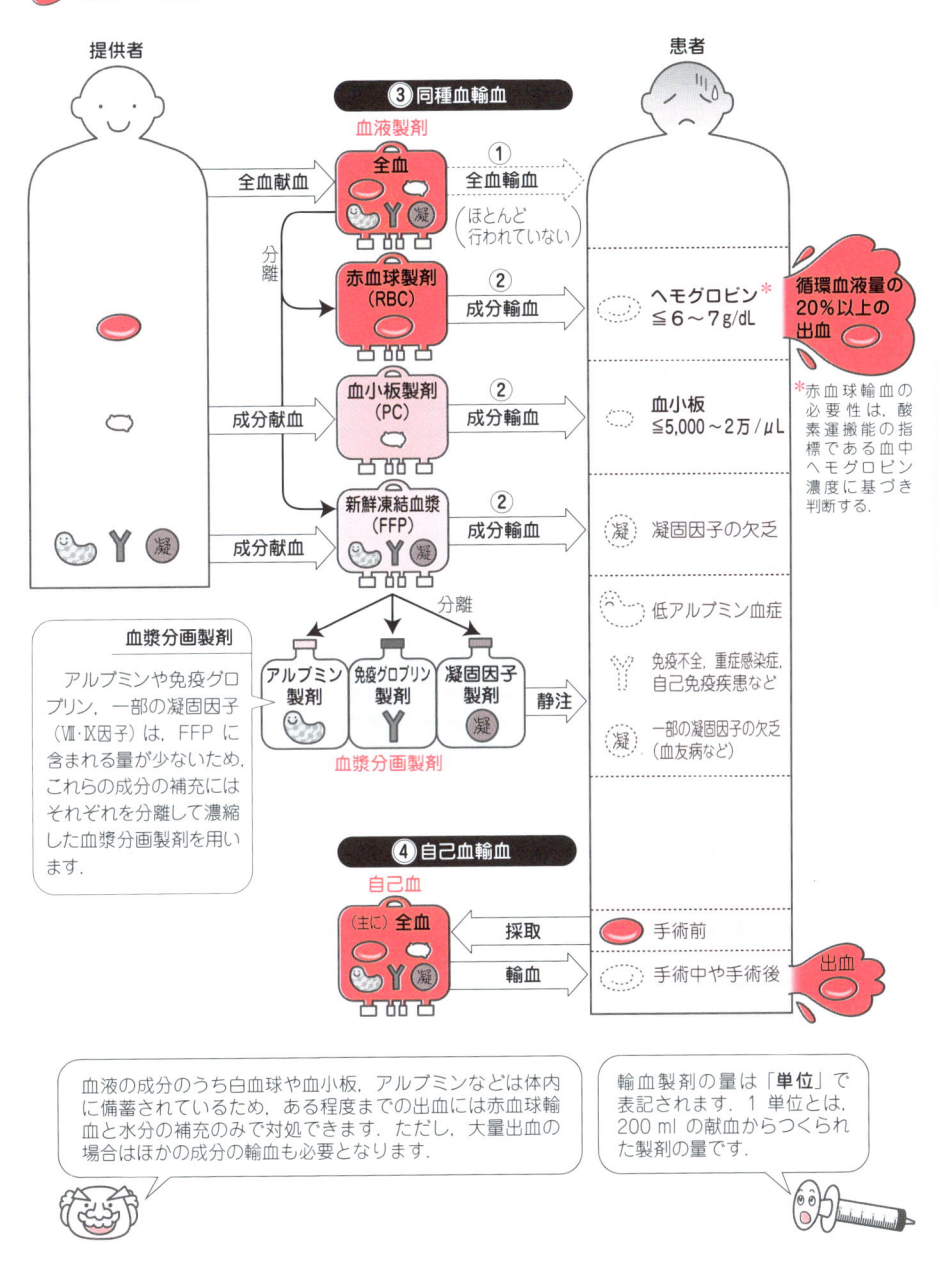

血液の成分のうち白血球や血小板，アルブミンなどは体内に備蓄されているため，ある程度までの出血には赤血球輸血と水分の補充のみで対処できます．ただし，大量出血の場合はほかの成分の輸血も必要となります．

輸血製剤の量は「**単位**」で表記されます．1 単位とは，200 ml の献血からつくられた製剤の量です．

RBC：red blood cell（赤血球製剤）　FFP：fresh frozen plasma（新鮮凍結血漿）　PC：platelet concentrates（濃厚血小板）

輸血検査
▶ 副作用を防ぐため入念にチェック

実際に輸血を行う前に必要な検査について説明します．まず血液型検査と不規則抗体検査を行い，患者さんに適合する血液製剤をみきわめます．そして輸血の直前に交差適合試験を行います．

血液型検査
①ABO血液型，およびRh血液型 🔖86〉を調べ，血液型が合致する製剤を準備します．

規則抗体と不規則抗体
赤血球に反応する抗体のうち，A型の人がもつ抗B抗体など，必然的にもつ抗体を
・ **規則抗体**
といいます．これ以外の赤血球に反応する抗体をまとめて
・ **不規則抗体**
といいます．

不規則抗体検査
不規則抗体をもつ人に輸血すると，血液製剤中の赤血球と不規則抗体が抗原抗体反応を起こし，高度の溶血を生じる可能性があります（急性溶血性副作用 🔖178〉）．これを未然に防ぐため，輸血の前には
② **不規則抗体検査**
を行い，不規則抗体の有無と種類を調べます．

不規則抗体の検出（スクリーニング）には，主に間接クームス試験 🔖88〉を利用します．患者さんの血清と検査用の赤血球とを混合し，凝集すれば不規則抗体をもつ（陽性）と判定します．
陽性の場合は不規則抗体の種類を調べ，患者さんの不規則抗体と反応しない血液製剤を選びます．

続いて，交差適合試験についてです．

交差適合試験
輸血の際，特に不規則抗体をもつ患者さんでは注意が必要です．輸血前の最終チェックとして，
・ **血液製剤と患者さんの血液が抗原抗体反応を起こさないか**
実際に混合して確認します．これを
③ **交差適合試験**（クロスマッチ）
といい，2種類の方法があります．

・ **血液製剤の赤血球**
・ **患者さんの血清**
の組み合わせで混合する方法を
④ **主試験**
といいます．

・ **血液製剤の血漿**
・ **患者さんの赤血球**
の組み合わせで混合する方法を
⑤ **副試験**
といいます．

主試験と副試験のどちらか一方でも凝集した場合は，血液製剤と患者さんの血液とが抗原抗体反応を起こす可能性があるため，別の血液製剤を用います．

なお，血小板製剤や新鮮凍結血漿には赤血球成分がほぼ含まれないので，不規則抗体検査や交差適合試験は不要です．

不規則抗体はなぜできるか
不規則抗体は先天的にもっている人と，輸血や妊娠により他人の血液と接触したことをきっかけに，もつようになる人がいます．およそ 0.2 〜 4% の人が不規則抗体をもっていると考えられています．

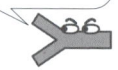

89 輸血検査

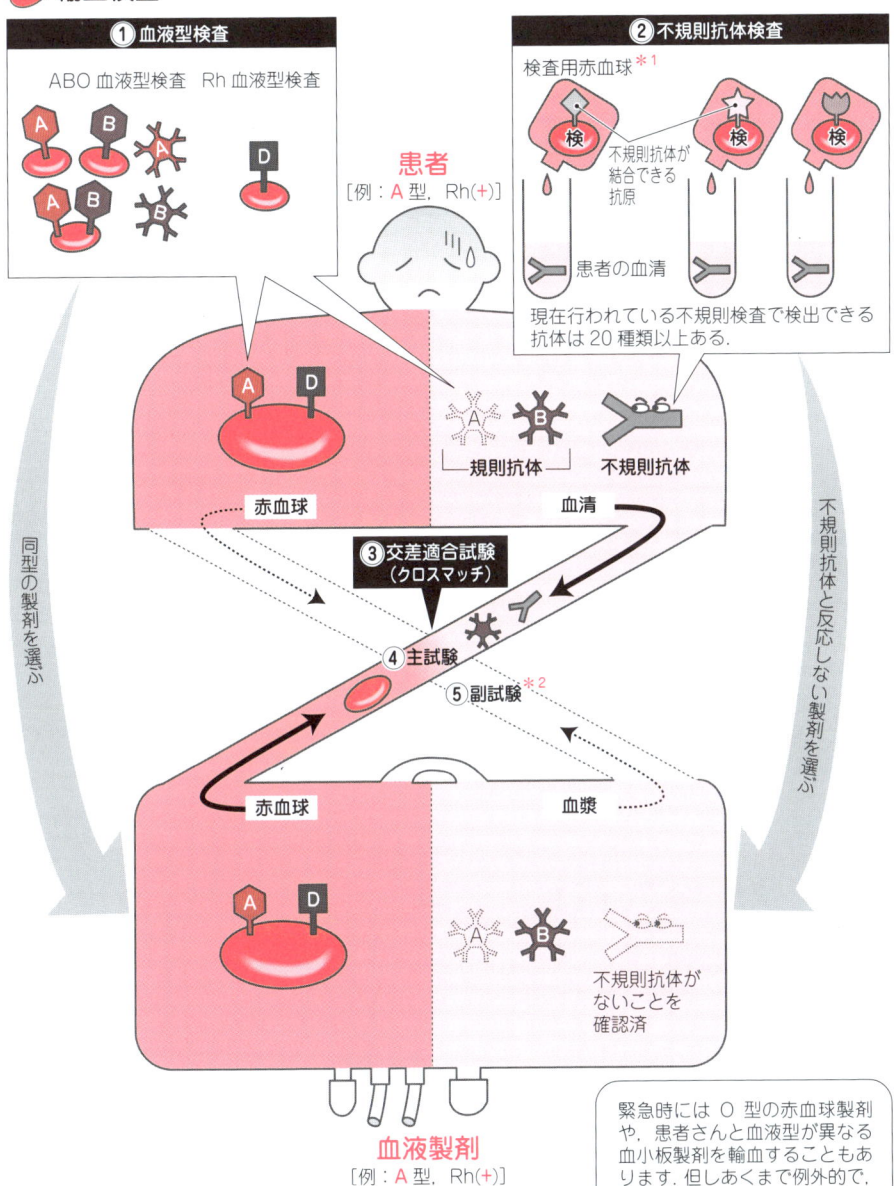

① 血液型検査

ABO 血液型検査　Rh 血液型検査

② 不規則抗体検査

検査用赤血球 *1

不規則抗体が結合できる抗原

患者の血清

現在行われている不規則検査で検出できる抗体は 20 種類以上ある.

患者
［例：A 型，Rh(+)］

規則抗体　不規則抗体

赤血球　血清

③ 交差適合試験
（クロスマッチ）

④ 主試験

⑤ 副試験 *2

赤血球　血漿

同型の製剤を選ぶ

不規則抗体と反応しない製剤を選ぶ

不規則抗体がないことを確認済

血液製剤
［例：A 型，Rh(+)］

緊急時には O 型の赤血球製剤や，患者さんと血液型が異なる血小板製剤を輸血することもあります. 但しあくまで例外的で，検査結果を待てない程の重症例などに限られます.

*1 不規則抗体検査で用いる検査用の赤血球は A，B 抗原のない O 型で，かつ細胞膜上に不規則抗体が結合できる抗原をもつ特殊なものである.

*2 現在使用されている血液製剤は，日本赤十字社から提供されたもので，あらかじめ不規則抗体がないことが確認されている. このため血液製剤には患者さんの血球に反応する不規則抗体は含まれないと考えられ，一般的に副試験が行われることはない.

輸血の急性副作用
▶ 輸血当日に注意すべき副作用

輸血の主な副作用についてみていきましょう．まずは輸血中〜輸血直後に起こる副作用です．

急性溶血性副作用

患者さんと血液製剤との血液型が一致していない
- **血液型不適合輸血**

などで起こります（まれに不規則抗体によるものもある）．輸血された血液製剤と患者さんの血液成分との間で
- **抗原抗体反応が起こり赤血球が破壊**（血管内溶血 ⊘118）

されます．赤血球輸血の際に，血液製剤中の赤血球に対して患者さんの免疫細胞が反応して起こるものが多いです．

輸血開始後10分程度から24時間以内に
- **発熱**
- **血圧低下**
- **呼吸困難**

などの症状が出現します．強い溶血反応により，ショック状態（循環不全により主要な臓器への血流が維持できない状態）や
- **腎不全**

が生じ，多臓器不全や死に至ることもあります．

急性溶血性副作用が生じた場合は輸血を中止し，循環血液量を保つため
- **生理食塩水による大量の輸液**

を行います．

原因として，患者さんの血液型と一致しない血液製剤を投与してしまうことなどが挙げられます．このような過ちを未然に防ぐため，輸血前には複数の医療関係者により，数回にわたり確認を行います．

アレルギー反応

輸血によりアレルギー反応が起こることがあります．輸血の副作用のなかでは，もっとも頻度が高いものです．血小板輸血で起きやすいといわれています．

輸血中〜輸血終了後数時間以内に
- **発熱**
- **じんま疹**

などの症状が出現します．血圧や意識の低下に至る
- **アナフィラキシーショック**

となることもあります．

うっ血性心不全

輸血には循環血液量を保つ役割がある反面，高齢者や心不全のある人には過剰な負荷となります．

肺うっ血から肺水腫 📖154 が生じ，呼吸困難などの症状が現れます．

輸血関連急性肺障害

輸血中〜輸血終了後6時間以内に
- **肺水腫**

による呼吸困難が起こるものです．前述の心不全による肺水腫とは異なる病態です．

輸血後感染症

血液製剤に細菌が混入し，これが患者さんの体内に入ることで感染が成立するものです．輸血直後に明らかになることが多いです．

このような副作用が起こる可能性があるため，輸血開始後しばらくの間は患者さんの様子を注意深く観察します．副作用が出現したと考えられる場合には，直ちに輸血を中止します．

90 輸血の急性副作用

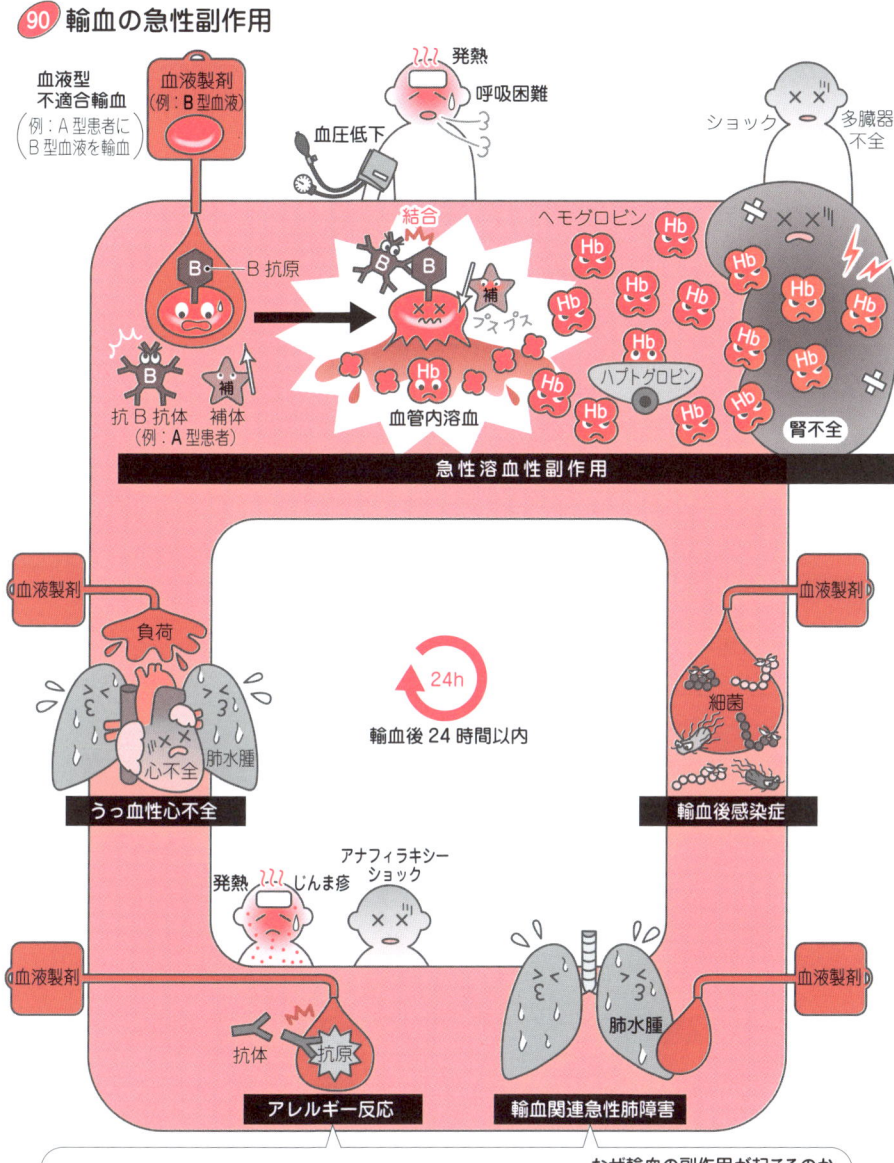

なぜ輸血の副作用が起こるのか

　現在は成分別の血液製剤が用いられていますが，目的とする成分だけを完全に分離するのは困難です．このため血液製剤には抗体やサイトカインなどの蛋白質，ほかの血球成分などがわずかに混入する可能性があります．特に抗体については赤血球と反応する抗体だけでなく，人体のほかの組織と反応する抗体なども含まれる可能性があります．アレルギーや輸血関連急性肺障害の発症には不明な点も多いのですが，これらの混入物が関わっている可能性が考えられています．

輸血の遅発型副作用
▶ 輸血が終わっても要注意

　続いて，輸血後24時間以降に起こる副作用です．

輸血後感染症

　献血された血液にウイルスが含まれていると，血液製剤を介して，患者さんが感染してしまいます．特に
- 肝炎ウイルス（B型肝炎, C型肝炎）▶162〉
- ヒト免疫不全ウイルス（HIV）

に注意が必要です．

　問診でウイルス感染が疑われる人からは，献血を受けつけません．献血後にも，血液検査を行いウイルスが含まれないことを確認します．

輸血後鉄過剰症

　赤血球輸血の反復で起こります．
　輸血された赤血球もいずれは破壊され，その中の鉄は回収されます．こうして回収された鉄の量は食物から生理的に吸収される量を大きく上回ります（供給の過剰）．一方，赤血球輸血が必要な状況では，造血能の低下により，鉄の利用効率が低下していることがほとんどです（需要の低下）．結果として体内に鉄が余り，これが
- 心臓や肝臓などに沈着

して，臓器の障害をひき起こします．

　鉄を体外へ排出できる形に変える
- 鉄キレート剤

の投与により治療します．

91 輸血の遅発型副作用

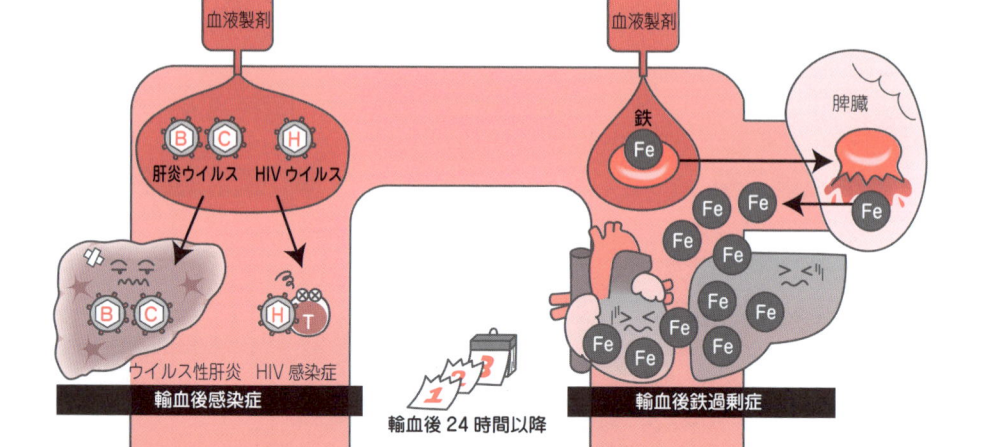

輸血の実際
▶ 取り違えを防ぐため何度もチェック

輸血がどのように行われるのか，具体的な流れをみてみましょう．

説明と同意
①医師が輸血について説明し，同意書に署名してもらいます．

その後，輸血部へ輸血を予約します．

検査
②血液型検査 🔵86 や不規則抗体検査，交差適合試験 🔵176 用の採血を行い，輸血部に提出します．
③輸血部ではこれらの検査を実施し，検査結果に基づき，患者さんに合った血液製剤を準備します．

取り違えの防止
血液製剤を，別の患者さん用のものと取り違えないよう注意します．
④血液製剤を輸血部から受け取るとき，⑤ベッドサイドで準備するとき，⑥患者さんに投与するときなどに，患者さんの氏名と血液型，製剤番号を照合して確認します．

血液製剤の投与
血液製剤は，フィルターの付いた輸血専用のルートから投与します．
⑦輸血直前から輸血直後にかけて体温や血圧，脈拍数などのバイタルサインを中心に，全身状態を確認します．副作用の出現時に直ちに対応できるよう，輸血開始から5分程度は医療従事者が付き添うほか，最初の10〜15分間は輸血製剤をゆっくり（速度を落として）投与します．

このように，輸血は副作用に厳重に注意を払いながら行われます．患者さんの状態にもよりますが，濃厚赤血球2単位ならば2時間くらいかけて投与します（細かな手順や時間などは施設によって異なる）．

92 輸血の実際

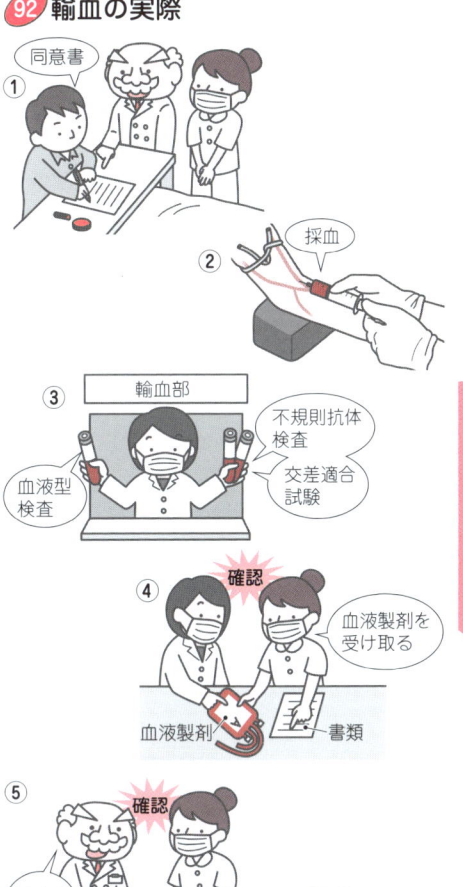

① 同意書

② 採血

③ 輸血部
血液型検査
不規則抗体検査
交差適合試験

④ 確認
血液製剤を受け取る
血液製剤
書類

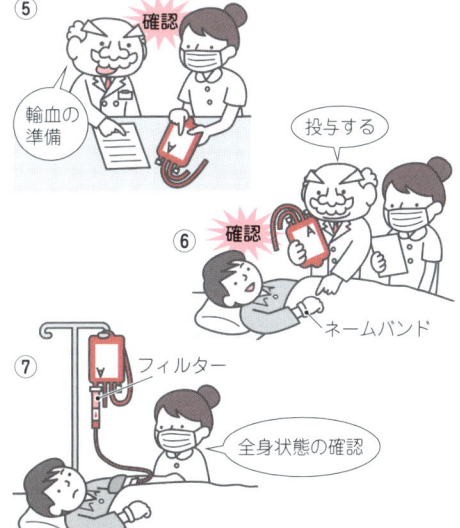

⑤ 確認
輸血の準備

⑥ 確認
投与する
ネームバンド

⑦ フィルター
全身状態の確認

国試を読み解こう！1
▶ 血液疾患に関する問題

救急救命士国試 38回A102

　貧血の症候として**誤っている**のはどれか．1つ選べ．
1. 頭痛
2. 徐脈
3. 耳鳴り
4. 息切れ
5. 脱力感

　貧血では，身体のいたるところに酸素が十分に行き届かず，頭痛や耳鳴り，息切れ，脱力感などの症状が生じます．

　数少ないヘモグロビンを駆使して酸素を運ぶべく，心臓は心拍数を増加させます（代償）．このため，貧血では頻脈がみられます．

　以上より正解は 2 です．

管理栄養士国試 30回41

　貧血に関する記述である．正しいのはどれか．2つ選べ．
(1) 再生不良性貧血では，血中のハプトグロビンが増加する．
(2) 巨赤芽球性貧血では，赤芽球のDNA合成が障害される．
(3) 悪性貧血では，内因子が増加する．
(4) 溶血性貧血では，血中のビリルビンが増加する．
(5) 鉄欠乏性貧血では，不飽和鉄結合能(UIBC)が低下する．

× (1) ハプトグロビンは血中でビリルビンと結合する蛋白質です．再生不良性貧血では変化しません．

○ (2) 巨赤芽球性貧血では，ビタミンB_{12}もしくは葉酸欠乏のため赤芽球のDNA合成が障害されます．

× (3) 悪性貧血は，内因子欠乏により起こる巨赤芽球性貧血です．

○ (4) 溶血性貧血では処理されるヘモグロビン量の増加により，血中のビリルビンが増加します．このため黄疸がみられます．

× (5) 鉄欠乏性貧血では，鉄の運搬を担う蛋白質であるトランスフェリンの産生が亢進し，不飽和鉄結合能(UIBC)が上昇します．

　以上より正解は 2 と 4 です．

医師国試 107G21

悪性リンパ腫のリンパ節の所見として典型的なのはどれか.

a. 圧痛
b. 自発痛
c. 弾性硬
d. 熱感
e. 癒着

悪性リンパ腫によるリンパ節腫脹は弾性硬(c)で, 可動性は保たれます.

炎症性変化によるリンパ節腫脹では, 圧痛(a)や自発痛(b), 熱感(d)を認めます.

悪性腫瘍のリンパ節転移では, リンパ節は周囲の組織と癒着します(e). このため, リンパ節の触診では可動性不良となります.

以上より正解は c です.

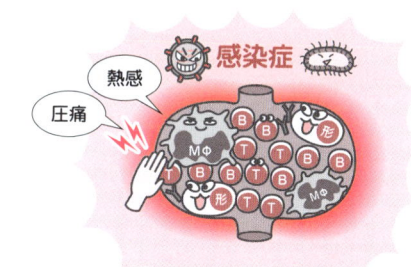

理学療法士国試 47A77

多発性骨髄腫に特徴的で**ない**のはどれか.

1. 貧血
2. 腎障害
3. 易感染性
4. 病的骨折
5. 低カルシウム血症

○ 1. 骨髄が骨髄腫細胞に占拠され, 正常の造血が抑制されます. このため貧血を呈します.

○ 2. 骨髄腫細胞が産生するM蛋白が, 腎障害を引き起こします.

○ 3. 正常の造血が抑制され, 白血球が減少します. また, 正常な免疫グロブリンの産生が低下します. このため易感染性を呈します.

○ 4. 骨髄腫細胞により, 破骨細胞が活性化されます. このため溶骨や病的骨折が生じます.

× 5. 骨中のカルシウムが血中に溶け出し, 高カルシウム血症となります.

以上より正解は 5 です.

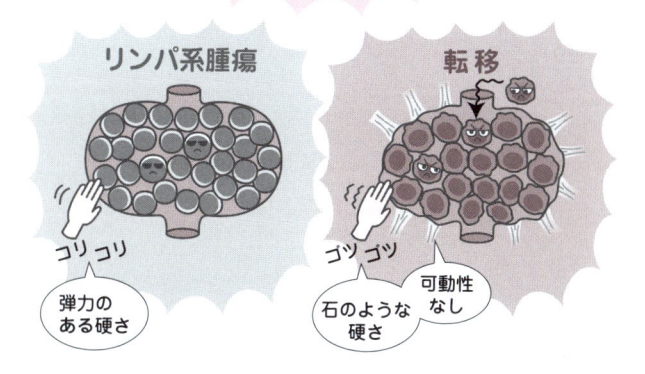

国試を読み解こう！2
▶ 血液疾患に関する問題

はり師きゅう師国試 11回52

骨髄移植後のGVHD（移植片対宿主病）で宿主を攻撃する細胞はどれか．

1. 好中球
2. B細胞
3. T細胞
4. 形質細胞

骨髄移植後のGVHDで宿主を攻撃するのは，リンパ球，特にT細胞です．急性GVHDは移植片に含まれるT細胞，慢性GVHDは生着した造血幹細胞から分化したT細胞により生じる病態と考えられています．

以上より正解は 3 です．

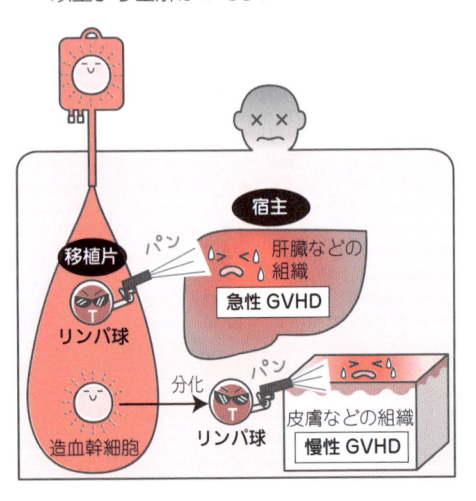

薬剤師国試 95回192

免疫性血小板減少性紫斑病（ITP）とその治療に関する記述のうち，正しいものの組合せはどれか．

a. 血小板の寿命に変化は認められない．
b. 出血時間の延長が認められる．
c. プロトロンビン時間，活性型部分トロンボプラスチン時間の延長が認められる．
d. 副腎皮質ステロイド性薬や免疫抑制薬が用いられる．

1 (a, b)　2 (a, c)　3 (a, d)
4 (b, c)　5 (b, d)　6 (c, d)

× a. 血小板に対する自己抗体が産生され，脾臓での血小板破壊が亢進します．このため，血小板の寿命は短縮します．

◯ b. 血小板数の減少により一次止血が正常に進まず，出血時間が延長します．

× c. 凝固因子に異常はないため，プロトロンビン時間（PT）および活性型部分トロンボプラスチン時間（APTT）は正常です．

◯ d. 血小板に対する自己抗体の産生を抑えるため，副腎皮質ステロイドや免疫抑制薬が用いられます．

以上より正解は 5 です．

看護師国試 101P32

播種性血管内凝固 (DIC) で正しいのはどれか.

1. フィブリノゲン分解産物 (FDP) 値の減少
2. 血漿フィブリノゲン濃度の低下
3. プロトロンビン時間の短縮
4. 血小板数の増加

× 1. 多発した血栓に対して線溶がはたらくため，FDP値が上昇します.

○ 2. 血栓形成に凝固因子が消費されるため，血漿フィブリノゲン濃度は低下します.

× 3 血栓形成に凝固因子が消費されるため，プロトロンビン時間 (PT) は延長します.

× 4. 血栓形成に血小板が消費されるため，血小板数は減少します.

以上より正解は2です.

臨床検査技師国試 61回午前87

A型Rh (D) 陰性患者と交差適合試験を行った場合，主試験も副試験も不適合となる赤血球製剤はどれか.

1. A型Rh (D) 陽性
2. A型Rh (D) 陰性
3. B型Rh (D) 陰性
4. O型Rh (D) 陰性
5. AB型Rh (D) 陰性

患者さんの血液成分と血液製剤の成分を混合し，凝集した場合に不適合と判定します. どの製剤との組み合わせで凝集するのか，主試験，副試験の順にみてみましょう.

まずは主試験です. 血液製剤の血球と患者さんの血清を混合します. A型の患者さんの血清には抗B抗体がありますから，B抗原をもつ赤血球と混合すると凝集します. 選択肢のうち，赤血球がB抗原をもつのはB型Rh (D) 陰性の赤血球製剤 (3) と，AB型Rh (D) 陰性の赤血球製剤 (5) です. また，患者さんの抗D抗体の有無は明記されていませんが，仮に抗D抗体があるとすると，A型Rh (D) 陽性の赤血球製剤 (1) と混合した場合に凝集します.

次に副試験です. 血液製剤の血漿と患者さんの血球を混合します. 患者さんの赤血球にはA抗原がありますから，抗A抗体を含む血漿と混合すると凝集します. 選択肢のうち，血漿が抗A抗体を含むのはB型Rh (D) 陰性の赤血球製剤 (3) と，O型Rh (D) 陰性の赤血球製剤 (4) です. 患者さんがRh (D) 陰性であることから，D抗原による凝集は考慮する必要がありません.

以上より正解は3です.

理解を深める疾患編

本書で扱っている略語一覧
▶ 略語に対応する正式名称と和名

略語	正式名称	和名
α₂-PI	α₂-plasmin inhibitor	α₂プラスミンインヒビター＊
ACD	anemia of chronic disease	慢性疾患に伴う貧血
AIHA	autoimmune hemolytic anemia	自己免疫性溶血性貧血
ALL	acute lymphocytic leukemia	急性リンパ性白血病
AML	acute myeloid leukemia	急性骨髄性白血病
APTT	activated partial thromboplastin time	活性化部分トロンボプラスチン時間
AT	antithrombin	アンチトロンビン
ATG	antithymocyte globulin	抗胸腺細胞グロブリン
ATL	adult T-cell leukemia/lymphoma	成人T細胞白血病/リンパ腫
CD	cluster of differentiation	分化抗原群
CLL	chronic lymphocytic leukemia	慢性リンパ性白血病
CML	chronic myeloid leukemia	慢性骨髄性白血病
DIC	disseminated intravascular coagulation	播種性血管内凝固
DOAC	direct oral anticoagulants	直接経口抗凝固薬
EDTA	ethylenediaminetetraacetic acid	エチレンジアミン四酢酸
EPO	erythropoietin	エリスロポエチン
ET	essential thrombocytosis	本態性血小板血症
FDP	fibrin/fibrinogen degradation products	フィブリン/フィブリノゲン分解産物
FFP	fresh frozen plasma	新鮮凍結血漿
G-CSF	granulocyte-colony stimulating factor	顆粒球コロニー刺激因子
GVHD	graft versus host disease	移植片対宿主病
GVL効果	graft versus leukemia/lymphoma	移植片対白血病/リンパ腫効果
Hb	hemoglobin	ヘモグロビン
HLA	human leukocyte antigen	ヒト白血球抗原
HLH	hemophagocytic lymphohistiocytosis	血球貪食性リンパ組織球症
HPS	hemophagocytic syndrome	血球貪食症候群
Ht	hematocrit	ヘマトクリット
HTLV-1	human T-cell leukemia virus type 1	ヒトT細胞白血病ウイルス1型
HUS	hemolytic uremic syndrome	溶血性尿毒症候群
Ig	immunoglobulin	免疫グロブリン
ITP	immune thrombocytopenic purpura	免疫性血小板減少性紫斑病
LBL	lymphoblastic lymphoma	リンパ芽球性リンパ腫
MALT	mucosa-associated lymphoid tissue	粘膜関連リンパ組織
MCH	mean corpuscular hemoglobin	平均赤血球ヘモグロビン量
MCHC	mean corpuscular hemoglobin concentration	平均赤血球ヘモグロビン濃度
MCV	mean corpuscular volume	平均赤血球容積
MDS	myelodysplastic syndromes	骨髄異形成症候群
MGUS	monoclonal gammopathy of undetermined significance	意義不明の単クローン性ガンマグロブリン血症
MPO	myeloperoxidase	ミエロペルオキシダーゼ
NK細胞	natural killer cell	ナチュラルキラー細胞

PAI	plasminogen activator inhibitor	プラスミノゲンアクチベーター＊インヒビター＊
PAIgG	platelet associated immunoglobulin G	血小板関連免疫グロブリンG
PC	platelet concentrates	濃厚血小板
PC	protein C	プロテインC
PCR	polymerase chain reaction	ポリメラーゼ連鎖反応
Ph染色体	Philadelphia chromosome	フィラデルフィア染色体
PIC	plasmin-$\alpha_2$plasmin inhibitor complex	プラスミン-α_2PI複合体
PIVKA	protein induced by vitamin K absence or antagonist	ビタミンK依存性凝固因子前駆体
Plt	platelet	血小板
PMF	primary myelofibrosis	原発性骨髄線維症
PNH	paroxysmal nocturnal hematuria	発作性夜間ヘモグロビン尿症
PS	protein S	プロテインS
PT	prothrombin time	プロトロンビン時間
PV	polycythemia vera	真性多血症
RBC	red blood cell	赤血球，(輸血用)赤血球液
SLL	small lymphocytic lymphoma	小リンパ球性リンパ腫
TAT	thrombin-antithrombin complex	トロンビン-アンチトロンビン複合体
TFPI	tissue factor pathway inhibitor	組織因子経路インヒビター＊
TIBC	total iron binding capacity	総鉄結合能
TM	thrombomodulin	トロンボモジュリン
t-PA	tissue plasminogen activator	組織型プラスミノゲンアクチベーター＊
TPO	thrombopoietin	トロンボポエチン
TTP	thrombotic thrombocytopenic purpura	血栓性血小板減少性紫斑病
UIBC	unsaturated iron binding capacity	不飽和鉄結合能
vWD	von Willebrand disease	フォンヴィレブランド病
vWF	von Willebrand factor	フォンヴィレブランド因子
WBC	white blood cell	白血球

＊アクチベーターは「〜を活性化するもの」，インヒビターは「〜を阻害するもの」という意味です．

和文索引

※数字の前にある＊印は，その項目が主要記載されているページを示します．

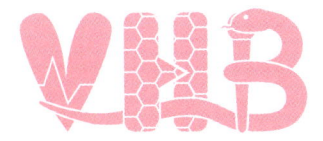

監修

朝倉 英策

金沢大学附属病院
高密度無菌治療部(血液内科) 病院臨床教授

高見 昭良

愛知医科大学医学部
内科学講座(血液内科) 教授

執筆・編集

大谷 悠祐

イラスト・編集

山本 祐歌

執筆・編集協力

中道 倫子

企画・編集

青木 裕美

デザイン

渡部 拓也

イラスト協力

松永 えりか

編集協力

半田 友里香　　早川 幸子

イメカラWebサイト
https://imekara.medicmedia.com/

「あなたの声」お聞かせください！ WEB版
https://medicmedia.com/
＊書籍に関するご意見・ご感想は, はがきからも
メディックメディアのWEBサイトからもお送りいただけます。
上記のURLにアクセス, 専用フォームから送信してください。

イメカラ
血液
第1版

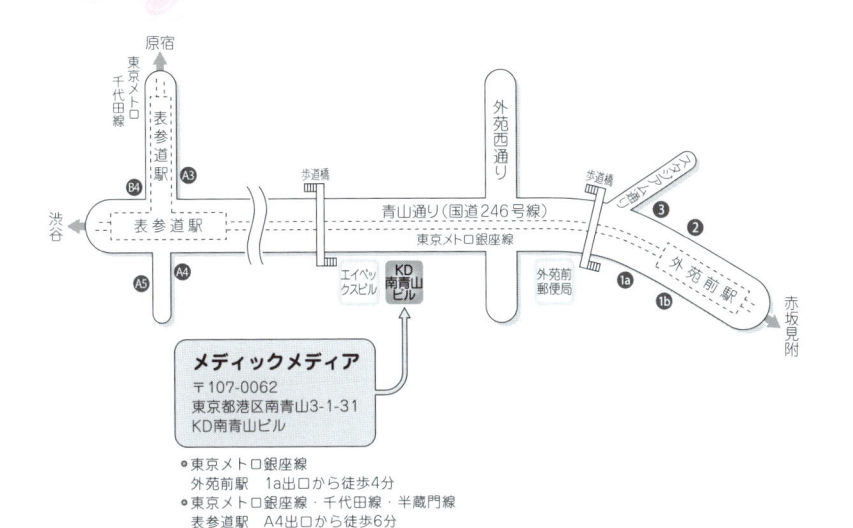

メディックメディア
〒107-0062
東京都港区南青山3-1-31
KD南青山ビル

● 東京メトロ銀座線
　外苑前駅　1a出口から徒歩4分
● 東京メトロ銀座線・千代田線・半蔵門線
　表参道駅　A4出口から徒歩6分

イメカラ（イメージするカラダのしくみ）血液
第1版

| 2019年 11月28日 | 第1版第1刷　発行 |
| 2022年　2月　9日 | 第1版第2刷　発行 |

編　集	医療情報科学研究所
	山本祐歌・青木裕美
発行者	岡庭　豊
発行所	株式会社 メディックメディア

〒107-0062　東京都港区南青山3-1-31
KD南青山ビル
（営業）TEL　03-3746-0284
　　　　FAX　03-5772-8875
（編集）TEL　03-3746-0282
　　　　FAX　03-5772-8873
https://medicmedia.com/

| 印　刷 | 倉敷印刷株式会社 |

Printed in Japan ⓒ 2019 MEDIC MEDIA
ISBN978-4-89632-783-0

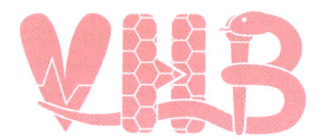